U0345012

低碳水、高脂肪饮食完全指南

生酮饮食

Your Definitive Guide to
the Benefits of a Low-Carb,
High-Fat Diet

[美]吉米·摩尔

埃里克·韦斯特曼 ——

陈晓芮 ——

译 著

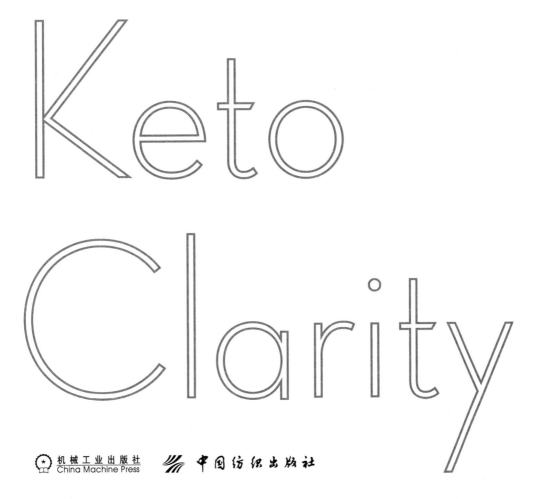

Keto
Clarity

机械工业出版社
China Machine Press

中国纺织出版社

图书在版编目（CIP）数据

生酮饮食：低碳水、高脂肪饮食完全指南 /（美）吉米·摩尔（Jimmy Moore），（美）
埃里克·韦斯特曼（Eric Westman）著；陈晓芮译 . —北京：中国纺织出版社：机
械工业出版社，2019.1（2024.5 重印）

书名原文：Keto Clarity: Your Definitive Guide to the Benefits of a Low-
　　　　　Carb, High-Fat Diet

ISBN 978-7-5180-5892-1

I. 生… II. ① 吉… ② 埃… ③ 陈… III. 食物疗法 IV. R459.3

中国版本图书馆 CIP 数据核字（2019）第 004839 号

北京市版权局著作权合同登记　图字：01-2018-1132 号。

生酮饮食：低碳水、高脂肪饮食完全指南

出版发行：机械工业出版社（北京市西城区百万庄大街 22 号　邮政编码：100037）
　　　　　中国纺织出版社（北京市朝阳区百子湾东里 A407 号楼　邮政编码：100124）
责任编辑：朱婧琬　　　　　　　　　　　　　　责任校对：李秋荣
印　　刷：保定市中画美凯印刷有限公司　　　版　　次：2024 年 5 月第 1 版第 12 次印刷
开　　本：170mm×242mm　1/16　　　　　　印　　张：21.5
书　　号：ISBN 978-7-5180-5892-1　　　　　定　　价：79.00 元

客服电话：（010）88361066　68326294

《生酮饮食》
的重要免责声明
IMPORTANT MEDICAL
DISCLAIMER

吉米·摩尔和埃里克·韦斯特曼博士（以下简称"作者"）是基于"现状"提供《生酮饮食》及其内容的，对本书或其内容不做任何形式的保证。作者不承担所有如下声明和保证，包括对特定目的的可维护性和稳定性的保证。此外，作者不表示或保证通过本书得到的信息是完整的或最新的。

美国食品药品监督管理局（FDA）尚未对此产品和服务的陈述进行评估。它们不用于诊断、治疗或预防任何疾病。请咨询你自己的医生或医疗保健专家，以了解本书中提出的建议和意见。

除本书具体规定外，作者、贡献者或其他代表均不对因使用本书而导致或与本书有关的损害负责。这适用于任何形式的所有损害赔偿的责任，包括（不限于）赔偿损害赔偿，直接、间接或后果性损害赔偿，收入损失或利润损失，财产损失或损坏，以及第三方的要求。

本书提供营养与健康有关的内容。因此，使用本书意味着你接受本书所描述的术语。

请知悉，一个没有接受过医疗、健康或营养领域的任何专业培训的个人共同创作了本书。请知悉，这本书是在没有事先健康检查或者讨论你的健康状况的前提下提供给你的。请知悉，本书绝对不会提供医疗意见，也不会在本书中包含任何医疗建议。

请知悉，这本书不能替代向有执照的医疗保健人员的咨询，例如你的医生。在开始任何健康改善计划或以任何方式改变你的生活方式之前，你应该咨询你的医生或其他有执照的医疗保健医生，以确保你身体健康，同时也确保本书中包含的建议不会对你造成伤害。

如果在遵循本书中包含的任何信息后遇到任何异常症状，你应立即咨询医护人员。

请知悉，本书中包含的信息不应该用于诊断健康问题或疾病，抑或用于确定任何与健康相关的治疗方案，包括减肥、饮食或运动。

请知悉，参与本书中描述的任何活动都存在风险。你采取的任何行动意味着你承担生活方式变化（包括营养、运动和身体活动）带来的所有风险（已知或未知的）以及你所采取行动可能导致的任何伤害。

在法律允许的最大范围内，你不追究作者和出版商与本书有关的任何责任，包括因使用本书而导致的任何性质的损失、费用或因本书中提供的直接的、后果性的、特殊的、惩罚性的或附带信息导致的损失，即使作者已被告知这种损害的可能性。

你使用本书即确认同意上述条款和条件。如果不同意，请不要继续使用本书，并请在销售商家规定的时间内要求全额退款。

如何使用这本书

请将《生酮饮食》当作你另一种可实施的饮食入门读物，让它来帮助你了解从来没听过的饮食观点，从不一样的角度来看待营养和健康。书中介绍了低碳水化合物、中等蛋白质、高脂肪饮食（换句话说，生酮饮食）可以提高你的整体健康，并且可以逆转许多慢性病和其他疾病的不良影响。而当你面对其他人对这种饮食的反对声音时（你会的），请将本书当作你在通往更健康的旅程中的鼓励和建议的源泉。

那些在我们社会中长久以来被认为是正确的主流健康饮食，它们的许多基本原则是没有任何科学依据的，而且根本不适合真正的现代人。就像我们以前的书《胆固醇入门全书》(Cholesterol Clarity)一样，这本书将让你全面了解最新的科学，其中包括许多杰出的科学家、医生、营养学家和研究人员，他们会讨论酮体在各方面改善健康的治疗用途。

你会质疑你曾认为正确的营养学观念，并拥抱这种有越来越多科学依据支持的新饮食模式。通过本书，你将会把了解到的信息变成新的生活常态。这是营养健康的最前沿，而有了《生酮饮食》的帮助，你会得到最前排的座位。

目录
CONTENTS

《生酮饮食》的重要免责声明

如何使用这本书

引言 / 1

生酮饮食专家介绍 / 15

第 1 章　什么是生酮状态？生酮状态对你有什么好处 / 28

第 2 章　生酮饮食与阿特金斯饮食有什么区别 / 41

第 3 章　主流健康机构对生酮饮食怎么看 / 46

第 4 章　医生们使用生酮饮食取得了巨大的成功 / 54

第 5 章　找到你的碳水耐受水平 / 67

第 6 章　确定你的个人蛋白质阈值 / 78

第 7 章　用脂肪填饱肚子，尤其是饱和脂肪 / 84

第 8 章　用科技测量酮体 / 96

第 9 章　我为期 1 年的营养性生酮试验 / 106

第 10 章　5 个关于低碳水饮食的误解，以及营养性

　　　　　生酮是如何拯救我的 / 118

第 11 章　间歇性断食在生酮饮食中的作用 / 132

第 12 章　生酮饮食常见问答集 / 145

第 13 章　8 个成功的生酮饮食故事 / 174

第 14 章　10 个可能让你无法产生足够酮体的原因 / 189

第 15 章　10 个对生酮饮食的批评 / 201

第 16 章　使用生酮治疗的核心科学基础 / 219

第 17 章　生酮饮食带来好处的有利证据 / 238

第 18 章　使用酮体的新兴研究领域 / 249

第 19 章　生酮饮食的购物清单 / 263

第 20 章　低碳水高脂肪的生酮食谱 / 270

第 21 章　21 天生酮配餐启动计划 / 307

结语　现在你已有所感悟，之后呢 / 317

术语表 / 320

致谢 / 325

参考文献 / 327

你有没有想过，到底是什么制造出了健康饮食的讯息？例如，某一周的新闻告诉我们：一项研究显示，椰子和椰子类食物如椰子油能产生巨大的健康益处。但是，几个月后，我们又被一些关于另一项新研究的新闻头条淹没，这项研究显示，椰子食物含有太多的饱和脂肪，因此会阻塞你的动脉并给你带来心脏病。我们有太多讯息需要消化了，对于一个忙于工作和家庭的普通人来说，如何才能明白这一切？相信我，我就是那个普通人。我曾经体重超过 400 磅⊖，我当时认为我做的都是主流营养学上正确的事情，但是无论我如何努力，它们就是对我不起作用。

我叫吉米·摩尔（Jimmy Moore），我用几乎与传统健康行为完全相反的方法改变了自己的体重和健康。

政府错了：在 2010 年的美国膳食指南中得以证明

2010 年 7 月 8 日，我是在华盛顿特区提交了关于 2010 年提出的美国人饮食指南口头证词的 50 名美国公民之一。这些指南每 5 年发布一次，代表美国政府的官方健康饮食政策。它们通过食品标签、学校午餐计划甚至美国军队成员和家属的食物津贴深入美国社会的每一个环节之中。

⊖　1 磅≈0.454 千克。

是的，这是一件很大的事情，所以这件事对我来说重要到需要我自掏腰包亲自到华盛顿特区，与美国膳食指南咨询委员会分享我的观点。在美国农业部作证的 50 人中，只有 2 人是代表个人去的，其他绝大多数人代表一些特殊利益集团（大豆游说员、乳制品游说员、鸡蛋游说员、盐场游说员等）。

绝大多数作证的人用非常愚蠢、无聊和单调的演讲来解释为什么他们的建议在正式的美国膳食指南中应该被考虑在内。你真的可以看出他们的心不在焉；他们被简单地派到了那里，将自己公司客户的最大利益记录在案。那天的真实证词很少、很少。

经过很久的煎熬之后，终于轮到我这个 26 号发言者来做 3 分钟发言了。我很想引起小组成员注意，他们聆听大多数证词的时候一直是低头记笔记，只是偶尔瞥一下面前的队伍。我紧张但自信地站在麦克风前，同他们分享一个关于我的生活如何得到显著改善的激情演讲（没有准备任何台词），因为我拒绝接受他们向美国人民宣传的那些观念，那些认为膳食指南是唯一能帮你达到最佳健康方法的观念。我发自肺腑地说出了那些话，因为那些都是我真实经历过的，而且我见证了无数人在我的影响下发生的改变。由于情绪激动，我现在已经不记得自己当时的确切言辞了。但是在那里的一位朋友告诉我，当我开始说话的时候，科学顾问委员会和政府官员的每一个成员都抬起头看着我，专心地听我说的话。

美国农业部的法庭记者说，以下是当时的演讲记录。

大家好，我叫吉米·摩尔，我来自南卡罗来纳州斯巴达堡。我有一个名为 Livin'La Vida Low-Carb 的网站。2004 年1 月，我开始了低碳水饮食。因为我曾多年试图遵循你们每 5

年推出一次的"膳食指南"，但我失败了。膳食指南的方法对我来说并不奏效。我曾经有 410 磅，高血脂、高血压。32 岁的时候，我的体型真的很糟糕。直到我重新思考，并打破了官方所告诉我的所谓健康的条条框框，我的生活和健康才终于恢复正常了。今天我不仅代表我自己，而且代表了数十万读我的博客和听我播客的人。他们是活生生的人！今天，我想让你们看到一个因为没有做你们告诉他应该做的事情而获得了重生的人。对，我吃了更多的脂肪，减少了碳水化合物摄入，我不再疯狂运动到累趴下。你们推荐的事情对我来说都没有效果。直到找到真正对我有效的饮食之后，我才发现，在这件事上，这个小组的专家不一定是真正的专家呢。

我们真的不能再继续给所有美国人同一套饮食准则了。我建议使用多种饮食方案，让人们可以有多种选择。就好比我们不是都穿同样尺码的鞋子，我穿 13 码的鞋子，难道在场的所有人都穿 13 码的鞋子吗？并不是。同理，我们的饮食也一样。我们需要根据个人的代谢和需求来制订他们的饮食方案，比如肥胖或是患有糖尿病。这是我们现在需要考虑的事情。如果能做到这些事情，那就太好了。

如果我们不这样做，5 年之后我们还是会和同样的人进行讨论，在你面前的所有人会做出完全相同的证词。那会发生什么变化呢？我敢说国家的肥胖防治状况会变得更糟，糖尿病防治状况会变得更糟，心脏病防治状况会变得更糟。我会问你："这到底是为什么？"

在做完证词之后，我很高兴能听到大家对我所说的话的肯定。这让我的所有努力变得有意义。事实上，一个现场的保安向我要名片，因为他想看看我的博客，了解更多我在做的工作。他说他可以看出来，我的故事与大多数作证人是不同的。这是一个令人高兴的肯定，选择说出心底的话，让这些话脱口而出是正确的选择。我很开心我做到了！

我确信，我那天所说的话对 2010 年美国居民膳食指南起到了一定的作用。我为那天感到万分高兴，因为我代表被美国农业部和卫生与人力资源服务部所指定的健康膳食伤害的人群进行辩护。我希望到 2015 年，⊖当我们讨论下一组将成为"我的盘子"（以前的食物金字塔）的膳食指南时，这些政府官僚们将会看到关于他们大力推广谷物和妖魔化脂肪的文字所造成的影响。如今我们正在一个时代转变的临界点，而政府几乎无法再忽略科学了。希望本书可以加快这一转变的过程。

想象一下，如果美国农业部是一家企业，公共卫生状况反映了其利润，那么它多年前就应该破产了。在过去几十年中，肥胖、糖尿病、心脏病和其他慢性疾病的发生率已经越来越高。你知道最令人震惊的是什么吗？所有这些疾病的飙升点几乎完全一致——都在 1980 年美国政府"膳食指南"开始实施的时间！这是巧合吗？我想不是。

有一种说法，疯狂的人一直在做同样的事情，却期待着不同的结果。这正是近年来美国国家营养政策发生的一切。对于那些不符合低脂、低盐、卡路里限制、高碳水化合物、植物性饮食的研究，政府予以完全的忽视。但这种对所有人都千篇一律的饮食方法，并不适用于肥胖和其他代谢性慢性健康问题的广大人群。事实上，统计数据证明，膳食指南对美国来说是一个彻底令人失望的失败，现在美国农业部和卫生与人力资源服务部应该意识到这个错误了。

⊖　本书英文版出版于 2014 年。——编者注

我的故事：尝试过所有流行饮食的老手，仍然 400 磅体重

十几年前，我很高兴摆脱了让我体重忽上忽下的饮食指南，以及不佳的健康状况。2004 年 1 月，32 岁的时候，我的体重已经达到了410 磅。我在一个总是存在体重问题的家庭中长大。我的母亲尝试过每一种低脂饮食计划，我们在家里的厨房总是吃年糕和脱脂牛奶。最终，她因为无法减肥而感到沮丧，于是在 2003 年 12 月选择了胃旁路手术。我记得当时我在想，如果我下次尝试减肥不成功，可能也会跟随她的脚步。谢天谢地，这没有发生在我身上。

几十年不良的饮食习惯、极少运动以及对享有健康生活毫无希望——我被这一切纠缠着，但我当时以为自己的体重只是因为遗传基因，没有任何希望瘦下来。我将会永远肥胖、不健康，并且有没什么能帮助我的感觉，这是真正的绝望以及陷入困境的感觉。这也正是我在大部分时间里所感受到的。

不要误会我，我仍然尝遍了所有的流行饮食方法，包括喝 Slim Fast 代餐、服用 Dexatrim 减肥药、一整天都像兔子一样吃得少——但这些方法似乎没有一个有帮助。在 1999 年，我尝试了一种极端低脂的饮食（几乎没有脂肪），因为我们总是被教育吃脂肪会长脂肪。我很惊奇这种方法的有效性，我当时在 9 个月内瘦了 170 磅。但是有一个很大的问题：我总是很饿，这让我感到很烦躁、疲倦，感觉像灵魂出窍一样。我的妻子克里斯汀知道我曾经的"激饿"——极度饥饿让我比无敌浩克⊖还要生气。我的肚子变得很大，感觉比我体重减轻之前还要糟糕。有一天，克里斯汀问我能否去麦当劳给她买一个超值套餐，

⊖ 漫威漫画旗下的超级英雄。他是一位天才核物理博士，后因受到大量辐射，身体产生异变，之后每当情绪激动时就会变为绿色怪物。——译者注

我便问她我自己能否顺便吃个超级巨无霸套餐，"就一次"。每个曾经胖过的人都会知道接下来发生了什么。

那是我最后一次低脂饮食。我减下来的体重全部反弹了，到 2003年年底，我这辈子首次超过了 400 磅。克里斯汀越来越担心我的健康。虽然在当时我还没有什么大的健康问题，但我也一直在服用治疗高胆固醇、高血压和呼吸问题的处方药。即使在此之前，1999 年，当我眼见亲哥哥凯文几乎因心脏病丧命时，我知道我需要找到一种有效、安全和可长期持续的健康方式。但是从 2003 年秋天开始的一系列事件之后，才到了我真正重要的转折点。

当时，我是一个中学英文课的代课老师。当我开始在黑板上写课程简介的时候，我听到一个声音从教室的后面喊出来："天哪，摩尔老师真的好胖！"在大概两秒钟死亡般的沉默之后，教室里出现了你能听到的最响亮、最喧闹的笑声。慢慢地，我转向那个说出此话的男孩，尴尬地与他们一起笑起来——主要是为了让自己别哭出来！

这件事作为导火索，引发了我的认真思考——我想寻找一种减肥和恢复健康的方法。其他一些迹象也接踵而至，迫切地提醒我要开始为自己的肥胖做些什么了。日常生活中有无数件小事提醒着我需要尽快改变：在上下车的时候，裤裆总是不小心被撕开，很难在没有帮助的情况下离开沙发，很难去电影院看电影或者去坐飞机（因为胖到坐不进座位），更令人尴尬的是在场其他人批判的面孔。所有这些都将我唤醒到现实，我已经胖得太过分了。

我还记得一件难忘的事，发生在教会的年度秋季节日时。教会里有一座攀岩墙，我看着一个个孩子和大人像蜘蛛侠一样在上面上蹿下跳。当然，我自认为这看上去很简单，任何一个人都可以做到。所以我也排队，想要尝试自己去攀岩。在把所有的安全带和装备捆扎起来后，我走向了那堵墙，高高地抬起手臂去抓那些可以用来抓的东西。当我试图踏上一个较低的岩石壁架时，由于体重原因，我很难将自己的身体抬上去，我的脚也直接滑了下去。我又试了一次，这次我的脚向侧面滑出去，崴了一下，造成了脚踝轻微受伤。我察觉到周围正看着我一举一动的人群，尴尬得不得不放弃攀岩的尝试。那件事在我心中依然是一个不可磨灭的经历，同时也是一个炽烈的迹象，表明不久的将来将发生剧烈的变化。但是以前尝试过那么多徒劳的减肥方法，我还能做什么呢？

想到要再次控制自己的饮食，我就感到很难受。大众普遍认为如果要减肥，你就必须减少卡路里摄入，减少脂肪摄入，并且多运动，每周在跑步机上多花上几个小时。所以，我们大部分人默认的减肥计划就是低脂肪、低卡路里，以及每周定期几次的健身房之旅。

但是，我清晰地回忆起1999年我经历的强烈的饥饿和沮丧，我相信肯定有更好的办法。我很幸运，那年我的岳母送给我一本饮食书籍作为圣诞礼物。有任何一个女婿从他的岳母那边收到过减肥书籍作为节日礼物吗？我确实收到了！回想起来，我非常高兴并感谢那一年的圣诞礼物，它改变了我生命的旅程。谢谢，利比！

转过身来：寻找阿特金斯博士的低碳水、高脂肪方法

我的岳母在之前的圣诞节给了我一本减肥书籍作为对我的一个不太小的提醒，她认为她的女儿嫁的人很胖并且需要为此做点什么。我假装这件事没什么，但事实并非如此。我知道我是一个大胖子并且需要控制体重。我仅仅是需要找到一个适合自己的健康计划。就是那一年，她恰巧给了我了让我改变的那个计划。这本书是《阿特金斯博士的

新饮食革命》（*Dr. Atkins' New Diet Revolution*），书中概述了由已故的罗伯特·阿特金斯（Robert Atkins）博士发明的饮食。我听说过很多关于这种饮食的传言，有好的也有坏的，但是我从来没有时间去读这本书。现在我拥有了这本书，我没有任何借口不去了解阿特金斯饮食真正的一切。

有趣的是，在 1999 年，当时我正在进行几乎不吃任何脂肪的饮食时，我的一个朋友问我减肥成功是不是阿特金斯饮食的结果。"你在开玩笑吗？"我回答。"不，阿特金斯饮食是你最不健康的减肥方式之一。事实上，"我补充说，"我不会像阿特金斯那样进行低碳水饮食，因为它太不健康了。"这一句是大众对低碳水饮食的典型评论。那仅仅表明我当时的无知和顽固，拒绝接受任何超越传统饮食观念的事物。想到今天我已经变成了一个"低碳侠"，之前的那些话似乎有一些讽刺意味。所以，不要轻易说"不"。

在圣诞节和新年的那周，我一页一页地翻看阿特金斯博士的书，那时我对低碳水、高脂肪饮食概念的最初反应是完全蔑视。拜托，你怎么可能吃那么多像黄油、全脂奶酪、红肉的脂肪，而不会对健康造成负面影响呢？这个阿特金斯博士不知道那些食物会阻塞你的动脉，给你带来心脏病和癌症，并且最终杀了你吗？他是什么意思？巨大削减以碳水化合物为基础的食物吗？没有面包、意大利面、糖和淀粉这类食物，谁还能活下去？难道他不知道是什么给你身体正常运作所需的能量吗？简直是一个彻底胡闹的营养计划！没错，当时的我是无知的，10 年后，这一切都发生了幽默的逆转。

在接下来的几天里仔细阅读那本书后，我深刻地认识到，我以前每次尝试减肥的时候都减少了整体的脂肪摄入量，特别是避免饱和脂肪，吃了很多"健康"的全谷物，并计算我放进嘴里的每一卡路里热量。

这种饮食方法最开始让我体重减轻，但总是以我的旧饮食习惯回归结束，并且最终反弹到我开始之前的重量（甚至更重）。我想避免这个恶性循环的陷阱，而低碳水、高脂肪的饮食正是我从未真正尝试过的一种减肥策略。虽然我在 5 年前说过，我永远不会尝试阿特金斯饮食，但是在这里，我做出了我的新年决定——用这个著名的低碳水方法进行减肥。

2004 年 1 月 1 日，我开始了阿特金斯饮食。这让我整个身体系统都震撼了。在此之前，我每天都吃两盒小黛比饼干、一大盘意大利面、香肠鸡蛋和麦当劳的奶酪饼干、蜂蜜面包和 7-11 便利店的巨大的巧克力曲奇，以及 6 罐可乐。是的，我是一个真正的碳水上瘾者，彻彻底底的。想都不用想，我每天可以轻轻松松吃掉超过 1500 克的碳水化合物。我的体重超过 400 磅还有什么好奇怪的吗？

现在我突然将我的饮食从巨多的糖和加工碳水降到每天仅 20 克。相信我，这对你的生理系统会有巨大影响。我这辈子从来没尝试过吸毒，但我认为这种情况已经接近于戒掉可卡因或海洛因的感觉了，并且提醒我再也不要回到过去了。

幸运的是，从旧的饮食过渡到阿特金斯饮食的痛苦过渡期只持续了几周，之后我开始感到精力充沛，充满活力。就好像我脑海里那道绝望的黑云消散了，我意识到这才是"正常"的感觉。我这辈子第一次感觉到终于有希望回到正常轨道，并控制住自己的体重和健康。

非常感谢主流媒体不断地重复着信息，说阿特金斯死于每天都吃肉、鸡蛋、奶酪和培根。与流行的信仰相反，这不是阿特金斯的饮食——一点儿也不是！阿特金斯饮食太复杂了，以至于无法用几句话描述出来，我们将在第 2 章详细解读。现在，我们需要知道阿特金斯绝不是仅仅提倡减少碳水摄入，吃"低碳水"的包装食物，只买肉、鸡蛋和奶酪。

那么低碳水、高脂肪的阿特金斯饮食是如何影响我的呢？到了第一个月底，我一共减轻了30磅。天啊！到了第二个月底，我开始去健身房用掉所有突然出现在血液中额外的能量。我又减了40磅。100天过后，我知道有一些特别的事情发生了。

我无法用语言描述我走过这一路的感受，我真的再也不会回去了。虽然这不是一条想象中那么容易的道路，但是我很感激我找到了这种健康的低碳水生活方式，因为我在一年之内总共减掉了180磅。相对于减重来说，更重要的是低碳水生活让我重拾健康。在我尝试阿特金斯饮食9个月之后，所有治疗高胆固醇、高血压和呼吸问题的处方药对于我都成了历史。谁说你的健康无法在低碳水的生活方式中得以改善。（本书后面会有更多的内容。）

在此，让我向阿特金斯博士表示由衷的感激，感谢他的饮食方式帮助我改变了自己的生活。自从读了他的著作，我的生活改变了。我很荣幸有一个非常受欢迎的健康博客和三个备受尊重的、致力于传播低碳水生活的健康播客节目。

虽然我从来都没有见过阿特金斯博士本人，但是如果没有这个神奇的人的启发和教育，我现在所有的成功都将不复存在。他在纽约市一条冰冷的人行道上因意外摔倒而去世，在他去世后的十几年里，他的意志依然在世界回荡。他的记忆还活在我们这些拿起接力棒，继续为低碳水生活而努力的人身上。上帝保佑你，阿特金斯博士，因为你拯救了我的生命，并拯救了无数受益于低碳水饮食的人，你对营养学的贡献帮助我们恢复健康。

杰奎琳·埃贝斯泰因（Jacqueline Eberstein）继承了阿特金斯博士的事业，她是一名注册护士，与阿特金斯博士在纽约市的诊所工作了30年，现在仍然教导人们使用低碳水的生活方式。此外，为了实现丈夫的遗愿，维罗妮卡·阿特金斯创建了维罗妮卡和罗伯特·阿特金斯基金会，并在美国很多知名大学（包括加利福尼亚大学伯克利分校、得克萨斯大学、西南大学、哥伦比亚大学、密歇根大学、华盛顿大学和杜克大学）资助进行相关研究的教授。

回馈：向别人展示我的"Livin' La Vida Low-Carb"

2005 年之后，人们开始评论起我显著的减肥效果，他们想知道我是如何做到的。在成百上千次向大家说明我的阿特金斯低碳水减肥方法之后，我终于决定创建一个在线博客或网站来谈论我的经历，并帮助别人成功减肥。当我决定在 2005 年 4 月下旬开始创建一个博客的时候，我当时几乎没有听说过博客，但是我的一个朋友教我简单地设置并开始写第一篇博客。从高中毕业以来，我一直憧憬着能以书面形式分享自己的想法，这比遇见阿特金斯饮食还要早。所以，只有把我的热情和方法与书面文字结合起来，才能体现出我对健康生活、低碳水生活方式的新认识。这是上天赐予我的比赛，我已准备好在人间接受挑战，并且绝不回头。

人们立即涌向我的新博客，我将其命名为 Livin' La Vida Low-Carb。自从 2005 年 4 月首次上线以来，博客的读者人数逐渐增加，现在每月访问量接近 20 万人。我一直很喜欢教育和鼓励那些肥胖或不健康的人，教他们我曾经采用的减肥方法。因为我曾是他们中的一员，我可以分享自己第一手的努力挣扎的经验，即作为一个不健康的胖子需要怎样做才能胜利爬出黑洞的经验。我一定要树立榜样，成为那些以为自己注定要变胖和不健康的人的标杆，告诉他们绝对不要放弃。

2006 年 10 月，我开始了让我一跃成名的节目，我的 iTunes 播客——吉米·摩尔的 Livin' La Vida Low-Carb Show。它成了今天网络排名最靠前的健康节目之一，近900集，其中大部分是同饮食、健身和健康界最优秀、最聪明的人物进行的非正式访谈。我还有另外两个iTunes播客——"与吉米·摩尔和他的朋友讨论低碳水"和"低碳水专家问答"，我也用它们来广泛传播有关健康生活的信息。

2013年8月，我与国际知名出版商Victory Belt出版社合作，出版了《胆固醇入门全书》。我的共同作者——杜克大学的内科医生兼研究员埃里克·韦斯特曼（Eric Westman）博士在书中贡献了许多专业知识，书中还有来自世界上最重要的29位胆固醇专家的专访。我有幸同几位影响世界健康的人物建立了有意义的联系，其中就包括埃里克·韦斯特曼博士。

2006年1月，我第一次在纽约布鲁克林的一次低碳水营养健康科学会议上亲自见到他本人。我做博客虽然不到一年，但是对低碳水饮食方法有着强烈的学习欲望，因为它帮助我减肥成功并重获健康，所以我可以与我的博客读者分享这些知识。我被邀请到美国营养代谢协会的专题研讨会上，研讨会上介绍了很多医学博士、饮食研究人员和其他专家的技术性讲座。我完全被这些医学术语弄晕了。我在政治学和英语方面受过的教育根本派不上用场，以至于会上的演讲我完全听不懂。

当其中一位讲师在谈话中开始谈到被称为PEP-C [⊖]的治疗概念时，右边的男士靠到我身边，低声说："不应该是饮食PEP-C（Diet PEP-C）吗？"那个人便是埃里克·韦斯特曼博士。那时我就感觉他有些特别之处。当我认识他并听到他最初对低碳水饮食感兴趣的故事时，我意识到他同样渴望将这个消息传达给最需要的人。韦斯特曼博士了解到像我这样通过阅读阿特金斯博士书籍而成功减肥的人，于是他试图探寻

⊖　全称为Prednisone, etoposide, procarbazine and cyclophosphamide，即"强的松、依托泊苷、甲基苄肼和环磷酰胺"，是一种口服免疫化疗疗法。——译者注

为什么这种饮食如此管用。韦斯特曼博士不断搜寻，后来他直接在1999 年联系到了阿特金斯博士。

韦斯特曼博士写信给阿特金斯博士。阿特金斯博士和韦斯特曼博士通了电话，并且邀请韦斯特曼博士来看他是如何用营养学来治疗病人的。于是，韦斯特曼博士前往纽约市参观了阿特金斯补充疗法中心，并观察了阿特金斯博士及其工作人员如何帮助有肥胖、糖尿病和许多其他慢性健康问题的患者，他们会使用低碳水化合物营养治疗作为治疗手段。看到阿特金斯博士在病人身上所取得的令人难以置信的健康改善，韦斯特曼博士问他是否有兴趣资助一项研究来科学地证明低碳水、高脂肪饮食的作用。阿特金斯博士同意了，于是韦斯特曼博士便开始对阿特金斯饮食进行第一次临床试验。

这个初步试点研究包含 50 人进行长达 6 个月的低碳水饮食。研究结果 2002 年 11 月在美国心脏协会于伊利诺伊州芝加哥举行的年会上展示。该研究表明，低碳水、高脂肪饮食的患者体重减轻，胆固醇水平升高。但是，韦斯特曼博士想看看它和目前流行的低脂肪饮食相比的结果。于是，他进行了一次全面的随机对照试验，由 120 人组成，参与者被指导如何遵循低碳水饮食或低脂肪饮食，并坚持了 6 个月。他发现两组都有改善，但是低碳水饮食对减肥和代谢综合征的改善效果更好。该研究结果于 2004 年发表在《内科学年鉴》（*Annals of Internal Medicine*）上，为低碳水饮食的开创性研究铺平了道路。

下一步：生酮饮食

所以你现在可能正在想，"你的减肥和健康故事是挺伟大的，但是这所有的一切都与本书的书名有什么关系？我还没有听到任何相关的事！"我很高兴你能提出这个问题。一旦你了解我们的饮食方法和对健康的积极影响，就会很好理解为什么需要低碳水、高脂肪饮食来改善健康，这就是生酮饮食发挥作用的地方。正如我们在《胆固醇入门全书》中对胆固醇和心脏病所做的一样，上面我所讲过的一切会让你更容易理解生酮的理念和原理，并且让你更容易身体力行。

我们将彻底消除由于大量关于生酮饮食的错误信息而带来的误导。是的，本书很可能动摇你所知道的所有营养和健康理论根基。但是现在你已经了解了我们是如何对低碳水、中等蛋白、高脂肪的生酮饮食感兴趣，并且近距离尝试它们的。现在，是时候分享一些我们在这个方向获得的一些知识、经验和智慧了，我们将用这种方式来帮助你达到最佳的健康状态。

关于生酮饮食的真相值得被说出来，因为它可能是你、你的家庭成员或者你的朋友所缺少的一部分。从来没有一本这样的书，把所有关于实施生酮饮食的实际方法放在一起，来优化健康。请将本书视为你的低碳水、高脂肪饮食的终极指南。让颠覆性的健康教育开始吧！

通过我的播客，我有幸采访到上百个最优秀、最聪明的专家，谈论了许多健康方面的重要话题。因此，决定写这本书的时候，我就知道该去找谁询问关于生酮饮食以及它对健康影响的相关信息。我很高兴能介绍这 22 位来自世界各地的专家。你会在本书中读到很多引自他们的话，这些话出现在下文"专家解析"栏目中。

兹沙恩·阿伦（Zeeshan Arain），医学学士、公共卫生与热带医学硕士、澳大利亚皇家全科医学院院士

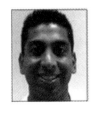

阿伦博士在澳大利亚墨尔本的莫纳什大学拿到了他的医学学位，他也拿到了詹姆斯·库克大学的公共卫生与热带医学学士学位。阿伦博士作为一名全科医生，在澳大利亚足球联盟（AFL）墨尔本足球俱乐部任职，这是全世界最精英的专业体育组织之一。阿伦博士对营养和运动在预防和治疗慢性疾病和肥胖中的作用特别感兴趣。阿伦博士亲自治疗了数百名患者，他使用配制好的低碳水、高

脂肪的生酮饮食来控制各种医疗状况，包括糖尿病、多囊卵巢综合征、肥胖症、高血压、癫痫、胃食管反流和肠易激综合征。他已经就生酮饮食进行了几次公开讲座，也正在开展这一领域的研究。个人生活中，他自 2012 年以来一直在进行生酮饮食。请在网站 SouthYarraMedical.com.au/doctors/5/dr-zeeshan-arain 上了解更多关于阿伦博士的信息。

布莱恩·巴克斯代尔（Bryan Barksdale）

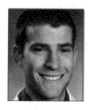

　　布莱恩正在得克萨斯大学医学分校攻读医学博士学位，并在得克萨斯大学奥斯汀分校完成了神经病学博士学位的学习。他对用营养和生活干预来治疗神经系统疾病非常感兴趣，特别是用生酮饮食的方法。他是奥斯汀原始生活组织（Meetup.com/Austin-Primal-Living-Group）的创始人。他的博客地址是 FromBenchToBedside.wordpress.com。

多米尼克·达戈斯蒂诺（Dominic D'Agostino），博士

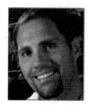

　　达戈斯蒂诺博士是南佛罗里达大学分子药理学和生理学系的助理教授，他教授神经药理学、医学生物化学、新陈代谢和营养生理学。他的研究重点是研发和测试生酮饮食、热量限制饮食和酮补充剂作为神经系统疾病和癌症的代谢疗法。他的实验室使用体内和体外技术来了解代谢疗法的生理、细胞和分子机制，包括无线电遥测技术（EEG、EMG）、电生理学、荧光显微镜、激光扫描共聚焦显微镜、原子力显微镜（AFM）、生化分析、在体生物光学成像技术、行为测试和运动性能。请在网站 DominicDAgostino.com 上了解更多关于达戈斯蒂诺博士的信息。

威廉·戴维斯（William Davis），医学博士

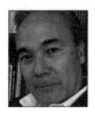

戴维斯博士是心脏病专家，纽约时报畅销书《小麦肚子》（*Wheat Belly: Lose the Wheat, Lose the Weight, and Find Your Path Back to Health*）的作者，这本书首次揭露了转基因高产小麦的危险性。他毕业于圣路易斯大学医学院，在俄亥俄州立大学医院进行内科实习和培训，也是俄亥俄州立大学心血管医学的研究员。他在凯斯西储大学医院以及地铁健康医疗中心进行先进血管成形技术培训。随后他在凯斯西储大学医院担任心血管研究员主任、助理教授。他目前在威斯康星州密尔沃基市郊进行心脏病学研究。请在网站WheatBellyBlog.com 上了解更多关于戴维斯博士的信息。

杰奎琳·埃贝斯泰因（Jacqueline Eberstein），注册护士

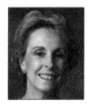

杰奎琳一直在阿特金斯补充医疗中心担任医学教育主任，直到 2003 年罗伯特·阿特金斯博士去世为止。她于1974 年开始与阿特金斯博士合作。她涉猎的领域很广泛，包括给医生、医生助理、护士和营养师等培训阿特金斯生活方式的原则和方法，以及替代医学。她为阿特金斯博士的书籍、简报和其他媒体做出了很大贡献。2004 年，她与阿特金斯博士合著了《阿特金斯糖尿病革命》（*Atkins Diabetes Revolution*）一书，并继续在美国国内和国际上对阿特金斯饮食观念进行演讲、写作和咨询。她是低碳水游轮的客座讲师，目前是 *Carb-Smart* 电子杂志的特邀作家。由于在阿特金斯生活方式方面的丰富经验，她现在是低碳水、高脂肪的生酮饮食最前沿的作者之一。请在网站 ControlCarb.com 上了解更多关于杰奎琳的信息。

玛丽亚·艾默瑞奇（Maria Emmerich）

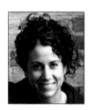

玛丽亚是营养和运动生理学方面的健康专家，她致力于帮助人们达到最佳健康状态。她在整个少年时期都在努力奋斗，之后决定学习健康与保健医学。她希望帮助人们不浪费时间于自卑自己的外表，而是在精神上感受自己最美好的时光。玛丽亚理解食物之间的联系以及它如何使我们感受到自己的内心和外在。她专攻方向是神经递质，以及它们如何被我们的饮食影响。她创作了 8 本书，其中包括 2013 年出版的《生酮适应》（*Keto-Adapted*）。减肥通常是使用饮食来治疗一些健康问题的副产品，这些健康问题包括代谢综合征、脱发、慢性淋巴细胞性甲状腺炎（即桥本甲状腺炎）、自身免疫性疾病、胃肠道问题和许多其他病症。请在网站 mariamindbodyhealth.com 上了解更多关于玛丽亚的信息。

理查德·费曼（Richard Feinman），博士

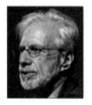

费曼博士是纽约州立大学南部医学中心的细胞生物学（生物化学）教授。他毕业于罗切斯特大学，拥有俄勒冈大学化学博士学位。费恩曼博士最初的研究领域是蛋白质化学和酶机制及其在血液凝固和止血中的应用。受到医学院教学的激发和持续影响，他目前对营养学和新陈代谢有极大的兴趣，特别是在饮食组成和能量平衡领域；他是将营养学纳入生物化学课程的先驱。费曼博士是营养与代谢协会（NMSociety.org）的创始人，也是《营养与代谢》（*Nutrition & Metabolism*）杂志的前共同主编。请在网站 Feinmane The Other.com 上了解更多关于费曼博士的信息。

诺拉·葛杰达斯（Nora Gedgaudas）

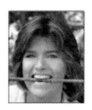

诺拉是众所周知的被人们普遍称为"古老饮食"的专家，她是国际畅销书《原始身体、原始心灵：超越原始饮食，为了健康和更长寿命》（*Primal Body, Primal Mind: Beyond the Paleo Diet for Total Health and a Longer Life*）的作者。她也是一位非常成功且经验丰富的营养顾问、演讲者和教育家。她在美国国内和国际广播、流行播客、电视和电影中接受过很多采访。她自己的播客在 iTunes 上也很流行，其网站上的许多免费文章都有广泛的读者群体。作为认证的营养顾问和认证的临床神经反馈专家，她在俄勒冈州波特兰市有私人诊所。请在网站 PrimalBody-PrimalMind.com 上了解更多关于诺拉的信息。

本·格林菲尔德（Ben Greenfield）

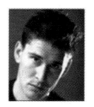

本是一位教练、作家、演讲者、前健美运动员和铁人三项全能运动员。他拥有爱达荷大学运动生理学和生物力学的硕士学位，并且是认证运动营养学家（C-ISSN）和认证肌力与体能教练（CSCS）。他有 10 年以上的教授各种运动项目专业运动员、大学生运动员和业余运动员的经验，教他们如何由内到外地获得健康。格林菲尔德是 WellnessFX 的顾问，也是 iTunes 上的 Get-Fit Guy 和 Ben Green 现场健身播客的主持人，同时是十几种优化健康及体能的节目和书籍的作者，书籍包括 2014 年出版的《超越培训：掌握耐力、健康和生活》（*Beyond Training:Mastering Endurance, Health, & Life.*）。他还通过超人教练网络（SuperhumanCoach.com）为全球各地的医生、私人教练和物理治疗师进行培训和指导。请在网站 BenGreenfieldFitness.com 上了解更多关于格林菲尔德的信息。

约翰·基弗（John Kiefer）

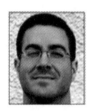

约翰是一名物理学家，后来改变方向成为营养与运动科学家。他一直在研究、测试和验证那些20多年来被人们毫不质疑地接受的有关营养和身体表现性能的理论。包括奥运金牌得主、举重运动员、顶级健美运动员、MMA格斗甚至财富500强首席执行官在内的很多人通过他的方法达到最佳表现。他是饮食手册《碳水夜方案》（*Carb Nite Solution*）、《碳水后置》（*Carb Back-Loading*）、免费运动手册《冲击波方案》（*Shock-Wave Protocol*）以及超低碳水食谱书《变形食谱》（*Transforming Recipes*）的作者。他被认为是类新陈代谢和大量营养素循环和操纵的业界领先专家之一。请在网站body.io上了解更多关于约翰的信息。

威廉·拉加科斯（William Lagakos），博士

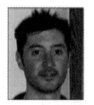

拉加科斯博士在新泽西州立罗格斯大学获得了营养生物学和生理学博士学位，他的研究重点是脂肪代谢和能量消耗。他在加州大学圣地亚哥分校做博士后时的研究重点是肥胖、炎症和胰岛素抵抗。拉加科斯博士撰写了许多在同行评审期刊上发表的手稿，以及一本名为《可怜的、令人误解的卡路里》（*The Poor, Misunderstood Calorie*）的非虚构类书籍。他目前担任营养科学研究员、顾问和博主。请在网站CaloriesProper.com上了解更多关于拉加科斯博士的信息。

查尔斯·莫伯斯（Charles Mobbs），博士

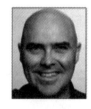

莫伯斯博士是纽约西奈山医院的神经学、内分泌学和老年病学教授。他在麻省理工学院获得生命科学学士学位，在南加州大学跟随卡贝尔·芬奇（Caleb Finch）博士学习

细胞与分子科学，并获得博士学位，之后在洛克菲勒大学与唐纳德·普法夫（Donald Pfaff）博士进行了博士后研究。他最近获得的奖项包括 2010 年西奈山杰出导师奖、2012 年格伦医学研究基金基础老年病奖等。他的研究重点是老龄化及年龄相关疾病的神经内分泌和代谢机制，在 2011 年 PBS 纪录片《救命饮食》（*A Life-Saving Diet?*）中有更详细的描述。请在网站 neuroscience.mssm.edu 上了解更多关于莫伯斯博士在神经科学方面的信息。

玛丽·纽波特（Mary Newport），医学博士、美国儿科学会会员

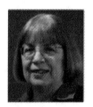

纽波特博士于 1978 年毕业于辛辛那提大学医学院。她在辛辛那提儿童医院医学中心的儿科学习，也在南卡罗来纳州查尔斯顿医科大学医院接受关于照顾新生儿、患病儿童和早产儿的学习。自 1983 年以来，她向佛罗里达州的新生儿提供护理。她现在休假专注于写作，照顾患有早发性阿尔茨海默病的丈夫史蒂夫，并传播关于酮体作为大脑替代燃料的信息。2008 年，她写的文章《如果有不被知道却可以治疗阿尔茨海默病的方法会如何》（*What If There Was a Cure for Alzheimer's Disease and No One Knew?*）在互联网上迅速传播。这篇文章的一炮走红让她在 2011 年出版了《阿尔茨海默病：如果有治愈的方法会如何？酮体的故事》（*Alzheimer's Disease: What If There Was a Cure? The Story of Ketones*）一书，传达了一个饮食干预的故事，这种饮食干预帮助了她的丈夫以及许多其他患有阿尔茨海默病和某些其他神经退行性疾病的人。酮体的故事也提及酮体作为大脑的替代燃料的科学性，以及如何在饮食中加入中链脂肪酸。纽波特博士是一位备受关注的利用酮体进行治疗的国际高手。请在网站 CoconutKetones.com 上了解更多关于纽波特博士的信息。

戴维·珀尔马特（David Perlmutter），医学博士、美国营养学院院士

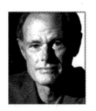

珀尔马特博士是《纽约时报》(*The New York Times*)畅销书第一名《谷物大脑》(*Grain Brain*)的作者。他是美国营养学会认证的神经科学家和研究员，他从迈阿密大学医学院获得医学博士学位，并获得了 Leonard G. Rowntree 研究奖。他是医疗机构的客座讲师，并广泛贡献于医学文献界。他接受过许多电视节目的采访，其中包括 *20/20*、*Larry King Live*、*Fox and Friends*、*The Today Show*、*Oprah*、*The Dr. Oz Show* 和 *The CBS Early Show* 等。他因为创新的神经系统疾病方法获得了 Linus Pauling 奖，并因在自由基科学应用于临床医学方面的开创性工作获得了 Denham Harmon 奖。他是 2006 年美国国家食品营养协会年度临床医师奖的获得者，并于 2010 年被美国营养学院授予年度人道主义奖。请在网站 DrPerlmutter.com 上了解更多关于珀尔马特博士的信息。

斯蒂芬妮·皮尔森（Stephanie Person）

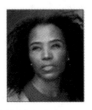

斯蒂芬妮是一位自学成才的低碳水、高脂肪的生酮饮食专家。当她的母亲患上晚期脑肿瘤并被告知只有 6 个月的生命时，她开始学习生酮的治疗方法。斯蒂芬妮的母亲自从开始生酮饮食，不仅击败了癌症，而且自 2007 年以来，因为营养的变化，她一直在快速恢复。现在，斯蒂芬妮是一个生酮饮食生活方式的积极倡导者。她向自己所有年龄的私人客户建议生酮饮食，并且分享关于生酮饮食好处的鼓励性质的 YouTube 视频。请在网站 StephaniePerson.com 上了解更多关于斯蒂芬妮的信息。

罗恩·罗斯戴尔（Ron Rosedale），医学博士

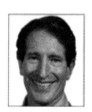

罗斯戴尔博士是国际知名的营养和代谢医学专家，1996 年在北卡罗来纳州阿什维尔市成立了美国首个代谢医学中心。他对代谢医学的兴趣开始于他还是西北大学费恩伯格医学院的一名学生时，在那里他与世界各地的饮食、胆固醇和心脏病流行病学专家进行合作。罗斯戴尔博士是应用基于老化生物学的概念来逆转糖尿病和心脏病的先驱，通过他研发的营养方法来改善细胞对胰岛素、瘦素和 mTOR 的反应。他出版了广受赞誉的《罗斯戴尔饮食》（*The Rosedale Diet*），这本书在许多杂志、报纸、广播和电视采访中被推荐。在过去的 20 年中，他在全球范围内举办了讲座，包括在俄罗斯、比利时、巴西、德国和印度进行的主题演讲。特别是"胰岛素及其代谢作用"（Insulin and Its Metabolic Effects）的讲座获得了全世界的好评。请在网站 DrRosedale.com 上了解更多关于罗斯戴尔博士的信息。

基思·鲁尼恩（Keith Runyan），医学博士

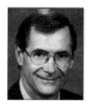

鲁尼恩博士是佛罗里达州圣彼得斯堡私人诊所的执业医师，专攻内科、肾脏病和肥胖医学。他在 2001 年开始私人执业之前，曾经做过 10 年的急救医疗。1998 年，他在 38 岁时患上了 1 型糖尿病。尽管他的糖尿病在强化胰岛素治疗下得到了很好的控制，但他经常发生低血糖。2011 年，在铁人三项赛训练时，鲁尼恩博士开始寻找一种更好地治疗糖尿病并进行耐力运动的方法，他决定尝试使用低碳水、高脂肪的生酮饮食。2012 年 2 月，他开始用这种饮食来治疗自己的糖尿病，并得知这种饮食对于治疗许多其他疾病（包括肥胖）也是有效的。鲁尼恩博士于 2012 年 10 月 20 日完成铁人三项赛，营养性生酮状态良好。请在网站 DrKRunyan.com 上了解更多关于鲁尼恩博士的信息。

托马斯·西耶弗里德（Thomas Seyfried），博士

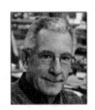

西耶弗里德博士于 1976 年从伊利诺伊大学厄巴纳—香槟分校获得遗传学和生物化学博士学位。他在新英格兰大学读了本科，并拥有伊利诺伊州立大学遗传学的硕士学位。西耶弗里德博士是耶鲁大学医学院神经病学系的博士后研究员，随后担任神经病学助理教授。他还有来自不同组织的其他奖项和荣誉头衔，例如美国石油化学家协会、美国国立卫生研究院、美国神经化学学会和美国癫痫学会生酮饮食特别兴趣小组。西耶弗里德博士是《癌症是一种代谢疾病：癌症的起源、管理和预防》（*Cancer as a Metabolic Disease: On the Origin, Management, and Prevention of Cancer*）一书的作者。他的研究重点是基因和环境相互作用与复杂疾病的关系，这些疾病包括癫痫、自闭症、脑癌和神经变性疾病等。请在网站 BC.edu/schools/cas/biology/facadmin/seyfried.html 上了解更多关于西耶弗里德博士的信息。

弗兰齐斯卡·斯普里茨勒（Franziska Spritzler），注册营养师

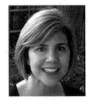

弗兰齐斯卡是注册营养师和认证糖尿病教育者，强烈支持对糖尿病患者、胰岛素抵抗、肥胖和其他有内分泌问题的人使用低碳水饮食。她也亲自遵循极低碳水的生酮饮食来控制血糖，并因此改善了健康。2013 年年底，她辞去了大型老兵医院门诊营养师的职务，进入一家私人诊所，她可以在那里使用低碳水、全食品的饮食方法。她是一位自由撰稿人，她的文章已经在线发表，并且在有关糖尿病的期刊和杂志上刊发。

特里·瓦尔斯（Terry Wahls），医学博士

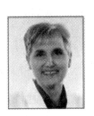

瓦尔斯博士是艾奥瓦大学临床医学教授，也是艾奥瓦州退伍军人事务医院的一名工作人员。她在艾奥瓦州退伍军人事务医院教导医学生和住院医师，并出诊于外脑性损伤和生活方式治疗诊所，她的患者有包括多种自身免疫性疾病在内的复杂的慢性健康问题，她对此进行临床试验。她自己也是慢性进行性神经障碍的患者：继发性多发性硬化症让她在轮椅上躺了 4 年。多亏了基于功能性医学的"瓦尔斯方法"恢复了她的健康，使她能够每天骑 5 英里[⊖]的自行车。她在 2014 年出版了一本关于自身经历的书《瓦尔斯方法：我如何使用原始饮食原则和功能医学打败多发性硬化症》（*The Wahls Protocol: How I Beat Progressive MS Using Paleo Principles and Functional Medicine*）。请在网站 Terrywahls.com 上了解更多关于瓦尔斯博士的信息。

威廉·威尔逊（William Wilson），医学博士

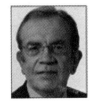

威尔逊博士是一名经验丰富的家庭医生，热衷于帮助患者达到最佳的脑功能。他于 1970 年毕业于玛卡莱斯特学院，1974 年获得明尼苏达大学医学博士学位。他 1977年开始在圣保罗地区医院长期任职，在明尼苏达州北部的铁矿区工作了 30 多年，担任一线家庭医生，在那里他研发出通过简单改变饮食改变帮助患者同时改善其代谢和大脑健康的方法。2008 年，他搬到了波士顿地区，在那里担任医院和关于健康的讲师、出版商和博主。威尔逊博士是世界上首位证明现代饮食中的加工食物可能会对脑功能产生不利

⊖　1 英里≈1.6 千米。

影响的医疗专业人士之一，并创造了一个新的疾病模型，他称之为碳水化合物相关的可逆性脑综合征，简称 CARB 综合征。使用 CARB 综合征模型作为指导，威尔逊博士通过遵循简单安全的治疗方案帮助数千名患者改善了健康和大脑功能。请在网站 CarbSyndrome.com 上了解更多关于威尔逊博士的信息。

杰·沃特曼（Jay Wortman），医学博士

沃特曼博士从阿尔伯塔大学获得化学和生物学学士学位，在卡尔加里大学获得医学博士学位，并在不列颠哥伦比亚大学完成了家庭医学学位的学习。对饮食研究的兴趣让他接受了不列颠哥伦比亚大学医学院的职位，在那里他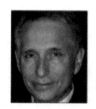研究了在 Namgis First Nation 中传统饮食治疗肥胖、代谢综合征和 2 型糖尿病的疗效。这项研究是 CBC 纪录片《我的高脂肪饮食》（*My Big Fat Diet*）的主题。沃特曼博士是用低碳水化合物、生酮饮食治疗肥胖、代谢综合征和 2 型糖尿病的公认权威。他于 2000 年获得营养与代谢协会优秀奖，2002 年获加拿大国家原住民成就奖。沃特曼博士目前在西温哥华地区与他的妻儿一起生活。请在网站 DrJayWortman.com 上了解更多关于沃特曼博士的信息。

以上这些是 22 位真实的在低碳水、中等蛋白质、高脂肪、生酮饮食领域的顶尖治疗专家。此外，我的合著者埃里克·韦斯特曼博士也是这方面真正的专家，他将在整本书中的"医生手记"部分再次分享自己关于这个问题的想法和经验。下面是他在本书中的第一次分享。

埃里克·韦斯特曼博士的医生手记

很高兴协助吉米·摩尔将有关生酮饮食的科学知识翻译成任何人都能理解的简单语言。

因为他们都是医生和专家，所以本书中的"专家解析"可能会用复杂的专业术语。但别害怕，这本书的目的是给你提供一个基本的解释，告诉你酮体是什么、酮体如何运作，以及你在生酮饮食中需要做什么。我希望你能够在本书中保持足够的好奇心，不被任何专业术语打消积极性，所以本书后面有一个术语表，可以帮你解释任何可能让你气馁的单词或短语。

你准备好更清晰地学习生酮饮食了吗？让我们开始吧！

第1章

CHAPTER1

什么是生酮状态？
生酮状态对你有什么好处

专家解析

我认为轻微的生酮状态是人体最自然、最理想的代谢状态。在历史上，我们的基因根据环境中可获取的食物来源进化出了最佳的表达方式。因此，从表观遗传学的角度来看，我们与基因最好的沟通方式就是给它提供数千年来它最想要的食物。

——戴维·珀尔马特博士

到底什么是酮、酮体、生酮、生酮状态？在主流的健康圈子里，以上这些概念并不常见，而且通常不是以正面词汇的形式出现。如果是被媒体或卫生部门提及，它一般会和不好的事情联系在一起（详见第3章）。自20世纪20年代以来，生酮饮食就被用于有效地控制儿童难治性癫痫。当时的生酮饮食由4倍的脂肪与1倍的蛋白质和碳水化合物总和组成。

正是因为生酮饮食最初使用于癫痫疗法，后来又被阿特金斯博士用来描述他的低碳水、高脂肪饮食法，所以导致一些人将生酮饮食贴上了"极端"的标签。然而真相并非如此！从本书的第16章开始，你将了解到生酮饮食对许多常见慢性病的好处，而这些好处已经被大量科学证实。

专家解析

在 20 世纪二三十年代，生酮饮食就被用于治疗癫痫，但对于它起效的原理尚未研究透彻。1937 年推出了一种名叫狄兰汀（Dilantin）的抗惊厥药物用来治疗癫痫，从此之后生酮饮食就逐渐退出了人们的视野。

——基思·鲁尼恩博士

不幸的是，某些专家和媒体对生酮饮食蓄意误导、危言耸听，导致大部分公众并不明白生酮的真相。正如胆固醇并不是心脏病的罪魁祸首一样（详见我的另一本书《胆固醇入门全书》），酮体对于人体而言并非毒性物质，你也完全不需要谈"酮"色变。在接下来的内容里，我们会试着消除你对生酮饮食的担忧和恐惧，并通过简单的语言来解释究竟什么是生酮，以及为什么生酮不是一件坏事。

埃里克·韦斯特曼的医生手记

即使在医学文献中，酮体也是臭名昭著的。2003 年由代谢专家们撰写的一篇经典论文就被命名为"酮体：代谢的丑小鸭"。

我们首先需要对生酮状态有一个明确的定义。生酮状态是一种代谢的状态：当你在极低碳水化合物、中等量蛋白质和高脂肪的饮食期间，你身体的主要能量来源会从葡萄糖转变为酮体。酮体是由身体燃烧脂肪产生的，它是在葡萄糖匮乏时被用作替代葡萄糖的能量来源。

　　换句话说，你的身体从燃烧糖变成了燃烧脂肪的机器。根据你目前的饮食和生活习惯，进入生酮状态可能需要几天、几个星期甚至几个月的时间。所以"处于生酮状态"也就意味着你正在燃烧脂肪。这么看来，想要进入生酮状态是需要一定的耐心和坚持的。

　　我知道你现在肯定心存质疑和担忧，所以让我非常明确地强调一下：是的，生酮状态是一种完全正常的代谢状态！事实上，儿科医生玛丽·纽波特博士表示，纯母乳喂养的新生婴儿在出生后 12 个小时内就会进入生酮状态，此时酮体可以为婴儿提供约 25% 的能量需求。实际上，足月母乳中 10% 的脂肪由中链甘油三酯（MCT）组成，这些脂肪会在肝脏内直接被转化为酮体。这也是为什么如今市场上销售的婴儿配方奶粉中都含有 MCT 和椰子油，因为它们能"模仿母乳中的脂肪"。纽波特博士说，这表明了酮体从人们出生开始，甚至在出生以前就发挥了重要的作用！

　　如果你空腹睡眠一晚，而且省略掉第二天的早餐，那么你的身体可能已经开始在血液中产生极少量的酮体了。如果你的饮食习惯是非常少的碳水化合物、中等量的蛋白质以及大量的健康脂肪（饱和脂肪和单不饱和脂肪），那么此时你体内的酮体浓度就会上升，直到酮体成为你身体的主要能量来源，这时身体只需要极少量的葡萄糖就可以运转。本书会详细解释生酮状态为什么对身体好，甚至可能是身体更偏好的一种状态。正如我们狩猎采集的祖先一样，我们天生就应该处在生酮状态。

专家解析

　　相对于葡萄糖，酮体的优越性简直显而易见。从你每天源源不断的能量和精力就能看出来！

——斯蒂芬妮·皮尔森

家庭医生和营养与脑科专家威廉·威尔逊博士解释道："在我们大部分进化史中，人类都在同时使用葡萄糖和酮体供应能量。"他说，我们旧石器时代的祖先会在素食食物充足的时候优先使用葡萄糖供应能量。然而当他们的食物匮乏或主要吃荤食的时候，猜猜他们是靠什么活下来的？对，就是酮体！威尔逊博士总结说："我们的祖先大部分时间是在生酮状态下度过的。"他补充说："如果我们早期的祖先没有进化出利用酮体的能力，那么人类早就在进化史中被淘汰了！"

因纽特人就是极好的例子，他们几千年来的饮食都是极高脂肪、极低碳水化合物，却能保持足够的精力和耐力。1879 年，美国陆军中尉兼医生和律师弗雷德里克·施瓦特卡（Frederick Schwatka）组织了一只北极考察队，想去寻找在 1845 年失踪的两艘皇家海军军舰。施瓦特卡从 1879 年 4 月开始旅程，带着 18 个人，其中包括几个因纽特人家庭。他们带了一个月的食物和足够的打猎装备。施瓦特卡发现，在适应了一段时间后，高动物脂肪的因纽特饮食可以帮他渡过好几个小时的长途跋涉。这是人们第一次认识到身体需要一个适应的过程来学会利用酮体。直到今天，人体从燃烧糖转变到燃烧脂肪的这个适应过程还被称作"施瓦特卡必经之路"。

专家解析

在极低碳水化合物饮食期间，血清葡萄糖和胰岛素水平低下，酮体可以作为一种替代燃料给大脑、心脏以及大多数人体器官供能。相比葡萄糖，酮体是心脏的优先燃料，它还能像葡萄糖一样给大部分脑细胞高效供能。越来越多的研究发现，酮体对衰老、炎症、新陈代谢、认知水平和运动表现都能产生有益的影响。

——弗兰齐斯卡·斯普里茨勒

即使那个年代还没有测量酮体的技术，施瓦茨卡还是发现他体内的酮体水平增加了，这些酮体主要是以 β - 羟基丁酸（BHB）的形式出现在血液中（我们会在第 8 章具体讲解各种测量酮体的技术）。BHB在肝脏中合成，可以给体内几乎每个细胞（包括脑细胞）提供能量，所以你可以把酮体想象成一种类似葡萄糖的能量分子。事实上，你看图 1-1 中酮体和葡萄糖的分子式是多么惊人的相似啊！（这部分内容可能有些过于专业，但却很重要！因为它能让你亲眼感受到为什么酮体可以用来替代葡萄糖给身体供应能量。）

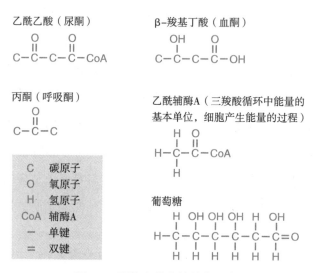

图 1-1　酮体和葡萄糖的分子式

之所以要展示这些分子式给你，是因为这些分子结构的极其相似性——它们都是由同样的元素组成（碳、氢、氧），而且它们都是差不多的大小。正因为这样，身体可以利用它们作为能量来源。我们也完全没必要去觉得这些分子中哪个比另一个有害。当你的身体还在主要用糖作为燃料的时候，它主要靠葡萄糖分子提供能量保持正常的运转。然而当你变成燃烧脂肪时，你的主要能量分子变成了酮体。不管是用葡萄糖还是用酮体作为燃料，你的身体都会在同时少量燃烧其他能源，比如脂肪酸或者酒精。

那么你为什么需要减少糖类燃烧、进入生酮状态呢？用酮体替代葡萄糖作为身体主要燃料有什么好处呢？这确实是个有价值的问题！一旦你明白了为什么减少糖类燃烧、增加酮体浓度能在很多方面让你更健康，你一定会全身心地想要追随生酮饮食。

埃里克·韦斯特曼的医生手记

现在太多的医学研究集中在葡萄糖的代谢上，而不是集中在酮体和脂肪的代谢上，这种现象一点都不奇怪。在过去的几百年里，自从标准的现代科学研究发展起来之时，西方大部分人的饮食就包含碳水化合物，所以医学界研究碳水化合物和葡萄糖就不足为奇了。

本·格林菲尔德是一名铁人三项运动员，他用生酮饮食来增强运动表现。对于他来说，保持生酮状态有三个原因：第一，代谢上脂肪作为燃料的优势性；第二，当酮体浓度足够的时候，头脑思维的增强；第三，控制血糖水平可以使人更健康、更长寿。

酮体其实是肌肉、心脏、肝脏和大脑更偏爱的燃料。这些重要的器官处理碳水化合物的能力不是很好，事实上，过多碳水化合物的摄入会损坏这些器官。

专家解析

酮体本身非常好。在很多组织（比如大脑）中，酮体作为能量来源远胜于葡萄糖。我在研究衰老生物学的时候，总是发现生酮对健康的好处。这也是为什么我作为一名医生开始用高脂饮食治疗糖尿病。

我也开始对 2 型糖尿病加速老化的模型感兴趣。20 多年来我一直在强调高脂肪、中等蛋白质、低碳水饮食与降低生物老化速率的强烈联系（甚至可能是因果关系）。

——罗恩·罗斯戴尔博士

生酮饮食也是一种杰出的减脂方法。酮体只不过是燃烧脂肪的副产品。换句话说，燃烧脂肪的同时会产生酮体。当你已经适应生酮后，你的能量来源主要是体脂和食物中的脂肪。然而，当你摄入了过多的碳水化合物，它们会转化为体脂，而且这种情况下体脂很难被身体燃烧利用。这就是为什么你应该进入生酮状态——它简直是燃烧脂肪的天堂！

低碳水、高脂肪的生酮饮食是一种非常强大又高效的减脂饮食，对于超重或肥胖人群尤其有效。当我在 2004 年减掉 180 磅（约 81.6 千克）的时候，几乎所有减掉的体重都是脂肪。由于没有高碳水化合物的摄入，我的身体不再将糖作为主要能量来源，而是在脂肪酸和酮体的供养下高效地运转。在本书的第 5 章，我们会分享更多关于为了让你进入生酮状态需要将碳水化合物控制在什么水平的知识。

专家解析

生酮饮食对于减肥也非常有效。如果你的身体还总在忙着燃烧糖类和淀粉，燃烧体脂就会是一件很困难的事情。一旦那些燃料被烧完了，身体会很乐意地转为燃烧酮体或游离脂肪酸。

——诺拉·葛杰达斯

以下是生酮状态下的一些健康好处：

▲ 自然而然地控制食欲

▲ 轻松减肥、控制体重

▲ 头脑清晰

▲ 更良好、更安宁的睡眠

▲ 帮助恢复正常的新陈代谢

▲ 稳定的血糖，修复胰岛素敏感性

▲ 减轻炎症水平

▲ 更幸福、更健康的感觉

▲ 降低血压

▲ 升高高密度脂蛋白（HDL，好胆固醇）

▲ 降低甘油三酯

▲ 降低或消除小颗粒低密度脂蛋白（LDL，坏胆固醇）

▲ 可以 12～24 小时不用进食也不感到饿

▲ 可以用体脂作为能量来源

▲ 无穷的能量

▲ 消除胃灼热

▲ 更好的生育能力

▲ 预防创伤性脑损伤

▲ 更强的性欲

▲ 改善免疫系统

▲ 延缓衰老（因为减少产生自由基）

▲ 改善血液指标

▲ 优化认知功能、增强记忆力

▲ 减少皮肤长痘和其他皮肤问题

▲ 更深层次地理解食物如何影响你的身体

▲ 改善代谢健康的标记物

▲ 运动后更迅速地恢复

▲ 减少焦虑和情绪波动

我还可以继续说下去，但我猜你应该已经理解我的意思了。如果你有用别的方法都未解决的体重或健康方面的问题，生酮饮食可能是一个解决方案。本书后面我们会讨论生酮饮食极大地改善了各种不同的健康状况，甚至比当今最好的药物都更管用。用饮食代替药物来取得这样的进展，真的很让人兴奋！

专家解析

我之所以对生酮感兴趣，是因为我想满足自己的好奇心。我曾听到过很多有说服力的传闻，但生酮真的可以在临床实践中起作用吗？它适合每一个人吗？它到底有多管用？我想弄清楚这些问题的答案，不只是为了我自己，还为了整个科学界。

——布莱恩·巴克斯代尔

如果生酮饮食真的有那么好，那为什么卫生部门要么对它沉默不语，要么强烈反对？生酮饮食真的受到了不应得的负面评价。想想它能帮助无数生命改善健康，这真的太不幸了！就好像这世间的很多事一样，这些不公平都来自人们的恐惧和对生酮真正意义的误解。

其中有一部分原因是来自词汇的混淆："生酮状态"（ketosis）和"酮症酸中毒"（ketoacidosis）的英文读起来非常相近。许多医生一听到病人要生酮就嗤之以鼻，因为他们会立刻联想到酮症酸中毒带来的不良反应。这个误解可能让许多本来能得益于生酮饮食的病人继续病下去。我们把信任交给了医疗专家，让他们帮我们传播健康知识，然而他们对生酮饮食的漠视却是一个巨大的、可悲的现实。

专家解析

当我问我的病人是否听说过生酮饮食时，回答往往是对着我干瞪眼。如果某个病人对这种饮食感兴趣，他们通常无法从受传统培训的家庭医生那里得到帮助。大部分医生的营养学训练都不多，而且他们对生酮的理解大部分来自处理糖尿病患者和酮症酸中毒的情况。作为结果，很多医生都对生酮有着固有的偏见。这也就意味着，大部分人都需要自学与生酮相关的知识。我认为你正在读的这本书可能会帮助你填补许多信息的空白。

——威廉·威尔逊博士

我有一位读者名叫克里斯，是一位 60 岁的男性，居住在得克萨斯州奥斯汀市。他想让我分享他在生酮饮食后去见医生的故事。克里斯当时因工作原因去做身体检查，于是他把尿液样本给了护士。护士忽视发现他的尿液中有酮体，于是开始对他讲授这是多么危险。克里斯的医生问他是否正在绝食中，但克里斯解释说他只是在进行低碳水、高脂肪的饮食而已。一听到这些，医生立即让克里斯把身体中的酮体冲洗出来，否则就可能变成糖尿病。医生甚至威胁克里斯，说如果不听他的，就让克里斯的体检不合格。

"我当时目瞪口呆。"克里斯告诉我。那个医生看起来非常严肃认真。

再次回想起这件事，克里斯感到非常沮丧，因为许多病人希望用生酮改善自身的健康，却被那些本该帮助他们的专家阻挠了。"这件事告诉我们，这些医生是多么愚昧啊！"他说，"对酮体的一个小小误解可以严重破坏一个人的生活。"克里斯的医生对常规检验中酮体概念的混淆，反映了目前人们进行生酮饮食面临的最大障碍。

专家解析

营养性生酮状态（nutritional ketosis）不同于酮症酸中毒。然而在医学界，很多人对酮体会下意识地恐惧。这些人的相关知识非常有限，而且很可能存在严重的偏见。希望这本书里提供的信息不仅能帮助普通消费者，也能教育医疗从业人员，让他们对生酮饮食更放心。生酮饮食是一种安全且健康的工具，能帮我们解决目前面临的肥胖危机。

——杰奎琳·埃贝斯泰因

医生们如此担心酮症酸中毒，是因为当糖尿病患者无法获得足够量的胰岛素时，他们的身体会以为他们快饿死了。他们的身体以为从食物中获取的以及糖原储备中都没有葡萄糖了，于是开始转为燃烧脂肪产生酮体用作一种替代的能量来源。问题是，这些糖尿病患者并不是没有葡萄糖了，事实上，他们的血糖水平超标了。胰岛素是一种让葡萄糖从血液中进入细胞的激素，如果缺少胰岛素，血糖就无处可去，会积累在血管中。而此时身体仍然不断地产生酮体。一旦血液中的酮体 β-羟基丁酸水平接近 20 毫摩/升，糖尿病患者就会病倒、陷入昏迷。严重的酮症酸中毒会威胁生命，是一种极端严重的症状，肯定不能掉以轻心。但是我们也应该知道，这种症状只会发生在 1 型糖尿病患者身上，以及极少数有胰岛素依赖性的 2 型糖尿病患者身上。

对于非糖尿病患者来说，这一系列事件几乎不可能发生。只要你的身体能分泌哪怕是少量的胰岛素，血酮水平就会自然地被控制在安全范围内。本书的第 9 章会提到，在我一年的自体试验中，我刻意让自己进入生酮状态，每天检测两次血酮浓度，结果我看到过最高的读数是 6.4 毫摩/升，还不到危险水平的 1/3。

专家解析

成千上万的人都是低碳水饮食者，还有相当一部分医学界的人想找出它的危害，但人们并没有发现什么。这说明低碳水饮食是安全的，并且有着强有力的、不可辩驳的、确凿的证据。这就是为什么我们从事了相关的试验。

——理查德·费曼博士

还有一个关键的信息是，糖尿病患者酮症酸中毒时血酮浓度上升，同时也会伴随着血糖浓度的上升。但是当其他健康人采用生酮饮食的时候，血糖其实是会下降的。如果你担心医生的警告，那么这个巨大的区别应该也能让你对生酮饮食放心一点。

下一章，我们会看看生酮饮食和传统阿特金斯饮食的区别。有些人认为它们是同义词，因为它们确实有很多相似点。但是我们会帮你更好地了解这两种饮食的区别，这些区别虽然细微，却十分重要。

专家解析

你可能听说过生酮状态是身体的一种"危险生理状态"。然而生酮状态只是说明了你的身体正在代谢大量的天然脂肪为主的能量来源。酮体是脂肪代谢的产物——这些脂肪可以来自你刚刚吃下去的牛油果，或者你肚子上的脂肪组织。

——本·格林菲尔德

本章关键概念

› 生酮饮食最初被用来治疗癫痫。

› 低碳水、高脂肪的饮食常被认为是"极端的"，但事实并非如此。

> 生酮状态会让你的身体从燃烧葡萄糖转为燃烧脂肪。

> 处于生酮状态是一种完全正常的代谢状态。

> 酮体在人类诞生的时候就扮演着重要的健康角色。

> 我们旧石器时代的祖先在食物匮乏期是靠酮体存活下来的。

> 因纽特人发现了生酮适应期的重要性。

> 葡萄糖和酮体的分子式非常相似。

> 酮体是肌肉、心脏、肝脏和大脑的优先能量来源。

> 当你已经度过生酮适应期后，你的能量主要来自体脂和吃进去
的油脂。

> "生酮状态"和"酮症酸中毒"这两个词很容易被混淆。

> 医疗专家有时会错误地认为人体内存在酮体是对健康有害的。

> 酮症酸中毒只会在血酮和血糖同时飙升的时候发生。

> 营养性生酮状态下，血酮会升高，但同时血糖会降低。

第 2 章

生酮饮食与阿特金斯饮食有什么区别

专家解析

典型的阿特金斯饮食中蛋白质的摄入量不能让实验小鼠进入生酮状态，反而导致小鼠肥胖。至少在小鼠中，阿特金斯饮食并不能生酮。

——查尔斯·莫伯斯博士

生酮饮食在营养学界显然已经不是新东西了，对此我们还要感谢已故的罗伯特·阿特金斯博士。他在传播低碳水、高脂肪生酮饮食减脂法这方面起到了重要的作用。20 世纪 70 年代初期，在阿特金斯博士刚开始推广生酮的时候，测量酮体的技术还不太成熟。但是多亏了近年来新科技的发展，我们可以通过测量酮体的水平来确保你可以获得生酮饮食应有的好处。

如果你曾经尝试过阿特金斯低碳水饮食，也许已经明白进入生酮状态的重要性了。在生酮状态下，身体的主要燃料从碳水化合物变成了脂肪——膳食脂肪、身体储存的体脂以及酮体。阿特金斯博士作为该领域的先驱，把以上概念作为他畅销书的核心。虽然这些书很有知名度，然而"酮"这个词迅速变成了禁忌话题，这主要是因为人们对它和糖尿病酮症酸中毒的混淆。不管阿特金斯博士如何解释生酮状态的定义，这些负面的观点仍然没有消失。这也是为什么阿特金斯饮食的宣传点一直更多地在强调碳水化合物的限制，而非关注在生酮状态上。

专家解析

生酮饮食的宏量营养素没有一个正式具体的比例，而是按每个病人的情况单独定制。阿特金斯博士提出 20 克碳水化合物饮食计划，还可以根据需求做出更严格的饮食计划。我们在调整了更严格的碳水摄入后，观察到呼吸酮和尿酮的升高、更好的饥饿和食欲的控制力。除此之外，还有更健康的实验室检验指标和疾病症状的改善——这些都是重要的代谢标志。

——杰奎琳·埃贝斯泰因

我们用合理搭配的高脂肪、中等蛋白质、低碳水的饮食来帮忙适应用脂肪或酮体供应能量，所以我认为"营养性生酮状态"这个术语更适合用来描述这种饮食，因为这样才不会和糖尿病酮症酸中毒相混淆，导致不必要的恐惧。相反，我们应该更多地专注于通过营养来控制生酮状态。近年来，"营养性生酮状态"这个术语在低碳水界越来越受欢迎了，这要归功于低碳水研究者史蒂芬·菲尼（Stephen Phinney）博士和杰夫·沃莱克（Jeff Volek）博士出版的一系列书籍。他们在2010 年《纽约时报》评出的畅销书《新的阿特金斯、新的你》（*New Atkins for a New You*，与埃里克·韦斯特曼合著）中首次使用这一概念。菲尼和沃莱克在他们后续的书《低碳水饮食生活的艺术与科学》（*The Art and Science of Low Carbohydrate Living*）和《低碳水饮食效能的艺术与科学》（*The Art and Science of Low Carbohydrate Performance*）

中继续使用和定义这个术语。"营养性生酮状态"这个术语的提出是对低碳水专用词汇的最好补充，因为人们开始停止谈论"低碳水饮食"，而开始谈论"低碳生活方式"了。

除此之外，尽管阿特金斯博士曾提到过生酮状态以及它对身体健康的改善，但他并没有给出任何具体实际的建议，教大家如何达到生酮状态。处在生酮状态对我们的健康有很多好处，所以理解这一点是至关重要的。

为了真正获得健康益处，你需要找到适合你的宏量营养素搭配（本书第 5 章～第 7 章会详细解析）。我们非常感激阿特金斯博士，因为他让我们意识到了生酮的好处。今天我们站在他的肩膀上，将他的研究提升到下一个阶段，帮助人们弄清楚如何生产酮体、需要多少酮体才能达到最大的健康收益。生酮饮食对每个人都不同，因为人们对碳水化合物的耐受度不同，而这个耐受度很大程度上决定了你的碳水需求。关于这个话题，后面我们会更详细地阐述。

专家解析

基本的公式在很大程度上是相同的：减少饮食中的糖和淀粉，适量的蛋白质摄入量不超过 2～3 盎司⊖每餐，然后摄入尽可能多的天然膳食脂肪，用来满足基本的必需脂肪酸需求和基本的饱腹感。我也允许随意摄入高纤维蔬菜和绿叶蔬菜，它们可以提供有益的植物营养素和抗氧化剂。这些蔬菜可以生吃、烹饪、培养或发酵，或做成不加糖的新鲜蔬菜汁。同样，所有这一切都需要根据每个人的特殊需求和碳水耐受度来进行定制，而且需要仔细监测血酮水平以保证持续的有效性。

——诺拉·葛杰达斯

⊖　1 盎司≈28.3 克。

那么真正的生酮饮食和低碳水、高脂肪的阿特金斯饮食最大的区别是什么呢？这是一个微妙但非常重要的区别。

营养性生酮状态会让身体开始燃烧脂肪，产生酮体用来供应能量，而这只能靠低碳水、中等蛋白质、高脂肪的饮食达到。相反，阿特金斯的低碳水饮食效能不一定会满足这些要求，因为阿特金斯的重点是控制碳水化合物。想要知道一个人的阿特金斯饮食是否达到生酮状态，只能用检测酮体的方法来确定，而检测酮体的黄金标准是测量血酮。

然而，传统的生酮状态测量方法是用尿酮试纸。这些试纸具体测量的是尿液中的酮体——乙酰乙酸，试纸会根据酮体的浓度变粉红或变紫。然而在菲尼和沃莱克的书《低碳水饮食效能的艺术与科学》中，他们推荐测量更好更可靠的血酮（β-羟基丁酸），因为血酮水平能允许你设定目标为0.5～3.0毫摩/升的最佳生酮范围。这些内容我们会在本书第8章中详细解释，现在你只需要知道测量技术的进步可以让我们更精确地知道一个人的阿特金斯饮食是否处在营养性生酮状态。

专家解析

想要知道是否处于生酮状态，你必须检测血液中β-羟基丁酸的水平。你的碳水摄入需要降到足够低，直到血酮浓度达到足够高。经过一段时间，一旦你达到了生酮状态，就没有必要再一直监控酮体水平了。除非你的饮食发生了改变，或者有其他的压力源，比如运动或旅游，这些时候可能需要再次测量酮体水平。

——兹沙恩·阿伦博士

如果你不做任何的酮体测量，虽然还是可能体验到生酮的好处，但只能靠猜测是否处于生酮状态。第一步肯定是开始低碳水饮食，但是如果要确定你的饮食是否生酮，还有很多别的方面需要注意。我们会在接下来的几章深入讲述这个话题。但在下一章，让我们先来看看主流健康组织是如何评价生酮的。你也许可以想象到，它们也陷入了大量的误导信息中，把营养性生酮和酮症酸中毒混淆了。

专家解析

我迄今为止还没听说过任何长期营养性生酮状态的严重不良反应。

——杰·沃特曼博士

本章关键概念

> 生酮饮食最初由已故的罗伯特·阿特金斯博士宣传给大众所知。

> 低碳水阿特金斯饮食与生酮饮食有微妙的不同之处。

> 改变我们描述生酮状态的术语可以缓解人们对它的恐惧。

> 阿特金斯饮食从来没有提供过任何实用的方法来提高产酮作用。

> 由于个体差异，每个人进入生酮状态所需要的饮食都是不一样的。

> 阿特金斯低碳水饮食可能产生足够的酮体，也可能不会产酮。

> 如果不测量酮体水平，即使进行低碳水、高脂肪饮食也不一定有用。

第3章

主流健康机构对生酮饮食怎么看

专家解析

"生酮饮食不安全"这个说法没有足够的证据。

——斯蒂芬妮·皮尔森

如果你曾接触过一些对生酮饮食最普遍的评论，那么你肯定已经听说过一些类似"极端""有毒""危险""威胁生命""不健康"等让人不愉快的词汇。听到这些人用夸张的修辞来描述一种完全正常和自然的代谢状态，我觉得有些可笑。但令人失望的是，在反对生酮饮食的声音中，最响亮的，很多来自美国最著名的健康和媒体组织，我们会在下面做出总结。

这些人对生酮饮食的态度全部基于错误的信息和混淆。我们会在接下来的章节解释这些人的观点问题，并提供生酮饮食的真相和它惊人的健康好处。不过首先，让我们先纠正一些错误的信息。

美国医学会

美国医学会（American Medical Association，AMA）是一个高度受

尊重的组织，它致力于教育医疗从业人员，帮他们了解最新的健康知识和护理标准。美国医学会对生酮有什么看法？它把生酮称为一种"缺乏碳水化合物，或对碳水化合物的低效利用"带来的"异常"状态。我的天哪！关于这个话题我们会在第 5 章具体探讨，但简单地说，根本就没有碳水化合物缺乏这个概念。

资料来源：American Medical Association Concise Medical Encyclopedia (2006).

专家解析

没有所谓的必需碳水化合物的说法……任何人如果让你吃碳水化合物来修复健康问题，那么他完全搞错了。

——诺拉·葛杰达斯

美国心脏协会

美国心脏协会（American Heart Association，AHA）是另一个著名的健康组织，其目标是与公众分享有关心脏健康的信息。他们不是饱和脂肪的爱好者，并且声称饱和脂肪会升高你的胆固醇水平，从而让你患上心血管疾病。因此，我们也不必惊讶于他们对生酮饮食的反对，他们不鼓励低碳水、高脂肪的生酮饮食，并且宣称这是"高蛋白饮食"，会引起一种叫"生酮"的症状，而且"可能会导致恶心"。我们又一次发现，对这个话题误解的人真的比比皆是。在第 6 章，我们会解释生酮饮食中的中等蛋白质摄入为何可以帮助生酮，以及我们采用生酮是为了哪些健康目的（肯定不是为了导致恶心）。

资料来源：美国心脏协会网站。

专家解析

我认为已经有非常明确的证据表明：在低碳水饮食期间，是高脂肪，而非高蛋白质，才能产生最大的健康益处。

——罗恩·罗斯戴尔博士

梅奥诊所

梅奥诊所是美国首屈一指的医疗实践和研究机构，其承认身体会使用脂肪作为燃料。然而他们声称：在不摄入大量碳水化合物的情况下燃烧脂肪，会产生一种叫酮体的"副产物"，并且在"你的血液中累积"。他们承认酮体会抑制你的食欲，但是又警告说生酮状态下会"引起疲劳和恶心"。听到这些话我就觉得不舒服。这些人毫无根据地重复着关于生酮饮食的断言，而他们作为健康权威本应该懂得更多。

资料来源：The Mayo Clinic website.

专家解析

酮体是一种高效的人体生理燃料，而且在燃烧的同时不会产生有害的自由基。生酮状态可以让一个人体验到一整天无波动的能量来源，可以强化大脑功能，说不定还能抵抗恶性肿瘤。

——戴维·珀尔马特博士

WebMD

WebMD 声称自己是人们日常搜索健康相关信息时最值得信赖的网站之一。想知道 WebMD 对生酮状态是如何描述的吗？他们说，当你不摄入足够的碳水化合物时，就无法制造血糖，你的身体会"被迫"使用肝脏和肌肉的血糖储备，最终转变成使用酮体和脂肪酸作为燃料。虽然承认生酮能带来体重减轻（他们说减轻的重量"大部分是水"），但 WebMD 给出了一个严重的警告，说生酮饮食会导致一些"严重"后果，比如"焦躁不安、头痛、肾脏负担"以及"心悸和……心脏骤停"。对，他们说的就是这么严重。如果你现在正在思考关于酮体对身体的影响，那么请继续读本书来获得真相吧。

资料来源：WebMD.com.

埃里克·韦斯特曼的医生手记

生酮饮食的减重效果"只不过是水的重量"这种错误的观念来源于一个有重大缺陷的研究。第一，这个研究实验只持续了几周，而很多近期研究发现，几个月后生酮饮食也可以减掉相当多的脂肪。第二，这个研究发现，参与者一旦恢复吃碳水化合物，这些水的重量就又反弹回来了。当你开始改变生活方式时，你不应该再去吃和以前一样多的碳水化合物了，因为这会导致水的重量反弹回来！

今日医学新闻

今日医学新闻（Medical News Today，MNT）是一个流行的在线健康新闻聚合网站，网站将生酮描述为"一种酮体水平过高的潜在严重状况"。看起来他们是指糖尿病酮症酸中毒，然而他们继续说，虽然生酮状态能降低饥饿感，但世界各地的社会都依赖着碳水化合物（而非酮体和脂肪）供应能量。如果"胰岛素水平太低"，储存的身体脂肪就会被分解、产生酮体，酮体积累到"有毒"的浓度，就会造成血液酸性增加，进而导致肾脏和肝脏的损伤。不幸的是，这不是一个玩笑。这是我们在网上看到的对低碳水、高脂肪饮食的生酮状态的错误描述。

資料來源：MedicalNewsToday.com.

专家解析

大部分的医生不知道生酮饮食能降低胰岛素水平，而胰岛素直接影响肾脏对钠和水的处理。低胰岛素水平会向肾脏传递信号，排泄钠和水；而高碳水饮食相关的高胰岛素水平会向肾脏传递信号，保留钠和水。医生们一直被教导要使用利尿剂，并建议充血状态下的病人（类似高血压和充血性心力衰竭）限制盐摄入。然而他们应该被教导更有效的方法——限制碳水化合物摄入。

——基思·鲁尼恩博士

麦克杜格尔博士的健康医疗中心

如果在写生酮立场的时候不提到约翰·麦克杜格尔（John McDougall）博士，那我就太失职了。他是纯素食主义中最直言不讳的支持者之一（也是阿特金斯和其他低碳水饮食的强烈反对者）。2013 年，我在 *The Livin' La Vida Low-Carb Show with Jimmy Moore* 第 686 集采访了麦克杜格尔博士。你可以搜索一下，来听一听这个世界上最搞笑的饮食教义案例之一。根据麦克杜格尔博士的网站，他认为碳水化合物是"身体的主要燃料"，而产生的"成为酮体的酸性物质"会抑制你的食欲，导致卡路里摄入的减少、恶心、疲劳以及降低血压。他说生酮状态和饥饿状态是一样的，所以他把生酮饮食称作"让自己生病的饮食"。

資料來源：DrMcDougall.com.

专家解析

在饥饿或禁食期间，人脑能轻而易举地切换到使用酮体替代葡萄糖。随着年龄的增长，我们的大脑会倾向于减少葡萄糖的使用，并切换到使用替代能源。但如果我们进行高碳水饮食，会抑制酮体的产生，而且食物中也没有酮体来源，我们也就不能期望我们的大脑正常运作。许多人多少有一点胰岛素抵抗，酮体可以给无法吸收葡萄糖的细胞提供替代燃料，帮助细胞更好地运作，最终我们的器官也会更健康，包括大脑。

——玛丽·纽波特博士

美国糖尿病学会

作为美国糖尿病患者的领先宣传组织，美国糖尿病学会（American Diabetes Association，ADA）肯定对生酮有一些评论。他们把酮体描述为"一种当血液缺乏胰岛素时，身体将分解身体脂肪供能，产生副产物的一种化学物质"。这个陈述是正确的。但是他们又说，"高浓度的酮体"可能导致"糖尿病酮症酸中毒和休克"。他们忽略了最重要的因素：仅仅是高浓度的酮体是不会导致酮症酸中毒的；只有血糖和血酮同时飙升的时候才会发生酮症酸中毒。他们没有指明酮症酸中毒会在哪类人群中发生（我们之前提到过，大部分的酮症酸中毒发生在无法生产胰岛素的 1 型糖尿病患者中），这种陈述只会导致人们对生酮状态的恐惧和惊慌。事实上，ADA 对于生酮状态的定义是"身体中酮体的积累，可能导致糖尿病酮症酸中毒"，并警告可能伴随"恶心、呕吐和胃痛"的迹象。

更糟糕的是，ADA 对糖尿病患者推荐的治疗方法是吃碳水化合物，并且使用胰岛素药物来掩盖上升血糖的事实。如果病人真正需要，使用胰岛素药物当然没有什么不妥。但是糖尿病患者会遇到各种吃碳水化合物可能带来的健康问题，而且这些问题对他们的影响比对非糖尿病患者的影响糟糕得多。ADA 没有对任何人提到过关于生酮饮食在控制血糖和改善健康方面的治疗作用——包括对数百万能受益于生酮饮食的 2 型糖尿病患者们（我们会在第 16 章详细讨论）。这简直是个悲剧！

鉴于 ADA 的读者都是糖尿病患者，这些人酮症酸中毒的风险最高，所以 ADA 的担心是可以理解的。但是只要这些患者的血糖保持在较低状态，他们其实并不需要害怕生酮——既然研究已表明生酮对控制糖尿病可能是非常有益的（我们会在第 16 章详细讨论），糖尿病患者也许还会享受到很多好处呢！

资料来源：Diabetes.org.

专家解析

我们的研究实验表明，生酮状态最大的益处就是葡萄糖代谢显著降低。这与糖尿病症状正好相反。

——查尔斯·莫伯斯博士

正如这些受到高度关注的、所谓的健康权威组织曾经团结一致地将胆固醇指控为心脏病的罪魁祸首（详见我的另一本书《胆固醇入门全书》）一样，它们也联合起来将生酮状态描述为不良和危险。这些来自医生、营养师以及什么都知道的大师的信息其实都是假的。这也是为什么我们觉得要写下本书：我们要把真正的生酮展示给大家，这些真相几乎和那些健康组织说的完全相反。

已有研究显示生酮饮食具有某些治疗效果，这让很多医生和其他健康从业者开始认识到它，发现它也许比当今市场上最先进的药物更有益。在下一章中，我们将进一步了解那些使用低碳水、高脂肪的生酮饮食来治疗病人的医疗从业者们，结果相当令人惊叹！

本章关键概念

> 主流健康组织常常使用夸张的修辞描述生酮饮食。

> 我们听到的关于生酮的信息大部分是错的。

> 最主要的问题是人们关于生酮状态和酮症酸中毒的概念混淆。

> 最主要的健康权威们联合起来反对生酮。

第4章

CHAPTER 4

医生们使用生酮饮食取得了巨大的成功

专家解析

几千世代的人类每逢冬天都会进入生酮状态。低水平的生酮状态是我们人类更自然的代谢状态。我们的新陈代谢系统有很强的灵活性，可以使用氨基酸、葡萄糖或脂肪供能。

——特里·瓦尔斯博士

在上一章，当你听说了主要的健康权威们对生酮饮食抱有负面评价时，你可能会认为不会有任何医生使用生酮饮食治疗患者。但事实是，有大量医生正用低碳水、高脂肪的生酮饮食来解决患者一系列的慢性健康问题，而且他们看到了患者显著的改善。本章中，我们会介绍几位医生，并向大家展示低碳水、高脂肪的饮食对患者究竟有何影响。

杰弗里·格柏（Jeffry Gerber）博士是一位来自科罗拉多州利多尔顿市的家庭医生。当他开始教导患者关于疾病和精炼加工食物之间的关系时，这位医生很快获得了患者们的关注。不像其他的医生同事们，格柏并没有直接掏出他的处方笺并建议患者服药。相反，他鼓励患者改变生活方式，其中包括显著降低碳水化合物的摄入，并且增加天然的膳食脂肪（包括饱和脂肪）。格柏解释道，这些改变可以帮助患者减少饥饿感、促进减肥，并最终解决他们特定的健康问题。

专家解析

碳水化合物的过度摄入造成了当今的"行尸走肉"。

——斯蒂芬妮·皮尔森

格柏博士没有让患者用自己的测量设备。相反，他跟踪患者的体重变化、心脏代谢标记和其他关键的健康参数，看看生酮饮食对他们的效果如何。不合格的饮食容易导致代谢疾病和炎症，其中肥胖症和 2 型糖尿病是两种最明显的疾病。对于吃太多会导致肥胖和不健康的观念，格柏博士并不赞同。他认为这是一种"短视"的观念。我们应该更重视卡路里的质量，而非卡路里的数量。也就是说，应该多吃完整的、未经加工的、营养密集的饮食，就像我们祖先吃的一样。

除此之外，格柏博士还认为目前我们对慢性疾病的治疗都是低效率的，这导致了日益增长的医疗保健费。之所以低效率，是源于滥用药物、手术以及其他治疗方法，而这些治疗治标不治本，无法解决最根本的潜在问题。相反，如果我们进行营养治疗，比如生酮饮食，那么可以很快节省成本，甚至可能比传统医疗方法有更好的治疗效果。这可能听起来是个很简单的解决方案，但生酮饮食的倡导者们面临着巨大的挑战。比如，生酮饮食在当今政府的营养指南和加工食品行业的大力游说下难以被广泛宣传，这是因为一旦人们开始吃完整的、未经加工的、营养密集的食物，这些食品行业就会面临数十亿美元的年收入损失。

专家解析

不幸的是，传统营养指南一直支持碳水化合物作为生命和健康不可缺少的营养之一。例如，最新的美国糖尿病协会饮食指南建议所有美国人，不管有没有得糖尿病，每天至少摄入 130 克碳水化合物，为大脑提供足够的营养。但是这违背了人类历来的科学和生活经验——人类可以在不吃任何碳水化合物的条件下生存数个月，甚至数年。

——威廉·戴维斯博士

格柏博士指出，近年来已经有许多临床实验表明，低碳水、高脂肪生酮饮食比起低脂肪、高碳水饮食，有更好的可持续减肥效果、更优秀的血液胆固醇改善，以及更好的血糖控制。这些改变的主要因素是胰岛素的代谢作用。饮食中的碳水化合物，而不是饱和脂肪，会导致升高的胰岛素水平和炎症，进而导致几乎所有的现代慢性病，包括心脏病。是的，心脏病的罪魁祸首是炎症和氧化应激，而非高胆固醇（我的另一本书《胆固醇入门全书》更详细地阐释了这一话题）。格柏博士如此热衷于使用生酮饮食治疗他的患者，主要是源于这些科学的证据。除此之外，他也看到了他的患者在生酮饮食期间有了多大的改善，凭经验来看，他知道这是对患者最适合的治疗方法。

格柏博士不是唯一一位生酮医生。位于美国弗吉尼亚州里士满的内科医生苏·沃尔（Sue Wolver）博士，已经行医 25 年，并抛弃了许多医生对营养默认的立场——标准的低脂饮食。在她用低脂饮食的治疗过程中，并没有看到她所期望的健康改善，当时她只是认为这是由于患者没有很好地遵循她的建议。然而，当她和患者反复沟通饮食和运动，却又反复看到患者无法减肥或改善健康，沃尔博士知道一定还有更好的方法。

专家解析

我的大部分客户感觉好极了。与其他的饮食不同，你不会时时刻刻挨饿，而且要与自己的食欲做斗争。你可以吃美味的、全脂肪的食物，而且不会有任何对食物的渴望。对于曾经习惯低脂饮食的大多数人来说，现在会有一种自由感，因为他们不再整天满脑子都是食物了。

——玛丽亚·艾默瑞奇

直到沃尔博士中年时，她才意识到为什么她的患者在低脂饮食上如此不成功。她突然发现，"我的建议对我自己都没有用！"

沃尔博士解释道："尽管我坚持低脂饮食和运动，但每次测量时我还是发现体重上升了。当时我开始思考，也许我给患者的建议都是错的！"

她试图减少卡路里和脂肪的摄入，但是都没有奏效。事实上，沃尔博士甚至决定尝试低碳水饮食，但是她将低碳水饮食和低脂饮食相结合，结果可想而知。"我时时刻刻都感觉饿，"她回忆说，"这样的饮食不好，因为我没办法坚持下去。"

专家解析

限制卡路里的方法对大部分人来说不是很管用。相反，生酮饮食会让你不那么饿，而且能改善你的大脑功能，让大脑引导你应该吃多少东西。让大脑的掌控权回来不是很奇妙吗？

——威廉·威尔逊博士

当沃尔博士听到医生兼科研者威廉·扬西博士的讲话时，她领悟到了新的东西。演讲的主题是"消除对脂肪的误解"，扬西博士在演讲中讨论了低碳水、高脂肪的生酮饮食的营养方式。沃尔博士被这种理论吸引住了。她立刻开始自己尝试生酮，体重下降了且没有反弹，也完全没有她以前经历过的强烈饥饿感。目前，她将自己作为主要案例，来指导患者生酮饮食如何帮助解决体重和健康问题。

"我现在把这些教给我的患者，并且已经取得了巨大的成功，扭转了我曾经花了多年时间想要管理的健康状况。"沃尔博士说，"在生酮饮食中，我不再让患者使用胰岛素、降压药和睡眠呼吸机，而我却检测到他们的血液胆固醇、血压、血糖情况都有所改善。"

专家解析

有很多高质量的科研证据支持高脂肪生酮饮食法对许多健康问题的有益影响。其中，我见到过情绪更稳定，抑郁症的减轻或消除，焦虑的减轻或消除，认知功能改善，更多更平稳的能量，控制癫痫，改善整体神经系统稳定，治疗偏头痛，改善睡眠，改善自闭症状，改善多囊卵巢综合征，改善肠胃功能，健康减肥，癌症缓解、肿瘤缩小，更好地解决潜在的健康问题，改善身体各种形式的自身免疫性疾病（包括 1 型和 1.5 型糖尿病）的症状和生活质量，减少感冒和流感，全面逆转慢性疲劳，增强记忆力，加强认知功能，使情绪更稳定。

——诺拉·葛杰达斯

沃尔博士说，尽管有人对低碳水、高脂肪饮食有一些消极的评价，但是有了这些治疗结果，使用生酮饮食是值得的。

"这是我医学职业生涯中最有趣的一段经历，"她分享道，"我只希望自己早些知道这些，而不是在我从医 25 年后才意识到。"

同样的事情发生在缅因州弗里波特的一位心脏病专家——洛厄尔·格柏博士身上。格柏博士在他自己的生活中经历了类似的对营养学的顿悟，并且彻底改变了他对患者的看法。

正如沃尔博士所做的，当格柏博士自己开始发福时，他意识到他在这些年对患者推荐低脂饮食，但看到患者体重增加且有了更高的心脏病风险，就认为患者隐瞒了自己而没有采用这种饮食。如今，格柏博士为自己曾经对患者的羞辱和傲慢的态度感到羞耻不已。

他坦言："患者并没有忽视我的建议，而这让我深感不安。当我自己尝试低脂饮食的时候，真相在我眼前。低脂饮食对我和他们都不起作用。"

专家解析

在阿特金斯博士的诊所，我们向患者说明，这不是一种低脂饮食。天然油脂是该饮食中重要的一部分。

——杰奎琳·埃贝斯泰因

这让格柏博士对饮食问题在私下进行了调查。他开始阅览低碳水、高脂肪的生酮饮食的所有科学证据，并于 2009 年开始自己实施这种饮食。在看到自己和家人生酮后的体重和健康都有所改善后，格柏博士也开始对患有肥胖症、前驱糖尿病、1 型和 2 型糖尿病、高血压、高血脂、多囊卵巢综合征和代谢综合征的患者推荐这种饮食。

格柏博士解释说，即使对于那些对生酮饮食持开放态度甚至热爱态度的人来说，酮体也通常仅仅被当作一种葡萄糖供应不足时的替代燃料来源。大多数人不了解酮体更广泛的治疗作用。但是格柏博士在他的患者中见证了酮体带来的许多健康益处。

"酮体会增强 NRf2 通路，从而调节许多与炎症和细胞功能相关的基因。"他说，"例如，调节促炎性细胞因子的基因受到抑制，从而减少了炎症，而调节 IL-10（一种抗炎细胞因子）的基因被提高表达了。"

这意味着生酮饮食可以自然降低炎症，而不需要使用类似他汀类的处方药。炎症是心脏病真正的罪魁祸首，而生酮饮食降低身体炎症的这一事实，进一步支持了低碳水、高脂肪饮食对心脏健康的益处。

专家解析

只要血糖也降低，生酮状态就能减少全身的炎症。血液中酮体和葡萄糖水平同时处于高水平是不健康的。大多数发生于生酮饮食中的不良反应是由于血糖水平持续升高引起的。事实上，生酮饮食中如果摄入过多碳水化合物，会导致胰岛素不敏感、血糖升高和血脂异常。

——托马斯·西耶弗里德博士

在更深入地研究生酮的作用后，格柏博士发现了更多的联系。"低碳水、高脂肪的生酮饮食除了作为心脏、肌肉和大脑的优先替代燃料来源之外，还可能具有很多益处。"他总结道。

事实上，对于他的那些同时患有心脏病和高胆固醇的患者 [包括杂合子家族性高胆固醇血症的病人（意思是从一方父母遗传的高胆固醇倾向）]，格柏博士没有直接让他们开始吃他汀类药物，相反，他教患者使用生酮饮食用来"稳定甚至逆转现有的血管内斑块"。为了检测这一点，他定期检查患者的血液指标和心脏 CT 扫描。格柏博士甚至对他的最高危患者也"不采用他汀类药物"，因为生酮具有抗炎症的作用。

"他汀类药物的毒性包括肌病（myopathy）、认知衰退、性功能障碍、白内障、皮肤癌和糖尿病。通过生酮饮食，患者在改善病情的同时也避免了这些药物的不良反应。"他报告说，"低碳水、高脂肪的生酮饮食是这一切的基础。"

专家解析

在患者执行我制订的饮食期间，我通常不监测他们的酮体浓度。我更喜欢监测那些和卡路里限制相关的生物标志物，尽管我制订的饮食不限制卡路里。我曾写过一篇论文，表明我的低碳水、高脂肪饮食会让患者的实验室参数发生变化，而这些变化几乎完全模拟了卡路里限制所发生的变化。这些生物标志物基本上表示了一个人使用脂肪和酮体（而非葡萄糖）作为主要燃料的能力。这些标志物包括血清胰岛素、瘦素、甘油三酯和游离 T3，这些指标和生酮饮食前相比都显著减低。人们也会看到低密度脂蛋白颗粒变大。然而，我当时这么做的目的主要是满足患者的心脏专科医生，让他们不要再给患者开降血脂药了。

——罗恩·罗斯戴尔博士

格柏博士还发现了患有非酒精性脂肪性肝病、银屑病和克罗恩病患者的改善，这些患者在采用生酮饮食后都"康复得很好"。他计划继续自己钻研这种饮食方法所带来的所有好处。这句话同样适用于我们接下来会聊的这位训练有素的医生，这位接受过传统训练的医生更喜欢用营养治疗来帮助患者改善健康。

纽约市的家庭医生弗雷德·佩斯卡托博士是几本畅销书的作者，比如《汉普顿饮食》(*The Hampton's Diet*) 和《瘦下来不反弹》(*Thin for Good*)。佩斯卡托博士说，低碳水、高脂的生酮饮食法是"我对病人唯一使用的饮食治疗方法"。

"我不知道为什么地球上的其他医生不这样做，"佩斯卡托博士说，"我第一次接触生酮饮食是在 20 年前，与罗伯特·阿特金斯博士共同工作期间学习到的。"

专家解析

阿特金斯的生活方式挽救了我的生命，因为它帮我治疗了糖尿病。我控制住了自己的反应性低血糖症状，这种症状从来没有医生向我解释过，直到阿特金斯博士给我做了诊断。由于我的年龄较大，以及绝经后的激素状态，我在20～30克碳水化合物的维持饮食计划中。我有了足够的能量和精力，低心血管风险，血压也较低或正常。别人也说我看起来没有实际年龄那么老。我穿4号尺码的衣服，而且可以保持没有饥饿感和强烈食欲。身体变瘦只是生酮饮食的一个附带的好处。

——杰奎琳·埃贝斯泰因

由阿特金斯博士亲自教导的那几年，佩斯卡托博士学习到，这不是一些减肥的噱头，而是"一种解开你身体疗愈能量的方法"。

他解释说："从过敏症到减肥，我治疗的每一例患者都使用了生酮饮食治疗法，而且每次都见效了。"

佩斯卡托博士看到过生酮饮食能使胆固醇恢复正常、彻底消除饥饿感、改善腹胀、改善慢性疲劳等。佩斯卡托博士认为，生酮饮食是一种享受生活、享受美好食物的方法。

"这不是一般的饮食方式。"他总结说。

专家解析

我进行低碳水饮食一年多，目的是想降低自己的餐后血糖水平。曾经，我的血糖常在餐后一小时飙升到10毫摩/升。虽然在低碳水饮食中有了一些改善，但直到我开始生酮饮食，将碳水化合物限制在30～35克，我的餐后血糖水平才完全正常了。我有几个客户多年来一直在努力减掉多余的体重，而直到尝试了合理搭配的生酮饮食，他们才终于减肥成功。他们的饱腹感和精力都增加了，而且其中几个人还说他们的皮肤变好了——这也是我个人亲历的一个好处。

——弗兰齐斯卡·斯普里茨勒

加拿大医生杰·沃特曼博士在 2002 年 11 月被诊断出 2 型糖尿病，然后"纯粹偶然地"发现了生酮饮食。当沃特曼博士开始研究自己能为病情做些什么的时候，他立刻决定将所有的淀粉和糖类从自己的饮食中抛弃。就像他曾经在糖尿病儿童夏令营做实习医生时看到的，他以为自己的余生也不得不用药物来控制糖尿病了。然而他却惊讶地发现抛弃了碳水化合物之后的饮食竟然控制住了他的糖尿病。

沃特曼博士说："在我接受过的所有医疗训练或实习中，我从来没有遇到过低碳水饮食治疗的选项，但我很快发现，限制碳水化合物大大扭转了我的 2 型糖尿病的所有体征和症状。"

在除去碳水化合物的几天后，他注意到血糖正常化了，他也感觉好多了，而且他开始每天减肥大约 1 磅。这些自身经历的"意想不到、近乎神奇"的结果让沃特曼博士感到有些困惑，因为他第一次知道原来饮食的改变可以有如此的治疗效果。

"像我的大多数医生同事一样，我只是基本熟悉营养科学，几乎完全不知道生酮饮食，"他说，"但是，当我的病情在低碳水、高脂肪饮食下迅速改善后，我很好奇，并开始研究相关的科学文献。"

沃特曼博士发现，自己的经历肯定不是个例。很多研究认为他的这种饮食的好处只不过是偶然发生的。不用说，他开始"全面坚定地"进行低碳水的生活方式，并"立志要弄清楚这一现象的原理，并探索可能对别人也可行的治疗方法"。

沃特曼博士开始与加拿大原住民和因纽特人健康部门合作，2 型糖尿病对于这些人来说是一个严重的问题。沃特曼博士推测，充满糖和精制碳水化合物的现代饮食是这些人得糖尿病的主要原因。他非常好奇，如果回到他们传统的狩猎采集者的饮食（肉类、海鲜、脂肪），是否会使这些原住民的健康好转。沃特曼博士有幸遇到了几位美国杰出的研究人员和临床医生，他们帮助他设计了一个饮食试验来测试他的理论。

"史蒂芬·菲尼博士、埃里克·韦斯特曼博士和玛丽·弗农（Mary Vernon）博士与我合作，在加拿大一个名为"警戒湾"的小型原住民社区开展了饮食实验。"沃特曼博士回忆道，"一位名叫玛丽·比塞尔（Mary Bissell）的纪录片制作人找到我，想为加拿大广播公司全程录制这项研究。"

纪录片《我的高脂肪饮食》在加拿大的几个电视节目上被播放了多次。该纪录片跟踪了几位研究的参与者，记录了他们的体重和健康状况的变化。该研究的巨大成功引起了加拿大卫生部的关注，并同意资助沃特曼博士一个科研职位，以便他可以继续研究生酮饮食的健康益处。

"我写了其他几个研究方案，其中有几个成功地展开了临床试验，另外的则没有得到资助。"他说，"在这段时间，我发现很难挑战营养科学领域的传统思维模式。我开始明白这个稳定的科研系统是如何完美地保持现状的。"

专家解析

生酮饮食可能是地球上大多数狩猎采集者的饮食，除了热带地区，因为这些地区可能一年中大部分时间盛产水果。从 20 世纪初以来，人们就发现了生活在北极的因纽特人中，有许多是处于营养性生酮状态的，而且他们当中患慢性疾病的非常罕见。因此，可以说酮体已经是人类数千年健康新陈代谢的一部分了。

——基思·鲁尼恩博士

《我的高脂肪饮食》和其他类似的纪录片备受欢迎，这促使人们更有动力去了解生酮饮食。当加拿大卫生部的资助最终结束时，沃特曼博士说："制作加拿大饮食指南的办公室大概松了一口气。"他回到了临床治疗的工作中，并且鼓励他的患者说生酮饮食可以改善他们的健康。

"在用生酮饮食治疗患者期间，我觉得最难以置信的就是，通过简单的饮食改变，我得到了大量患者的积极反馈：他们的代谢标志物改善了、体重减轻了，而且幸福感提高了。"沃特曼博士说，"我常常看到患者感激的泪水。我还从未看到过哪种处方药能达到这种效果。"

专家解析

生酮饮食可以改善很多慢性病症状和健康状况，随便举几个例子：疲劳、困倦、情绪障碍、失眠、胃食管反流、血脂异常、高血压、头痛（包括偏头痛）、排气、腹胀、肠易激综合征、关节炎、痤疮和注意力难集中等。用这种生活方式的改变来治疗慢性病，可以让我们成为一个更健康、更少依赖药物的国家。

——杰奎琳·埃贝斯泰因

以上这些仅仅是许多医疗专业人士中的几个，他们明白生酮饮食对患者健康的重要性。

然而，想要体验生酮的所有健康益处，你需要遵循特定的饮食指南——限制碳水化合物、适量的蛋白质、提高脂肪摄入，以及测量酮体水平。在接下来的几章中，我们会更深入地探讨这些概念。

本章关键概念

> 不少医生正在用生酮饮食帮助他们的患者。

> 生活方式的改变应该是首选的治疗方案，而非药物。

> 低碳水、高脂肪饮食可改善各种健康标志。

> 低脂饮食对患者往往不起作用。

> 生酮饮食可以逆转很多慢性疾病。

> 酮体可以提供健康治疗益处，而非仅仅是一种替代燃料。

> 生酮饮食可以在不使用处方药的情况下改善病人的健康。

> 医生们一般没有受过低碳水、高脂肪饮食的训练。

> 回到传统的狩猎采集者饮食可以改善健康。

> 营养科学研究倾向于保护现状，维持不变。

★ 记住这个生酮方程式，帮你进入并保持在生酮状态！ ★

Keep carbs low 保持低碳水

Eat more fat 吃更多脂肪

Test ketones often 多测量酮体

Overdoing protein is bad 蛋白不要超

第5章

CHAPTER 5

找到你的碳水耐受水平

专家解析

　　每个人都是不同的，也具有不同的碳水耐受水平。有些人，尤其是运动员，每天吃多达 100 克的碳水化合物还可以保持在生酮状态，但大部分人需要维持在 50 克以下，而那些有代谢综合征的人通常需要保持每天低于 30 克总碳水，才能产生足够的酮体。

　　　　　　　　　　　　　　　　　　　　　　——玛丽亚·艾默瑞奇

　　无数人问我他们应该吃多少碳水化合物才能进入生酮状态，但说实话，我完全不知道！我们每个人都有自己的代谢史，在生活中我们也曾对身体造成了不同程度的伤害。试图挽回过去的伤害是不可能的，但是你可以对现在的身体做出评估，并做出相应的改变。

　　为了简化，很多人建议将碳水化合物摄入量降低至每天不超过 50 克，这样就可以进入生酮状态并体验这种健康代谢状态的益处了。我认为如果我们每个人都是完全相同的机器人，并且是一模一样的编程方式，那么这个 50 克的公式可能是适用的。但现实情况是，我们每个人都不一样，我们有不同水平的碳水耐受值，这需要我们自己去确定。由于我曾经体重超过 400 磅，而且对于精制加工的碳水化合物严重上瘾，因此我对碳水化合物的耐受能力与那些从来没有血糖异常的人相比，是完全不同的。

专家解析

　　由于每个人进入生酮状态的碳水值差异很大，所以最好用不同的营养比例进行实验，并使用血酮仪测量 β - 羟基丁酸（血酮）的水平。例如，为了保持 1.0 毫摩 / 升的血酮浓度，某人可能需要每天摄入 60 克碳水化合物和 110 克蛋白质。而对于另一个人，想要达到同样的血酮水平，可能需要每天将碳水化合物和蛋白质分别限制在 25 克和 80 克。在较低的碳水化合物和蛋白质摄入量下，来自脂肪的热量比例会增加。大部分处于生酮状态的人的热量摄入有 65%～80% 来自脂肪。

——弗兰齐斯卡·斯普里茨勒

　　这就是为什么我们不可能给你一个确切的碳水化合物摄入值。你只能通过个人试验来确定这个数字。但是一旦你确定了自己的碳水耐受值，生酮饮食对你来说就很容易实现和成功了！

　　所以，当我们说"保持低碳水"时，"低"的定义可能因人而异。我认为，几乎每个想要生酮的人都需要保持每日总碳水摄入量在 100 克以下，而且绝大多数人需要保持在每天 50 克以下。如果你对碳水化合物特别敏感，那么你可能需要控制每日碳水摄入量低于 30 克，甚至 20 克。一般来说，大多数超重或肥胖、有代谢综合征或 2 型糖尿病的患者容易对碳水化合物敏感。如果你想确切知道自己的碳水耐受值，只能通过尝试来探索了。

专家解析

　　在阿特金斯博士的诊所里，每个病人在治疗时的碳水限制水平取决于多种因素，如需要减轻或增加的体重，特别是胰岛素 / 血糖不平衡的体质。拥有下列个人或家族病史的人群会从碳水化合物小于 40 克的生酮计划开始：糖尿病、妊娠糖尿病、多囊卵巢综合征、代谢综合征、高甘油三酯、高碳水化合物饮食和碳水上瘾者。大多数情况下，我们让病人从每天 20 克碳水化合物的入门阶段开始。除此之外，我们还广泛测量血糖和胰岛素，用以确定最恰当的起始水平。

——杰奎琳·埃贝斯泰因

下面是一个三步计划，可以帮你确定碳水化合物的耐受值。

1. 从每天 20 克总碳水开始，然后逐步调整

如果你想生酮又不知道应该吃多少碳水化合物，那么可以试试从每天 20 克总碳水开始。这个水平的摄入几乎可以保证一定生酮，所以可以尝试两周后看看效果如何。对于生酮而言，目前在低碳水界流行的"净碳水"（总碳水减去膳食纤维）的概念并不适用。

专家解析

导致无法产生足够酮体的罪魁祸首仍然是吃了太多碳水（非纤维的糖类碳水化合物）。人们可能会认为像淀粉这样的碳水化合物完全可以吃，不会影响生酮，但那是错误的！仅仅 100 克能分解成葡萄糖的食物（比如淀粉）就会阻止人体产生酮体。

——罗恩·罗斯戴尔博士

我与弗吉尼亚州马纳萨斯的肥胖科护士玛丽露·范·辛图恩（Marylou Van Hintum）谈过这件事，她指出，她看到过很多病人计算着"净碳水"，却又沮丧地想知道为什么自己的生酮饮食看不到效果。

她解释说："当食物中有糖类的时候，即使只是有较多的膳食纤维，

也有可能引发许多人的糖反应。当你吃了类似"低碳水玉米饼"之类的高纤维食物后，可能会发现自己渴望更多的玉米饼，甚至渴望那些更高碳水的食物，包括水果。"

她指出，不幸的是，这些食物不利于产生酮体用以减少饥饿和食欲，并对你的健康产生积极改变。太多人误信了"净碳水"的营销噱头，或者购买了包装上印有"无糖""无麸质""适合低碳水饮食"等宣传语的食物。范·辛图恩说，你必须清楚，如果想要保持生酮状态，这些食物将会影响到你的身体。

"如果你想采用低碳水、高脂肪的生酮饮食，那么要学会倾听你的身体。"她说，"如果你突然发现自己渴望食物，尤其是碳水化合物，那么这就代表你需要重新审视自己的饮食，确保饮食中没有隐藏的糖类，并且碳水摄入量在自己的耐受范围内。"

范·辛图恩对生酮减肥者最好的忠告："避免糖的任何形式（包括含淀粉的碳水化合物），因为它们可能破坏你对食物的消化和代谢。"

专家解析

当谈到碳水化合物和简单糖时，可以遵循我的简单规则，当你对某种食物有疑问的时候，扔掉它！碳水化合物应该主要来自非淀粉类蔬菜，而不是淀粉和精制碳水化合物。对于有任何程度胰岛素抵抗的人群（如今几乎人人都有），如果你每日碳水摄入大于50克，那么实现并保持生酮的可能性很小。而对于那些没有胰岛素抵抗的人，多摄入一点碳水也许还可以保持生酮状态。

——威廉·威尔逊博士

两周过后，如果你正在产酮（我们会在第8章中详细介绍如何测量酮体），请尝试慢慢地将每日碳水化合物提高5~10克，持续1周，看看是否会影响你的产酮。如果酮体水平仍然保持在一个合理的营养性生酮状态，那么代表你的饮食中可以多一点碳水化合物。继续重复试探几周，直到你的酮体水平开始下降，这时候恢复到上一个碳水摄入值，保持足够的酮体水平就可以了。

　　如果你每天只摄入 20 克总碳水，两周后还没有产酮，那么考虑将碳水摄入量再调低至每天 10～15 克，并且限制蛋白质的摄入（我们将在下一章详细讨论这个话题）。不要失去希望。即使你对碳水化合物特别敏感，也可以进入生酮状态。相信我，我完全理解这种情况。我自己每天的碳水摄入量不能超过 30 克，否则就会停止生酮。在追求生酮的同时，你必须保持坚定、目标明确。生酮是不会偶然发生的。

埃里克·韦斯特曼的医生手记

　　碳水耐受值是因人而异的。一般来说，如果你年轻、运动较多，那么你可以吃更多的碳水化合物，但是更年期后的女性往往需要保持非常低的碳水摄入量。

2. 测量你的甘油三酯水平

　　你可能在想：嘿，我以为这本书是关于生酮的呢，为什么我们要讨论这个胆固醇的指标？这是一个很好的问题！如果阅读过我们之前的《胆固醇入门全书》，你应该已经知道了，降低甘油三酯（血液中脂肪含量的关键指标）的最佳方法之一就是大幅降低碳水摄入。如果你的甘油三酯超过 100 毫克 / 分升（1.13 毫摩 / 升），那么你很有可能是吃了太多的碳水化合物，大大超过了个人的耐受水平。血液的检测值是不会撒谎的。

专家解析

心脏病不是在空腹状态下引起的，而是在进食后几个小时内造成的。进食后，会有大量的食物消化副产品在身体中留存6～8小时。脂肪对餐后的脂蛋白会有少量的影响，但碳水化合物会导致餐后的脂蛋白大幅增加，尽管有点延迟。发生这种延迟是因为肝脏必须将糖类从碳水化合物转化为甘油三酯……去除掉饮食中的碳水化合物后，餐后脂蛋白会大幅下降，从而进一步降低心脏病的风险。

——威廉·戴维斯博士

假设你做了一个甘油三酯测试，结果是 137 毫克 / 分升（1.55 毫摩 / 升）。虽然这不是超高的测量结果，你的医生可能会认为是"正常值"，然而它表明你可能吃了比身体能处理的更多的碳水化合物。如果你戒掉所有的糖、谷物和淀粉类食物 30 天，然后再做一次测试，那么你可能会发现，你的甘油三酯会骤降至 100 毫克 / 分升（1.13 毫摩 / 升）以下，甚至低于 70 毫克 / 分升（0.79 毫摩 / 升）的最佳目标。这是一种简单却高度精确的方法，可以用来确定最适合你的碳水化合物摄入值。

戒除所有的糖类、谷物和淀粉达到 30 天后，你可以慢慢地重新引入少量的这些食物，一次引入一种，看看会发生什么。关于这种饮食排除法，可以参照达拉斯·哈特维格（Dallas Hartwig）和梅利莎·哈特维格（Melissa Hartwig）所著的纽约时报畅销书《一切从食物开始》（*It Starts with Food*）。

2. 买一个血糖测量仪，并测量你的血糖水平

专家解析

测量空腹血糖和空腹 β - 羟基丁酸水平是非常有帮助的，可以通

过每日记录来监测进展。可以直接用血糖仪和血酮仪进行测试，试纸
可以在药店买到。

——玛丽·纽波特博士

　　确定你对碳水化合物敏感度的最佳方法之一就是购买一个血糖仪。
你可以在刚睡醒的时候测量一次空腹血糖，然后在吃了特定食物后的
两小时内每半小时测量一次血糖，测量结果会准确地告诉你身体对该
食物的反应。理想情况下，你会看到血糖在一小时内只是稍微上升，
然后在两小时内恢复到初始水平。

　　比如说，当你刚醒来的时候，你的血糖是 88 毫克 / 分升（4.9 毫
摩 / 升），而早餐吃了培根和鸡蛋后，一小时内血糖只上升到 105 毫
克 / 分升（5.8 毫摩 / 升）。饭后两小时，血糖又回落到 89 毫克 / 分升
（4.9 毫摩 / 升）。这就是一个完美的血糖反应。但是我们假设你的空腹
血糖是 88 毫克 / 分升（4.9 毫摩 / 升），你吃了一个全麦面包圈加脱脂
奶油奶酪，或者是吃了燕麦片加人造黄油，如果你看到餐后血糖飙升
到 160 毫克 / 分升（8.9 毫摩 / 升），而且两个小时之内还无法回落，不
要感到惊讶。（当然，这是一个极端的例子，因为你可能不会吃谷物或
脱脂的食物——至少你读完本书之后不应该去吃这些东西！）

　　专家解析

　　将碳水化合物限制到生酮的水平除了能让体重恢复正常之外，还
有许多健康益处。生酮饮食不仅可以减掉人们身上多余的肥肉，而且
这种水平的碳水限制可以改善血糖和胰岛素的平衡，降低患 2 型糖尿
病的可能。对于有糖尿病的人，生酮饮食可以更好地帮助控制血糖，
让病人减少用药量，甚至不再需要用药物治疗。

——杰奎琳·埃贝斯泰因

进入生酮状态对某些人来说可能比其他人更难。威廉·威尔逊博士解释说，患有 2 型糖尿病或有严重胰岛素抵抗的人，很有可能很难将血糖水平降得足够低。他提出两个捷径来绕过这个问题帮助你产酮：首先，请医生给你开一种叫作二甲双胍的处方药；其次，买一种名叫 CinSulin（肉桂＋酵母铬）的非处方药，它是一种浓缩的肉桂。还有一种称为 Glycosolve 的补剂，由小檗碱（黄连素）和大叶紫薇叶制成，有助于天然地帮助血糖恢复正常水平。

威尔逊博士说，上面这些方法"通过改善胰岛素敏感性并减少葡萄糖的产生，从而可以让血糖更稳定"。如果你需要更强地控制血糖，威尔逊博士说，每日 200～800 微克的吡啶甲酸铬能够"帮助有胰岛素抵抗的人群进入生酮状态"。他对他的患者说，这些补剂可以当作"作弊手段"帮他们进入生酮状态。

专家解析

我大概在 20 年前开始测量血清胰岛素，当时美国只有一个实验室可以测量，我很快就发现，随着一个人的糖尿病迅速好转，也就是更低更稳定的血糖值，他的胰岛素水平也会大幅下降。这是因为患者对胰岛素的敏感性更高了。他的细胞开始能更好地"听"胰岛素的指挥，胰岛素对血糖的影响更明显了。

——罗恩·罗斯戴尔博士

注意那些你根本没意识到的碳水化合物摄入。曾经有一位博客读者写信给我，想知道为什么她在自己所认为的低碳水、高脂肪的生酮饮食中没有产生酮体。我请她向我分享一下她的食谱，她透露说自己吃了"很多水果"。当我解释说水果中的碳水含量很高时，她反驳说："但我觉得没必要计算水果中的碳水，因为水果是天然的！"

虽然我不想扫你的兴，但是限制碳水化合物意味着切断它们的所有来源，不论是多么自然的来源。是的，水果中的确有一些好的微量营养，但是它的糖含量会导致许多人无法产生足够的酮体。正如韦斯特曼博士在他的诊所病房上挂的显眼大字"水果是大自然的糖果"一样。

专家解析

我听说过很多关于生酮饮食的批判言论，它们都没有任何科学依据。最常听见的是："严格限制'健康的全谷物和水果'，难道不会导致缺乏重要的营养吗？"我的回答是，所有存在于谷物和水果中的营养素都可以从肉类、家禽、鱼类、蛋类、非淀粉类蔬菜、坚果和种子中获取，同时还可以避免谷物和水果中存在的碳水化合物和麸质。也就是说，低糖的水果，包括浆果，可以成为生酮的生活方式的一部分。

——基思·鲁尼恩博士

如果你的碳水耐受度允许你吃一点水果，那么就去吃一点吧，但最好不要吃太多了。再强调一次，拿出你的血糖仪，看看吃水果的时候你的血糖如何。如果你发现血糖水平大幅上升或持久上升，那么你可能不能吃那么多碳水化合物。

有些趣事你可能以前从未想过。当你开始生酮饮食的时候，如果你对含糖和碳水化合物的食物感到强烈的渴望，你知道这意味着什么吗？这不意味着你应该被欲望支配去吃比萨饼、巧克力饼干或者任何你的身体想要你吃的东西。但与此同时，你也不要与身体给你的信号做斗争。

诀窍是，当你产生这些渴望的时候，你的身体其实并不真正想要碳水化合物。你的身体想要的其实是——脂肪！没错，惊讶吧！不相信我？下次你如果有碳水化合物的渴望，抗拒这种冲动，相反，去吃点儿高脂肪的零食。我喜欢在一片全脂奶酪中卷一块草饲黄油。这可能听起来很疯狂，但你会惊讶地发现自己对碳水化合物的渴望变弱了。我们会在第 7 章更详细地讨论为什么脂肪的摄入对生酮来说如此重要。

专家解析

人们不能达到生酮状态有三个原因：摄入碳水化合物过多、蛋白质过多，或者脂肪不足。大多数尝试生酮的人明白限制碳水的重要性。根据我的经验，人们限制碳水失败通常是因为他们对甜食或淀粉类食物的强烈渴望。我们现在认为，这些渴望是一种食物引起的脑功能障碍的主要症状，我称之为碳水化合物相关的可逆性脑综合征（CARB 综合征）。除非压制住这些渴望，否则你注定会生酮失败。

——威廉·威尔逊博士

一旦你明确了自己的碳水耐受值，生酮的下一个重要步骤就是确定你的个人蛋白质阈值。控制蛋白质摄入这个概念你可能还没听说过，因为低碳水饮食通常被描述成"高蛋白"。但事实上，低碳水饮食应该是高脂肪，而蛋白质是需要像碳水化合物一样被监测的。我们将在下一章中详细探讨这个问题。

埃里克·韦斯特曼的医生手记

成年人的血液中只有大约 1 茶匙的糖（5 克）！你可以用高中数学计算一下。你首先要知道 1 分升的血液中有 100 毫克的糖。1 毫克是 1 克的 1/1000；1 分升是 1 升的 1/10。然后你必须知道，一个成年人大约有 5 升血液。所以换算单位可得——100 毫克 / 分升 ×1 克 /1000 毫克 ×10 分升 / 升 ×5 升血液——你的血液中一共有 5 克糖。半个面包圈有大约 10 克碳水化合物，所以从这个食物中，你可以得到自身血液中 2 倍的糖。难怪吃了碳水化合物之后，血糖水平会上升！

本章关键概念

> 确定碳水化合物耐受度是进入生酮状态的关键。

> 每个人的碳水耐受度水平都不同。

> 需要自体试验才能知道你自己的碳水耐受度。

> 超重人群和糖尿病患者往往对碳水化合物更为敏感。

> "净碳水"的概念不适用于生酮。

> 当心"低碳水"的食品营销声明。

> 刚开始生酮时，从每天 20 克的碳水化合物开始，然后每天提高
 5~10 克，持续 1 周。

> 当酮体浓度下降的时候，返回上一个碳水摄入标准。

> 如果 20 克的碳水摄入还是没有产酮，那么继续降低碳水和蛋白
 质摄入量。

> 测量甘油三酯，用 100 毫克 / 分升（1.13 毫摩 / 升）的标准来
 确定碳水耐受度。

> 戒掉糖、谷物和淀粉类食物来降低甘油三酯。

> 买一个血糖仪并经常测量自己的血糖水平。

> 饭后两小时，每隔半小时测量一次血糖。

> 二甲双胍和补剂可以帮忙降低血糖。

> 请注意哪些食物含碳水并可能阻止生酮。

> 如果你正在努力尝试产酮，那么请记住"水果是大自然的糖果"。

> 当你渴望碳水的时候，你的身体其实是在渴望脂肪。

> 尝试用一片全脂奶酪卷一块草饲黄油来满足食欲。

> 你的血液中总共只有约一茶匙糖。

第6章

CHAPTER6

确定你的个人蛋白质阈值

专家解析

生酮饮食与很多低碳水饮食有一个重要的区别，那就是低碳水饮食往往蛋白质摄入较多。但是由于我们的身体不能储存多余的蛋白质，所以蛋白质一定会被用掉。摄入过多蛋白质的时候，我们的身体会将很大一部分转化为葡萄糖，这个过程被称作糖异生作用（gluconeogenesis）。这会增加血糖水平，并让你很难进入生酮状态。

——玛丽亚·艾默瑞奇

一旦你确定了碳水耐受度，现在我们就该继续谈一个有争议的、同时也是生酮最重要因素之一的话题了。如果想要产生足够的酮体并体验它带来的健康益处，限制碳水是绝对必要的，同样，你也一定不要忽略蛋白质发挥的关键作用。这就是为什么我们在上面的生酮方程式中提到"Overdoing protein is bad"（蛋白不要超）。

我可以猜到你现在在想什么："但是我以为蛋白质是个好东西。现在你说它不好？"别误会我的意思，蛋白质的确对身体有好处，像膳食脂肪一样，蛋白质是身体绝对的必需品（不像碳水化合物，不是绝对的"必需营养素"）。但是，身体能够重复利用肌肉、骨骼和其他组织中已经存在的蛋白质。人体内的蛋白质每天最多有 300 克可以被循环利用。许多人认为它们需要吃足够的蛋白质才能达到身体所需，但实际上，由于我们的身体可以重复利用已有的蛋白质，所以你可能高估了自己饮食中所需的蛋白质。请记住，过量摄入蛋白质可能是一个问题，特别是对于那些已经对碳水化合物敏感的人。从现在开始，我该讲得更专业一些了，但是我保证，这会让你对限制蛋白质的原因更加清晰明了。

埃里克·韦斯特曼的医生手记

在营养学中，必需营养素一词是指身体不能制造的营养素，所以必须从外界摄取才能使身体正常运转。人类的必需营养素包括水、维生素、矿物质、蛋白质和脂肪。碳水化合物不是必需营养素。

2006 年 1 月，在纽约布鲁克林召开的"碳水限制的营养和代谢"（Nutritional and Metabolic Aspects of Carbohydrate Restriction）会议上，我第一次听说了关于摄入过多蛋白质的不良后果。在会议上，我了解到一个神奇的概念，永久改变了我对蛋白质的看法，因为这解释了为什么有些人低碳水饮食效果很好，但有些人效果不佳。了解这一革命性的概念，会让你轻松地超过大部分的医生、营养师，以及所有其他的健康大师。

那么究竟是什么概念呢？糖异生作用！糖什么作用？请习惯并记住这个词，因为它是一个在生酮饮食中决定你成功与否的基本原则。

专家解析

糖异生作用（有时简称为 GNG）是身体通过分解蛋白质产生葡萄糖的方法，它主要发生在肝脏中。你可能听说过，身体需要碳水化合物来发挥作用（这个说法没错），但是糖异生作用可以让你的身体利用食物中的蛋白质制造自己的碳水化合物，所以你不一定非要从食物中获取碳水化合物。很棒吧？身体可以从我们喂养它的原材料中，非常高效地制造它所需要的东西。在这种情况下，如果食物中几乎没有碳水化合物，导致血糖水平很低，那么蛋白质就会成为身体的葡萄糖来源。

——斯蒂芬妮·皮尔森

肝脏通过糖异生作用产生葡萄糖，使身体的血糖水平正常化并保持平衡。当身体不吃任何食物的时候（例如睡觉的时候），肝脏就会用糖异生作用，使用氨基酸（蛋白质的结构单元）、乳酸和甘油（一个来自脂肪的分子）来制造身体所需要的糖。激素（如皮质醇和胰岛素）会控制这一过程，以维持葡萄糖水平的稳定。在大约一天的禁食后，肝脏中的糖原（储存的葡萄糖）减少，糖异生作用就会正式开始，肝脏开始为身体制造葡萄糖。这难道不是一个难以置信的过程吗？

专家解析

具有潜在问题的人，例如异常抑制的皮质醇甚至是肾上腺自身免疫导致的皮质醇抑制，这些人可能会由于糖异生作用受损，从而导致对碳水化合物极度渴望，以及意想不到的低血糖症状。

——诺拉·葛杰达斯

那么生酮期间的糖异生作用究竟为什么那么重要？如果你正在进行低碳水、高脂肪的饮食，而且你吃的碳水化合物在个人耐受值以下，但还是没有产生足够的酮体，那么很有可能是由于你吃了过多的蛋白质。摄入大量的蛋白质和少量碳水化合物会促使糖异生作用开始，从而升高血糖和胰岛素水平，最终抑制酮体的产生。为了解决这个问题，有必要减少蛋白质的摄入量。

在尝试确定你的蛋白质阈值时，请记住一件重要的事情：如果你对碳水化合物特别敏感（像我一样），那么你也将对蛋白质更敏感。仔细想想的话，你会发现它是有道理的：如果增加碳水量会升高你的血糖，那么摄入过量蛋白质的糖异生作用也会导致更高的血糖，产生的效果是类似的。

专家解析

我通常建议患者可以吃任何肉类、家禽或海鲜，但我会明确表示，这是一种高脂肪饮食，而非高蛋白饮食。除非有异常的代谢紊乱，否则抑制酮体产生的主要应是胰岛素。由于胰岛素水平是由膳食中的碳水化合物甚至蛋白质决定的，因此必须对这些饮食成分进行管理，从而最大化进行生酮。

——杰·沃特曼博士

你应该如何确定自己的蛋白质阈值？生酮饮食专家对于理想的蛋白质摄入量有不同的看法。许多人猜测，每千克体重摄入 1～1.5 克是适量的，但这个量可能会引起许多人的糖异生作用。营养和代谢医学专家罗恩·罗斯戴尔博士建议，想生酮的人每千克理想体重摄入 1 克蛋白质，然后减去 10%。理想体重可以根据身体质量指数 BMI 来确定，网上有个很好用的计算器：http://cn.onlinebmicalculator.com/。同时，在我的《低碳水专家答疑》（*Low-Carb Conversations with Jimmy Moore & Friends and Ask the Low-Carb Experts*）播客上，著名的蛋白质专家唐纳德·莱曼（Donald Layman）博士建议，每顿摄入蛋白质不超过 30 克，每天不超过 140 克。想要确定什么量的蛋白质最适合你，其实没有最完美的公式。就像碳水化合物一样，归根结底还是需要一个反复试错的过程。

我是一个 1.9 米的大高个，我刚开始的时候每天吃大约 120 克的蛋白质，想看看效果如何。当我没有测量出酮体，也没得到我想要的健康效果时，我开始每周将我的每日蛋白摄入量减少 10 克，直到降为约 80 克的蛋白质时，我才发现酮体浓度增加到了对身体有效的水平。现在看来，80 克蛋白质可能并不是很多（因为一个鸡蛋中就含有 6 克蛋白质），但是我不得不控制蛋白质才能让身体产生酮体。调节蛋白质摄入量是我在生酮饮食中成功的一个关键因素。

专家解析

生酮饮食只不过是高脂饮食的更极端版本。高脂饮食是 20% 碳水、65% 脂肪和 15% 蛋白质的饮食方法。而生酮饮食实际上将碳水化合物的热量降低至 5%～10%，蛋白质的热量降至 10%～15%，而脂肪的热量升至 75%～80%。

——本·格林菲尔德

在下一章中，我们将讨论生酮需要多吃些什么。既然你戒断了碳水并减少了蛋白质摄入，那么你将会吃更多的脂肪。毫无疑问，这将成为令你觉得最难的事情之一，因为在如今的美国，我们已经习惯了被吃脂肪吓个半死，尤其是饱和脂肪。但你很快就会弄清楚为什么这种对脂肪的恐惧是完全没有根据的，你还会明白如何从天然的、真正的食物中摄取更多脂肪，并让你的酮体飙升。

专家解析

进入生酮状态最靠谱的方法就是将碳水摄入量降至每天 30 克以下，蛋白质降低至每磅体重 0.5 克，并且摄入中链甘油三酯和动物脂肪（如黄油、奶油、肥肉），两种脂肪结合使用。

——约翰·基弗

本章关键概念

> 生酮饮食不是高蛋白，而是高脂肪。

> 限制碳水是必需的，但是限制蛋白质也很关键。

> 蛋白质是必需营养素，但摄入需适量。

> 如果你对碳水化合物很敏感，那么蛋白质的摄入量也需要降低。

> 当蛋白质摄入过多时，糖异生作用可能会影响生酮。

> 你不需要碳水化合物，因为身体自己可以制造碳水化合物。

> 过多的蛋白质摄入会阻碍酮体的产生。

> 生酮需要的蛋白质比你想象的少很多。

第 7 章

CHAPTER7

用脂肪填饱肚子，尤其是饱和脂肪

专家解析

脂肪来源于大豆油和芥花油的生酮饮食，与脂肪来源于黄油和椰子油的生酮饮食，这两种饮食存在很大的差异。

——兹沙恩·阿伦博士

如果我们一起去一家餐厅吃饭，你很快就会发现我对待膳食中高质量的脂肪是多么认真。点任何食物之前，我问服务员的第一个问题都是他们是否有真正的黄油。有时候服务员会觉得很搞笑，因为他并不明白我在说什么，其他时候服务员能立刻知道我的意思。餐馆用的黄油可能是真正的黄油（奶油和盐），可能是黄油和植物油（奶油、盐、大豆或芥花油）的混合物，也可能是人造黄油（大豆或芥花油）。

一旦我确定了他们有真正的黄油，我的下一句话往往会让服务员吓一跳："请给我超级多的黄油，比你这辈子给顾客最多的黄油还要多！"有的时候他们认为我在开玩笑，但是我的妻子克里斯汀通常会插话说："他不是在开玩笑。"这是个有趣的人类行为和社会学实验，看看不同的服务员是如何理解这个请求的。在得克萨斯州奥斯汀市的 24 个著名本地餐厅中，我收到过 2 小块黄油，也收到过多达 16 小块黄油。（是的，我把它们蘸着我的食物全吃了！）你应该看看人们当时看着我吃的反应，我几乎每吃一口菜都会吃一口黄油。事实上，我应该开一个个人真人秀，让镜头跟着我，展示人们对我吃黄油的反应。

埃里克·韦斯特曼的医生手记

我可以证明吉米的高脂肪饮食习惯。有一次我去北卡罗来纳州达勒姆，因为写这本书而拜访吉米的时候，我们去了一家叫"戴恩"的餐厅吃午餐，他点了菜单里的一个叫"心脏除颤电击器"的菜（又一个菜名曲解了吃脂肪会导致心脏病），这个菜就是一个没有面包的培根芝士汉堡肉上面配上一条热狗和辣椒酱。吉米每吃一口都会吃一点黄油。

谁能告诉我，为什么餐厅都非常愿意满足客户想要的低脂肪、素食甚至无麸质的要求，但是却不为采用低碳水、高脂肪的生酮饮食的人提供同样的服务。也许有一天，会有一个雄心壮志的餐厅连锁店创造一个生酮菜单，提供的全是美味、高脂肪的菜肴。或者也许他们会给你一个选项，让你点任何菜都可以"去掉所有的碳水化合物，然后将脂肪加倍"，让它更适合生酮。现在这可能听起来很疯狂，但是为什么不能满足客户群的需求呢？如果我们都联系我们喜欢的餐馆，让它们提供低碳水、高脂肪的菜单，我们也不会有什么损失。

专家解析

脂肪摄入不足明显会阻碍生酮。脂肪应该至少占饮食的 50%，但这个百分比对许多人来说可以更高。

——威廉·威尔逊博士

　　毫无疑问，生酮饮食是一种高脂肪饮食。为什么生酮饮食中最重要的环节之一是摄入足够的脂肪，尤其是饱和脂肪（存在于黄油、肉类、奶酪和类似的完整未经加工的营养密集食物中）呢？虽然你可能不需要每吃一小口食物都吃一口黄油，但膳食脂肪是健康饮食中不可或缺的一部分，也是产生足够酮体所需要的重要物质之一。当你限制摄入碳水化合物并减少蛋白质摄入时，你需要用一些东西代替碳水和蛋白质。这件东西就是唯一剩下的膳食脂肪。通过反复试验确定最适合自己的碳水化合物和蛋白质摄入量，然后吃足够的脂肪直到饥饿消失——换句话说，吃到有饱腹感为止。摄入脂肪是填饱肚子的关键。

　　我知道肯定会有些人说："但是，吃那么多脂肪会让我的胆固醇升高，堵塞我的动脉，导致心脏病发作吧？"这是我们在生活中最常听到的传言了，而且当今的流行文化还在进一步强化这种脂肪不好的观念。举个例子来说，CBS 的电视剧《生活大爆炸》（*The Big Bang Theory*）中的几集。在其中一集，伯纳黛特点了脱脂酸奶，服务员却给了全脂酸奶。她的反应是什么？"这不是脱脂酸奶，这是脂肪、脂肪、脂肪！"——这暗示了脂肪在某种程度上是坏的。而在另一集中，身为餐厅服务员的伯纳黛特试图报复她朋友的前男友和他的新女友："如果她点了低脂的，我一定会给她全脂的版本！"这非常明确地暗示了脂肪会在某种程度上伤害她。这些主流文化不断加强关于膳食脂肪的谎言和扭曲，而观众们就像起哄者一样点头表示赞同，每当我看到这种错误信息时，就会忍不住翻白眼。

专家解析

　　生酮饮食中常见的障碍之一就是尝试同时低碳水和低脂肪。在阿特金斯博士的诊所中，有时很难让患者吃天然的脂肪，因为他们害怕脂肪。有些人觉得他们第一次吃了全脂奶酪后就会发生心脏病。一旦患者体验到了他们可以更轻松地减肥——食欲降低、更容易控制饥饿感，而且看到了心血管指标的改善，他们就会放轻松。

——杰奎琳·埃贝斯泰因

建议大家可以看看我们之前的书《胆固醇入门全书》，了解饱和脂肪、胆固醇和心脏病之间联系的真相。关于这个问题的普遍看法，在世界各地的医疗和健康专家中已经开始改变了。那些曾经反对饱和脂肪的言论已经开始出现裂隙，而它的彻底粉碎和崩塌只是时间问题。想要了解为什么饱和脂肪对你有好处，可以看看妮娜·泰柯兹（Nina Teicholz）2014 年的畅销书《令人大感意外的脂肪》（*The Big Fat Surprise*）。

埃里克·韦斯特曼的医生手记

一位世界级的生酮专家说："如果我心脏病发作，我希望能接受静脉注射酮体。"已经有几项动物研究表明，在供血不足和心脏病期间，酮体能够改善心脏功能。

2013 年 10 月，一位名叫阿西姆·马尔霍特拉（Aseem Malhotra）的心脏科医生在著名的《英国医学杂志》（*British Medical Journal*）上发表了一篇令人震惊的评论，他为高饱和脂肪的食物辩护，如黄油、奶酪和肉类。同时，他将慢性病（如心脏病）的真正罪魁祸首归咎于糖、快餐、烘焙食品和人造黄油之类的假脂肪。他指出，低脂饮食和包装上印有"低脂肪"标签的食品通常富含糖。马尔霍特拉博士为我们敲响了警钟，让我们知道了曾经深深地误解了脂肪在饮食中的作用。马尔霍特拉并不是唯一一个这样的医生。

2013 年 5 月 1 日的《美国营养学会》(*American Society for Nutrition*)杂志上，长岛大学的生物化学教授格伦·劳伦斯（Glen Lawrence）博士指出，对于肥胖和心脏病的健康问题，将它们归咎于膳食脂肪是完全没有根据的。劳伦斯博士说，我们需要"重新合理评估现有的饮食建议"，尤其要对饱和脂肪的作用进行重新评估，同时需要仔细检查那些所谓健康却高度致炎的油，比如多不饱和脂肪（芥花油、大豆油等）。虽然有许多自称健康专家的人大胆地宣称饱和脂肪对健康有害，但劳伦斯博士认为，没有任何证据能分离其他影响因素来证明饱和脂肪酸的危害作用。他总结说，我们需要"采取更全面的饮食政策"。肯定的！

最后，在 2014 年 2 月 12 日，美国全国公共广播电台（NPR）的埃里森·奥布里（Allison Aubery）主持的早间新闻有一篇题为《全脂肪悖论：全脂牛奶可能让我们瘦》(*The Full-Fat Paradox: Whole Milk May Keep Us Lean*) 的故事，揭露了膳食脂肪其实并不像曾经宣传的那样。奥布里引用了《斯堪的纳维亚初级卫生保健杂志》(*Scandinavian Journal of Primary Health Care*) 的一项研究，该研究发现，与不吃乳制品的男性相比，常吃黄油、奶油和其他高脂肪奶制品的男性，其肥胖率显著更低。她还引用了一篇在《欧洲营养杂志》(*European Journal of Nutrition*) 上发表的荟萃分析（一个对多项研究论文详细分析，并寻找数据规律的研究），该研究发现，没有任何证据说明高脂肪的乳制品会增加患上肥胖症和心脏病的风险，而事实上，食用高脂肪乳制品反而与更低的肥胖风险相关。我们曾经被教育过膳食脂肪的危害，而这些证据却与它们相互矛盾。然而，像这样的故事表明，人们谈论到膳食脂肪在健康生活方式中的作用时，风向开始转变了。

专家解析

有些脂肪——短链和中链脂肪——比其他脂肪更容易转化成酮体，比如草饲黄油、发酵酥油、椰子油，特别是 MCT 油（作为补充剂），它们可以很容易转化成酮体。这些油有助于人们更高效地适应以脂肪为基础、燃烧酮体的健康饮食代谢。

——诺拉·葛杰达斯

最令人惊讶的是，美国社会对脂肪强烈的恐惧症，并不被科学证据支持。然而，如果你问一个普通人对膳食脂肪怎么想，绝大多数人的反应是不健康，应该不惜一切代价避免脂肪。为什么我们的文化会诋毁天然食物来源的饱和脂肪（如黄油），同时会宣扬芥花油（一种高度加工的、用除臭剂处理的、酸败的菜籽油），并认为它是"健康"的选择呢？这完全没道理，然而这就是我们目前所处的社会。

在 2012 年 7 月进行的一项盖洛普民意调查发现，63% 的美国人认为，低脂肪的饮食对他们的健康有益，而仅有 30% 的人认为低碳水饮食更健康——尽管近年来有大量证据表明低碳水饮食的优势。然而，同样的民意调查显示，公众对低脂肪和低碳水饮食的思考已经开始轻微地转变了。相比十年前进行的一次同样的调查，现在的美国人越来越少支持低脂饮食，而更多地开始认识到限制碳水化合物的好处。我们还有很长的路要走，在我的播客中，我的主持搭档将此描述为我们需要"反洗脑"那几十年的营养宣传鼓动。

专家解析

我们已经有了一种根深蒂固的对脂肪的恐惧。除了脂肪和纯膳食纤维之外，其他所有食物都会影响生酮。

——罗恩·罗斯戴尔博士

这就是为什么你迫切需要读你手上的这本书——为了打破这几十年来我们被灌输的关于脂肪的错误信息。事实的真相是这样的：当你饮食中的脂肪减少时，它会被碳水化合物所取代，而碳水化合物对健康的危害远远大于脂肪。摄入饱和脂肪（如黄油、椰子油和红肉中的油脂）和单不饱和脂肪（如牛油果、橄榄油和夏威夷果中的油脂）对健康而言基本上都是安全的。它们不会升高你的血糖，也不会在你吃饱肚子后有什么害处。事实上，它们是非常有益的——它们可以抵抗炎症，提高高密度脂蛋白胆固醇，帮你提高饱腹感，最重要的是，它们可以帮你制造更多的酮体。相比起来，植物油中的多不饱和脂肪会增加全身炎症和多种健康问题，尽管它们被大肆吹捧为应该多吃的健康油。

专家解析

在治疗肥胖症时，胰岛素是用来控制脂肪储存的激素，营养性生酮则通过降低胰岛素的水平来促进减脂。但如果膳食中的脂肪摄入量达到或超过了身体的热量消耗，则不能保证减脂效果。然而这种情况非常少见，因为大多数人在达到这个脂肪摄入水平之前就吃饱了。

——基思·鲁尼恩博士

脂肪不是你饮食中的敌人，脂肪是你的朋友，所以不要害怕它。脂肪比任何食物都更能让你长时间饱足。别忘了，想要燃烧脂肪，你一定要吃脂肪。当你的身体变成了一台燃烧脂肪的机器时，你就得吃脂肪，这很符合逻辑，不是吗?

在低碳水、中等蛋白质的饮食中，我们之所以要进食大量的脂肪，最重要的原因之一就是它可以防止饥饿——如果没有足够的脂肪，你会不断地饥饿，于是沮丧、愤怒，最终会很快放弃低碳水、高蛋白饮食。很多所谓的健康专家没有意识到，低碳水饮食的人需要用膳食脂肪来作为替代燃料，帮助他们感到满足，并在每餐之间有足够的能量。当你从燃烧糖变成燃烧脂肪，你会有更多的精力和更好的精神明锐度，而且你在饭后也会更满足。

专家解析

一旦我的客户熬过了生酮适应期的障碍，他们注意到的第一件事就是饥饿感和相伴的烦躁感都消失了。除此之外，他们思维更加清晰，精力有了极大的恢复，体脂减少，身材更苗条了。他们经常检测血糖，血糖指标开始正常化。最神奇的是，我观察到他们对糖和碳水化合物的渴望下降了，不健康的食物尝起来越来越难吃了。

——斯蒂芬妮·皮尔森

也许你以前尝试过低碳水饮食，并认为如果低碳水化合物是好的，那么低碳水、低脂肪饮食肯定更好。这是一个巨大的错误。同时进行低碳水和低脂肪的饮食不利于健康的生活，尤其是如果你想体验生酮的好处。请想一想：如果你杜绝碳水化合物并减少脂肪摄入，那么留下来的是什么？蛋白质。正如上一章所讨论的，摄入过多的蛋白质实际上会增加体内的葡萄糖，使得身体几乎无法产生酮体。

又或者你目前超重或肥胖，你在阅读本章的时候对于高脂肪的摄入有些怀疑。你可能会想，我自己的身体中就有大量的脂肪，所以我应该不需要像其他人一样吃脂肪。请不要这样对自己！是的，你有很多体脂，可以在你处于生酮状态时用来燃烧供能。但是，要把你吃脂肪想象成发动身体新陈代谢引擎的方法。想将身体从燃烧糖的机器变成燃烧脂肪的机器，唯一的方法是取得体脂并将它作为燃料燃烧供能。

而想要燃烧体脂肪，唯一的方法是喂给身体想要的东西——脂肪。

专家解析

高效地适应使用脂肪和酮体作为主要燃料来源，即使没有规律地进餐，也可以形成非常稳定的能源库（因为有体脂作为源源不断的能量来源），这就像在你的柴灶中放入一根大木柴燃烧一样。

——诺拉·葛杰达斯

2013 年 3 月，在《芝加哥论坛报》（*Chicago Tribune*）旗下的"红眼芝加哥"网站上有一个新闻故事，大约 36 岁的伊利诺伊州人约翰·休斯顿（John Huston）在加拿大高纬度北极地区零下的温度中，进行了为期 72 天的 630 英里（约 1014 千米）的旅程。对于休斯顿和他的队伍来说，这显然是一个对能量要求很高的艰难跋涉，那么他是如何给自己提供能量的呢？他每天吃油炸培根和至少一整条黄油！他是这么说的："这听起来很恶心，但是当你每天在零下 40 摄氏度的户外时，黄油是你最好的朋友。"听起来和我是同类人，因为他知道饮食中的脂肪是一个很好的能量来源。

对于大多数人来说，克服吃脂肪的恐惧可能是生酮饮食中最困难的一件事了。医生、老师、政府和其他健康权威告诉我们脂肪是有害的，而不知何故，我们毫不置疑地接受了这种说法，认为脂肪会让我们肥胖，最终会杀死我们（但并不会）。后来我长大了，看着我的母亲吃着年糕、喝着脱脂牛奶，徒劳地尝试着低脂饮食。然而，她从来没有靠这样吃减肥成功，最终她沮丧至极，在 50 多岁的时候接受了胃旁路手术（虽然手术也对她反弹的体重没有丝毫帮助）。这是一个悲伤的事实，许多人仍然害怕吃太多脂肪，以至于他们不愿意尝试高脂饮食，即使高脂饮食可以帮他们控制体重，预防糖尿病、老年痴呆症和癌症等慢性疾病（本书第 16 章开始会有更多相关内容）。

专家解析

想要进入并保持生酮状态，脂肪摄入不足是最大的一个障碍。我们需要摆脱任何残留的恐惧，比如脂肪摄入是有害的，导致我们发胖或引起心脏病。享受你的 T 骨牛排上的脂肪吧，享受炒蔬菜里的椰子油吧！

——威廉·戴维斯博士

让人们惧怕脂肪，同时又只字不提碳水化合物对健康的负面影响，这种行为已经导致了大量肥胖和慢性病的意外后果。随着低脂饮食的谎言被拆穿、彻底失败，你不觉得是时候认识脂肪在健康中的重要地位了吗？把你的恐惧放在一边吧，吃更多的脂肪，然后观察你的健康中出现的非凡结果！限制碳水化合物和适量的蛋白质摄入都非常重要，但是吃适量的脂肪会帮你真正进入生酮状态。

我知道提倡高脂肪饮食可能会和你曾经认为的健康营养背道而驰，你身体的每一个细胞可能都会告诉你不要这么做。我们每个选择了低碳水、中等蛋白质、高脂肪生酮饮食的人都曾应对过这种内心的纠结，不知道这是否对健康有好处。一旦你准备好投入严格的生酮饮食，克服脂肪恐惧症最好的方法就是自信地拥抱脂肪，你要知道脂肪会让你比以前更健康。

专家解析

我认为在很多过去的研究中，与生酮饮食相关的不良反应都与不良的饮食设计有关，大部分是食物的质量差，并且害怕使用饱和脂肪。

——布莱恩·巴克斯代尔

★ 下面是一首生酮方程式，它会帮你记住脂肪的好处 ★

Feel fuller 更饱腹
Alternative fuel 替代燃料
Triggers ketones 制造酮体

你可能不需要像我一样每吃一口食物都要吃一点黄油，但是你应把你饮食中的脂肪量提高，增加到你从来没想过要吃那么多的水平。例如，你可以要求星巴克将拿铁咖啡中的牛奶用动物奶油代替。你的健康将因此受益。在下一章，我们会对你的生酮饮食做个测试，看看你的身体产生了多少酮体。

专家解析

同样的高脂肪饮食，在高碳水和低碳水的情况下是完全不同的。

——理查德·费曼博士

本章关键概念

› 低碳水、高脂肪饮食是一种健康的饮食习惯。

› 如果你想产酮，那么你需要吃脂肪。

› 当你限制碳水化合物、保持中等蛋白质摄入量时，剩下的就只能是多吃脂肪了。

› 脂肪是饱腹和满足的关键。

› 我们传统营养学中的"脂肪有害"的认知是错误的。

› 前沿专家开始站出来支持饱和脂肪了。

› 脂肪恐惧症的存在并不被科学数据支持。

› 美国人慢慢开始意识到低脂饮食并不像以前想的那么健康。

> 是时候打破数十年"反对脂肪"的洗脑了。

> 脂肪不是饮食中的敌人。脂肪是你的朋友。

> 摄入脂肪是必要的，因为它可以作为替代糖类的能量来源。

> 绝对不要进行低碳水 + 低脂肪的饮食。

> 你可能需要吃比现在多得多的脂肪。

> 北极探险家知道吃高脂食物的好处。

> 你身体的每一个细胞都可能会抗拒吃更多的脂肪。

> 脂肪让人更有饱足感，作为一种替代燃料，它会引起酮体的产生。

第8章

CHAPTER 8

用科技测量酮体

专家解析

用于尿液、血液和呼吸的酮体测量技术非常有趣，而且是衡量特定生酮水平的一个重要参考。

——多米尼克·达戈斯蒂诺博士

看到这里，你已经知道了酮体是什么、为什么你想要身体有更多的酮体，以及营养上需要如何实现这一点。但你可能想知道究竟如何判断自己到底是否处于生酮状态。这就是本章要介绍的内容，我们将谈一些传统的测量方法、市场上现有的设备以及一些很酷的新技术，这些技术可能在未来永久地改变我们检测酮体的方法。

深入探讨用于测量酮体的最新小仪器之前，我们要首先确定在人体内发现的三种类型的酮体：

1. 乙酰乙酸（acetoacetate，AcAc），尿中的主要酮体。

2. β-羟基丁酸（beta-hydroxybutyrate，BHB），血液中的主要酮体。

3. 丙酮（acetone），呼吸中的主要酮体。

几十年来，传统的测量酮体方法是检测尿液中的乙酰乙酸。用于测试尿酮的试纸价格为 12～15 美元一瓶（50 片，为了省一半钱，你可以把试纸纵向切成两半，每次只使用一半试纸）。试纸颜色的改变可以代表乙酰乙酸的水平。如果你只是刚开始生酮，你可能会看到米色（没有酮体）、粉红色（少许酮体）或紫色（很多酮体）。

专家解析

　　尽量不要使用尿酮试纸作为生酮适应的指标。这有点类似于在你的垃圾箱里寻找香蕉皮，来试图计算你的冰箱里有多少苹果，以及你吃了多少苹果。尿酮试纸只能测量一种酮体——乙酰乙酸。换句话说，它只是测量了身体排出的酮体废产物。尿酮试纸完全不能测量健康生酮状态下最重要的、身体主要使用的酮体——β-羟基丁酸。使用血酮仪永远更好、更准确。

——诺拉·葛杰达斯

　　近年来，更新、更精确的血酮（β-羟基丁酸）测量仪在低碳水、高脂肪饮食者中受到欢迎。我在撰写本书时，市面上主要有两种血酮测量仪：第一种是来自雅培（Abbott）公司的 Precision Xtra 品牌（在中国、欧洲和澳大利亚以 FreeStyle Optium 的品牌名销售），第二种是新星（Nova）公司制造的 Nova Max Plus。由于存在于血液中的酮体 78% 是 β-羟基丁酸，因此能够检测这一指标是非常有用的。Precision Xtra 相比起来是更好的测量仪，读数更准确和一致（当酮体低于一定水平时，Nova Max 的仪器上会显示 "LO"，而不是数字读数，所以即使你可能处于生酮状态，它的测量结果还是阴性）。

　　虽然血酮测试被认为是酮体测试的黄金标准，但我们本章稍后会讨论，你需要了解关于血酮测试的一些问题。血酮仪很难在当地的商店和药店买到，而且制造血酮仪的公司似乎没有兴趣将它们的市场扩大，它们关心的市场只是那些 1 型糖尿病和少数 2 型糖尿病的患者，这些患者无法产生胰岛素，所以需要测试他们是否酮症酸中毒。虽然血酮仪比较便宜，但测量所需的试纸却高达每条 5 美元，这让日常测试血酮变得异常昂贵。我认为这些公司如果能把产品卖得更便宜、使用更广泛，这些公司会做得更好。因为相比起想要通过测试血酮来监测健康目标进展的人群（比如你和我），它们目前狭窄的消费者市场（比如糖尿病患者）简直是微不足道。为什么这些公司不想向营养性生酮的人群营销，用来扩大其产品的吸引力呢？这在商业上非常有道理，而且你会以为这些公司应该非常感兴趣。

专家解析

　　理想状况下，生酮状态应该用手指血酮仪监测，并且将 β - 羟基丁酸水平保持在 1～3 毫摩 / 升。根据我对尿酮试纸的经验，由于它们的设计是用来评估指示糖尿病酮症酸中毒的酮体浓度，这个浓度远远高于生酮饮食的酮体浓度，因此对于监测更微妙的生理性生酮状态来说，它们的灵敏度不够。

——威廉·戴维斯博士

　　然而，当我联系这些公司，分享了自己用它们的产品测量营养性生酮的事情后，雅培和新星对这些完全没有兴趣，这说明它们的重点是帮助糖尿病患者测试是否酮症酸中毒，仅此而已。我觉得这简直是愚蠢，它们错过了增加赢利的机会。但我认为，如果有足够多的人开始要求更方便、便宜地买到它们的产品，它们会想办法让这些产品更容易以更实惠的价格买到。请联系美国雅培公司＋ 1 （888）522-5226 和新星公司＋ 1 （800）681-7390，让它们知道你需要购买其产品用来测试营养性生酮状态。

尽管血酮仪是比较新的科技，但下一代的酮体测试装置已经在研发中了。有一种测量呼吸中丙酮的测量仪已经面向普通消费者销售了，其他一些仪器还在开发中，而且看起来非常有希望。呼吸酮测量仪已经被证明与血酮仪一样准确，并且由于它们不需要试纸，因此它们比血酮仪更实惠。除此之外，你不需要刺痛手指，就能得到不错的结果。

专家解析

我是呼吸酮测量仪的忠实粉丝，因为它不会有血酮仪那样的创伤和痛苦。从我个人的经验来看，我可以使用呼吸酮测量仪来检测呼吸中的酮体（丙酮）水平。呼吸酮和血酮水平是相关的，它们比尿酮水平更可靠、更易于检测。几项研究表明，与血液和尿液样本相比，用呼吸酮来测量营养性生酮是很可靠的。

——本·格林菲尔德

2002 年 7 月发表在《美国临床营养杂志》（*American Journal of Clinical Nutrition*）上的一项研究报告中，研究人员比较了检测呼吸酮和尿酮，哪种方法更准确。他们发现，相比尿酮，呼吸中的丙酮是"很好预测营养性生酮状态的指标"。有几款呼吸酮测量仪正在研发中，目前还没普及到大众使用。

我在撰写本书时，只有一种呼吸酮测量仪开始卖给消费者：Ketonix，它是 USB 驱动的设备，可以使用数千次。它由 49 岁的瑞典工程师米歇尔·隆德尔（Michel Lundell）发明，Ketonix 可以测量用户呼吸中的酮体，并根据检测到的酮体水平，以一系列颜色的变化进行响应。由于米歇尔在 2012 年被诊断出患有癫痫，发明此设备对他来说是一件很重要的事情。

隆德尔曾经在一年内将癫痫药物剂量翻倍 10 次，但都没有减少癫痫发作，于是他开始考察生酮饮食。生酮饮食被认为是一种很好的癫痫治疗方法（我们将在第 16 章讲述相关的科学证据）。他先试着用尿酮试纸测量酮体，然后用血酮仪。但这些选择都不适合他，所以他开始寻找替代品。他想到了测量呼吸中丙酮的方法，但他没有找到任何可以测量呼吸酮的设备，于是他戴上自己的工程帽，为自己做了第一个 Ketonix。

隆德尔接着开始在网络上推广和销售他的设备，使其成为市售的第一款呼吸酮测量仪，他收到了来自全世界各地的订单，有来自癫痫患者的、追求营养性生酮状态人群的，甚至有运动员。这些运动员需要在体育赛事中测试自己使用脂肪作为燃料的能力。2014 年 6 月，在加州旧金山举行的 2014 年癫痫会议上的鲨鱼坦克大赛环节，他作为从全世界选出的 6 位演讲者之一，上台发表了演讲，讲述关于他的发明。

专家解析

除了预防和治疗癫痫及肥胖，使用营养性生酮来治疗其他的疾病是一个相对较新的概念，所以现在还没有大规模的临床试验。大多数生物化学教科书几乎不会提到生酮的概念，除非是在饥饿和糖尿病酮症酸中毒的文献里。

——兹沙恩·阿伦博士

我们期待着未来几年会有更多的呼吸酮测量仪以及相关技术的开发。2013 年 7 月 25 日的《呼吸研究杂志》(*Journal of Breath Research*) 报道，日本的 NTT Docomo 公司正在开发一种智能手机的呼吸酮检测设备和应用程序。一位名叫詹斯·克拉霍姆（Jens Clarholm）的瑞典工程师在他的博客 JensLabs.com 上发表了一个详细的攻略，可以自己制作一个呼吸酮测量仪，他称之为 Ketosense（他帮我做了一个，其检测结果与我的血酮仪数值非常接近）。

以前我就说过，但这一点值得重复：记住，当你的血糖水平在正常范围内时，尿液、血液或呼吸中高水平的酮体并没有害处，不管你听到所谓的健康大师们如何说酮体有害。之前我们已经讨论过，糖尿病酮症酸中毒往往只出现在不能分泌胰岛素的 1 型糖尿病患者以及胰岛素依赖的 2 型糖尿病患者中，而且要血糖水平超过 13.3 毫摩 / 升，或血酮读数超过 10 毫摩 / 升。对于只要能够分泌一点点胰岛素的其他人来说，高水平的酮体水平没有危险。但是，由于产酮并不是一件容易的事，所以如果你能够测试酮体浓度并且知道自己的生酮状况，在进行生酮饮食时便可以放心了。

下面列出测量酮体的各种方法的优缺点。

尿酮试纸

优点

> 这是测量酮体水平最便宜的方法。
> 该测试完全无痛，因为你只需要在一根棍子上撒尿。
> 当酮体存在时，15 秒内就会有明显的颜色变化。
> 如果尿液中有酮体，就说明你一定处于生酮状态。

缺点

> 它只测量尿液中的酮体（乙酰乙酸）。
> 一旦你适应了生酮饮食，尿液中的酮体可能消失。
> 使用此测试方法无法测量长期的生酮状态。
> 如果尿液中没有酮体，你也可能处于生酮状态。

每个人都喜欢尿酮测试法，因为这些试纸可以在商店中买到，廉价、易用，而且如果你处于生酮状态，那么它的颜色就会变化。但是这种酮体测量法对于已经适应生酮饮食的人群来说就没什么用了，因为他们进行几周低碳水、中等蛋白质、高脂肪饮食后，可以高效地燃烧脂肪供能。当你花了一段时间将自己从燃烧糖的"机器"变成燃烧脂肪的"机器"时，可能会停止从尿液中排泄浪费酮体，从而出现错误的测试结果。而实际发生的情况是，你的酮体现在出现在血液中，你正在享受着期待已久的营养性生酮状态的益处。所以，仅仅依靠尿酮试纸来检测你是否处在生酮状态是徒劳的。最重要的是，尿酮试纸在度过了生酮初期的适应期后，并不是一个可靠的监测酮体生产的方法。

血酮测量

优点	缺点
› 这是检测酮体（β-羟基丁酸）最精确的方法。	› 测量试纸通常更贵（每条约 2～6 美元）。
› 有清晰的数字显示，所以测量结果毫不含糊。	› 血酮测试用品很难在商店中买到，因此你可能需要通过互联网购买。
› 测试的是身体最主要燃烧供能的酮体分子形式。	› 该测试需要血液样本，因此需要进行痛苦的刺扎。

如果你不习惯刺破手指来检测血液，那么血酮测试一开始可能会让你感到害怕。但是，一旦你克服了这个心理障碍，并开始经常测试血液的时候，了解自己的血酮水平会给你一定的自信和保证。血酮测量仪（尤其是 Precision Xtra）能够对你生产酮体的水平进行非常精确的测量。在下一章中，我将分享自己在整整一年之中每天至少两次测试血液酮的经验，为你提供一个参考。这无疑是目前最好的方法，因为你可以知道在生酮饮食中做得怎么样，测试成本的每一分都是值得的。

呼吸测量

优点	缺点
〉这是一种简单的测试方法，你几乎可以在任何地方使用它。	〉这些设备还没有像其他仪器那样可在市场上买到。
〉这是测量呼吸中酮体（丙酮）的唯一方法，它与血液中 β-羟基丁酸的水平有不错的相关性。	〉不同的仪器有不同的显示结果，目前还没有将呼吸酮与血液酮相关联的标准。
〉与血酮测试不同，它不需要疼痛地刺手指。	〉不是每个人都可以或者想要对着设备吹 10~30 秒。

在写作本书的时候，我有幸亲自使用了一些新的呼吸酮测量仪，到目前为止，它们都非常有前途。呼吸酮测量仪仍然有一些障碍，比如说这些设备使用不同的方式来显示结果，和血酮测量仪的结果相比，没有确切的数据对照。但是，如果开发呼吸酮测量仪的公司可以顺利解决这些问题，那么这将不仅是酮体测试的突破，而且是在健康方面的最大突破之一。酮体在许多慢性健康问题中起着至关重要的作用，如果有一种易于使用、无痛苦的设备用来确定产酮效果，那么将是无价的。

埃里克·韦斯特曼的医生手记

Invoy Technologies 公司总裁卢比娜·艾哈迈德（Lubna Ahmad）博士正在研发一种呼吸酮测量仪，她在一个小型研究中比较了大约 40 人的呼吸酮、血液酮和尿酮，其中有些人正在进行低碳水、高脂肪的生酮饮食，而另一些人没有。有两个明确的重要发现：①有时候尿酮是阴性的，但血酮是阳性的；②早晨的酮体水平低于夜晚的酮体水平。这意味着如果你只在早晨检查尿酮，那么即使测试结果为阴性，你也可能处于生酮状态。

我们生活在一个激动人心的时代，像我们这样的病人如今可以使用以前只能在医生办公室里看到的设备。现在我们有了这些家庭设备来确定在追求健康方面做得如何，权力掌握在我们自己手中。我认为，对于那些想要保持生酮状态的人来说，酮体测试是未来浪潮的一部分。

专家解析

生酮饮食是一个自我试验的好机会。从一组简单的通用饮食指南开始，如阿特金斯入门，然后开始操纵变量，通过测量血液或呼吸酮来观察身体的反应。我认为这能帮你找到对你最有效的方法。

——布莱恩·巴克斯代尔

在下一章中，我想和大家一起分享我一年的经历，当时我决定做个试验让自己持续处于营养性生酮状态。这个试验的结果和经验真正促使我写了这本书。准备好对我发现的东西惊叹不已吧！

本章关键概念

› 新技术被发明用来测试尿液、血液和呼吸中的酮体。

› 有三种类型的酮体——乙酰乙酸、β-羟基丁酸和丙酮。

› 尿液测试是测试生酮最便宜、最简单的方法。

› 血酮测试比尿酮更准确。

› 血液酮测试价格很高，日常测试太贵了。

> 血酮仪公司对营养性生酮的客户人群不感兴趣。

> 呼吸酮与血酮水平非常接近。

> 几家公司正在为消费者开发呼吸酮测量仪。

> 测试酮体的三种方法均有利弊。

> 对于追求健康的人们，家用酮体测试是未来的浪潮。

> 如果想要确切地知道是否处于生酮状态，自检是唯一的方法。

第 9 章
CHAPTER 9

我为期 1 年的营养性生酮试验

专家解析

由于每个人都是不同的，所以我认为做一点实验是值得的。测量你的酮体，并调整脂肪、蛋白质和碳水的比例，可以了解你该如何保持生酮状态。

——威廉·威尔逊博士

在现实世界中，生酮饮食看起来和感觉起来究竟是什么样的？ 我想知道答案，所以我在 2012 年 5 月开始了一年的自体生酮试验。在科学研究的语言中，这是一个"n=1"的试验——"n"代表样本的大小，在这种情况下，样本只有一个：我。所以很明显，这个试验只能代表我自己的经验，不能代表别人的，也不能取代任何生酮饮食领域的客观科学研究。这仅仅是在我测试营养性生酮对我身体影响的一年中，发生在我身上的事情。

2012 年春天，我阅读了《低碳水饮食效能的艺术与科学》，这本书是由两位伟大的低碳水和生酮饮食研究者史蒂芬·菲尼博士和杰夫·沃莱克博士撰写的。书中，他们解释了运动员用生酮饮食提高运动表现的科学原理，并且认为将脂肪和酮体作为身体的主要燃料来源比燃烧碳水化合物更好，因为脂肪能维持更持久的运动表现。

在这本书中，我第一次学到了血酮测试和他们所说的"营养性生酮"（Nutritional Ketosis）的概念。虽然沃莱克和菲尼都承认血酮试纸是"相对昂贵"的，但他们给出了一个令人信服的理由："这样（的麻烦／费用）值得吗？每天扎你的手指一次，坚持一两个月？根据我们与许多病人的经验，我们认为答案是肯定的。"在一年一度的低碳水游轮上，我帮助组织并领导了 2012 年的游轮活动，我向 250 多个在场的人宣布，我将对营养性生酮进行为期 90 天的测试，看看会发生什么。事实上，沃莱克博士当时也作为特别嘉宾出席了，他做了一个非常棒的演讲，概述了营养性生酮的益处。

专家解析

人们需要做大量的自我试验来评估他们对生酮饮食的反应，特别是需要多少碳水化合物和蛋白质来维持生酮状态。

——多米尼克·达戈斯蒂诺博士

当时，尽管我以为我吃的是很好的低碳水、高脂肪的饮食，但我一直有点体重反弹、睡眠不足和持续疲倦。所以我决定开始这个 n=1 的实验，我希望弄清楚我哪里做错了。在试验过程中，我每天早上醒来时用 Precision Xtra 血酮仪测量空腹血酮，同时我也检查了我的体重和血糖水平。晚上在我最后一餐的至少四小时后，会重复血酮和血糖的测试。在那整整一年里，这种程序成为我日常生活中的一部分。

请记住，我想尽可能科学地检查营养性生酮的结果，这也是为什么我做了那么多的测试。但对于普通人来说，每周挑一个早上和一个晚上检测血酮，这样既可以监测你的进展，又不会让你因为买试纸而花费太大。然而，由于血糖测试比血酮测试要便宜得多，所以每天检测空腹和餐后血糖可能也是个好办法。事实上，谷歌在 2014 年 1 月宣布，他们正在研发一种隐形眼镜，能够对你的血糖水平持续不断地进行检查。当它们开售的时候，我一定要给自己买一副。

专家解析

关于适应生酮饮食的方法，取决于尝试它的人，以及他们所面临的潜在问题。我发现，直接严格地开始进行生酮饮食是最不痛苦的，而且也是最有效、最符合要求的方式。

——诺拉·葛杰达斯

请记住，对于正在阅读本书的绝大多数人来说，营养性生酮没有任何已知的风险——这与糖尿病酮症酸中毒不是一回事。如果你真的担心升高的血酮读数，那么最好的方法是同时测试血糖。如果血糖读数低于 13.3 毫摩 / 升，那就没什么好担心的。你可能会看到，当血液酮升高时，你的血糖会显著下降（这是一件非常好的事情）。例如，当我在早上测试时，我看到血糖读数 3 点多、血酮读数超过 2 毫摩 / 升，我会觉得很非常好。这只是营养性生酮带来的许多好处之一。

在长达一年的营养性生酮测试期间，我一直在寻找可量化的体重、血糖和血酮水平的变化。另外，我也想留意自己的感受、睡眠模式、运动中的能量水平，以及在生酮状态下发生在身体上的其他任何变化。只要是发生了改变，那么我就会注意到。天啊，这些改变真的发生了！

专家解析

我鼓励我的病人以吉米·摩尔为榜样，做他们自己的 n=1 试验。如果某种方式的饮食会导致健康问题，那么就停止这样做！但是，如果改变你的饮食习惯，能帮助你改善代谢健康和大脑功能，那么你就是走在正确的轨道上。不同的人对不同类的饮食反应各不相同，因此你需要进行试验，看看哪些对你最有效。

——威廉·威尔逊博士

2012 年 5 月 15 日，当我第一次测量自己的血酮时，我正式开始了试验。作为一个坚持低碳水、高脂肪饮食 8 年以上的人，我完全被结果震惊了——0.3 毫摩 / 升！根据沃莱克和菲尼的观点，为了获得营养性生酮状态的好处，血酮值需要达到 0.5～3.0 毫摩 / 升。我甚至都没有接近生酮状态。我意识到我偶然发现了一件奇妙的事情，这不仅可以帮助我自己，还可以帮助许多经历了令人沮丧的糟糕结果的低碳水饮食者：因为仅仅吃低碳水饮食并不意味着你生酮了。

我稍微调整了碳水化合物的摄入量，大大降低了蛋白质的摄入，并增加了脂肪的摄入，尤其是饱和脂肪。由于我已经坚持低碳水、高脂肪饮食多年，所以我做了这些改变后，没花多久就进入了营养性生酮状态。我在 4 天内看到血酮超过 0.5 毫摩 / 升，在一周结束之前超过了 1.0 毫摩 / 升，两周内高达 5.0 毫摩 / 升。一个人可能需要 2～6 周的时间，从燃烧糖转换成燃烧脂肪，所以在过渡期间请耐心等待。如果你正在努力挣扎想要提高酮体生产，第 14 章会有一些宝贵的技巧和策略。

专家解析

对碳水限制的生酮饮食的生理适应性，被称为生酮适应期，它不是瞬间适应的，这导致了一些人的误解，认为生酮不是一个正常的生理状态。

——威廉·拉加科斯博士

对我来说，我的饮食开始是 85% 的脂肪、12% 的蛋白质和 3% 的碳水化合物。随着时间的推移，这个比例逐渐接近于 80% 的脂肪、15% 的蛋白质和 5% 的碳水化合物，我至今仍然在这么吃。我没有痴迷于绝对准确的百分比，但计算的最终结果显示是这个比例。当然，选择最优质的完整未经加工的营养食物会最大限度地提高生酮对你健康的益处。请注意，我没有计算卡路里，但我的摄入量大概是每天 2300～2500 卡路里。当你好好滋养自己的身体并进入生酮状态时，身体会自己控制卡路里的摄入。等会儿我们会更深入地讨论这个话题。

记住，你不必和我的饮食一模一样才能产酮。我发现人们喜欢遵循精准的百分比、宏观营养素的方程式和食物清单，但生酮饮食不是这样运作的。你需要通过使用我们在第 5 章～第 7 章中分享的饮食指南，自己确定饮食比例。我的妻子克里斯汀对我的减肥效果感到非常震惊，于是她决定尝试 4 周的生酮饮食，她的脂肪：蛋白质：碳水化合物的比例为 57：29：14，每天约摄入热量大约为 1500 卡路里，她也成功地进入了生酮状态。她每天早晨的血酮水平平均是 0.7 毫摩 / 升，晚上血酮水平平均为 1.8 毫摩 / 升。

专家解析

任何与大脑神经吸收葡萄糖效率降低或线粒体功能障碍等相关的疾病，都可能在生酮饮食中得到改善。我的观点是，尝试生酮饮食又不会损失什么。

——玛丽·纽波特博士

那么我在生酮饮食中有哪些收获呢？我很快注意到一件有趣的事情，就是我的饥饿感消失了。嚓！噗地一下消失了！市场上有一些强大的处方药，人们花很多钱买这样的药来抑制他们的胃口。然而，生酮饮食非常自然地达到了同样的效果，让我可以自然而然地断食 12 小时、16 小时，甚至是 24 小时。你可以这么长时间不吃东西，我知道这可能听起来很疯狂，但你的身体可以在断食期间享用你的酮体和身体储存的脂肪。我们将在第 11 章中扩展讨论更多关于断食的内容，但是现在，你要知道从生酮中获得的最大好处之一，就是以前从未体验过的强大的饥饿控制。

在这个试验开始时，我的血糖水平从最初的 5.3～6.0 毫摩 / 升，短短几个月内下降到了 4.2～4.7 毫摩 / 升。虽然我服用了一种名叫 Glycosolve 的血糖稳定补剂，但是后来当我的血糖仅凭生酮饮食就能维持在健康范围内时，我最终停止了服用补剂。事实上，我曾有一周的时间每小时测试一次血糖水平，就是为了看看餐后会发生什么。我发现，生酮帮助我非常严格地控制血糖的稳定，保持在 1.0～1.5 毫摩 / 升的波动区间。当你进行营养性生酮时，血糖不会有巨大的峰值。

专家解析

在我看来，控制碳水化合物食物的质量和数量可以使胰岛素和血糖反应更正常，也会让波动值更稳定。这是我们在阿特金斯中心的临床试验中看到的。由于不稳定的胰岛素和血糖反应对身体中的每一个细胞都有负面影响，因此维持这种新陈代谢系统的正常功能对长期健康来说至关重要。

——杰奎琳·埃贝斯泰因

在试验开始时，我测试了 HgA1c 水平（血糖调节中的关键标记物，可以显示过去 3 个月间的平均血糖），当时的数值是 5.4 毫摩 / 升。这个结果并不差，但它肯定可以更好。当我在生酮饮食进行 6 个月后再次检查时，该数值已经下降到 4.7，也就是平均每日血糖读数为 4.7 毫摩 / 升。

我的心脏健康指标也改变了：高密度脂蛋白胆固醇升高，甘油三酯下降，低密度脂蛋白颗粒变成了更健康、大颗粒的种类，我的 C 反应蛋白（炎症的关键指标）下降到了最佳范围，心脏 CT 扫描显示，我的冠状动脉没有任何钙化斑块。记住，所有这些积极的变化都发生在我吃 80% 以上的脂肪，而且主要是饱和脂肪的食物时。尽管我的低密度脂蛋白胆固醇水平和总胆固醇水平和生酮饮食之前一样高（根据常规医学标准，这表示心脏病风险增加），但我的胆固醇检测报告的其他相关标志物都有显著的改善。更重要的是，CT 扫描没有发现我的动脉发生实际病变的迹象。

专家解析

作为一名心脏科医生，我经常从心脏健康的角度来看待生命，因为心脏病是导致美国人死亡的头号元凶。生酮状态可以使脂蛋白得到显著的改善，就连总胆固醇值都会改善。许多医生过分依赖 LDL-C 这个指标，但这个指标是计算出来的——没错，计算，而不是直接测量。它是建立在 20 世纪 60 年代开发的一个过时方程式的基础上，它对饮食结构做出粗略的假设，没有考虑到低碳水的饮食。真正的心脏病风险需要通过进一步的脂蛋白检测，这种检测很容易发现，以下这些其实才是心脏病最常见的罪魁祸首：碳水化合物、小颗粒易氧化的低密度脂蛋白颗粒，以及餐后脂蛋白的飙升。而脂肪几乎不会影响脂蛋白的水平。

——威廉·戴维斯博士

我的 n=1 的营养性生酮试验的一个更神奇的结果是对我运动表现的影响。本书还没有讨论关于酮体和运动之间的关系，但是在运动方面，其实生酮有很大好处。我在自体试验的前几个月停止了所有的高强度锻炼计划，因为我想先确保自己完全适应生酮。我注意到，在试验的最初几个月里，我的精力开始增加，所以我知道，一旦完全适应了酮体作为主要燃料，我会在健身房表现更好。但我仍然持怀疑态度，因为我之前所有的高强度训练都导致了低血糖发作（换句话说，血糖显著降低）。

如果你曾经去健身房锻炼身体，经历过头晕、饥饿、恶心、疲劳甚至晕厥，那就是低血糖症。经历过几次这样的症状，通常会让你对锻炼的想法完全死心。此外，事实上，我需要花 7～10 天的时间从肌肉酸痛中恢复过来，对我来说运动简直是灾难性的。有些人告诉我，我需要在锻炼前后吃高糖的水果或淀粉类碳水化合物，但这从来没有完全解决我所遇到的问题。

所以当我在生酮状态下开始锻炼时，我决定每 3 天进行一次全身 20 分钟的力量训练。是的，我是持怀疑态度的，但是我想看看在《低碳水饮食效能的艺术与科学》这本书中讲述的那些关于生酮和运动表现的传言是否是真的。为了真正测试这个理论，我决定在每次训练之前，断食 18～24 小时，看看我会怎样。我是不是疯了？是呀，也许有一点儿！

专家解析

我可以在 12 小时内不吃东西，接着进行 3 小时的锻炼，之后还能保持体力。在生酮状态下，我的力量提高了 50%，而我的肌肉变得结实了。生酮最令人惊讶的生理反应之一是，我可以毫不费力地保持 10% 的体脂率。我的低体脂率一直很稳定，而且我进行低碳水、高脂肪饮食没有对健康造成任何不良影响。

——斯蒂芬妮·皮尔森

这是我的经历：没有头晕，没有晕过去，没有疲劳或虚弱，能量爆满，没有饥饿或对食物的渴望，惊人的充满力量，锻炼后感觉精力充沛，肌肉快速恢复，惊人的力量增长。我完全被这些改变吓了一跳。我的力量增加了近 3 倍，并且看到了明显的肌肉轮廓。我从来没有想过低碳水和低蛋白的饮食能有这种效果。

记得不要在运动后立即测试血糖或血酮水平。等待几个小时，这样你就不会因为结果而感到灰心了。运动后，你的血糖很可能会升高，因为运动期间肝脏会释放葡萄糖到血液中。另外，随着血糖水平的提高，你可能会看到血液中的酮体暂时性地下降。这可能让你觉得运动会负面影响生酮。但请在运动后耐心等待几个小时，你会看到血糖水平恢复正常，血酮水平也会升高。

专家解析

我认为健康的饮食和生活方式倾向于产生酮体（而不是降低酮体）。当一个人随季节吃东西、间歇性断食并进行高强度运动时，他会在某些时刻产生较高水平的酮体，而酮体会在身体中产生许多有益和保护的性能。

——布莱恩·巴克斯代尔

减肥效果如何？我当时的结果相当惊人——在一年不间断的营养性生酮状态期间，我减了 78 磅。由于像《超级减肥王》（The Biggest Loser）那样的电视节目大肆颂扬体重秤上的辉煌数字，人们喜欢将减轻的体重看作饮食效果的最终目标。但对于我来说，体重可能是我 n=1 试验中最不重要的数据。因为当你饮食和生活健康时（处在生酮状态下），体重减轻只是一个不良反应，与其他健康益处相比，体重并不重要。虽然很多人强调减肥，但更重要的是坚持做那些让你更健康的事情。如果你记得这个原则，那么体重减轻很快会随之而来。

　　但是在试验过程中，我确实测量了体重、体脂和肌肉。我接受了双能 X 射线吸收法（DXA）扫描，用来测量体脂和肌肉量。DXA 扫描被用来监测骨质疏松患者的骨密度，但它也可以作为追踪减肥进展的有力工具。2012 年 9 月 13 日，在北卡罗来纳州康科德医院，我在杰弗里·加尔文（Jeffrey Galvin）博士的生机医疗健康研究所（VitalityMWI.com）完成了我的第一次 DXA 扫描，后来在两个月后的 2012 年 11 月 12 日又重复了一次扫描。这个扫描没有任何创伤，大约需要 10~20 分钟的时间，你只需要躺下来并尽可能保持静止就可以了。

　　扫描测试的结果显示，在短短的两个月时间里，我减掉了 9.7 磅体重，体脂率降低了 5%（相当于减少了一块 16 磅重的巨大脂肪），我增长了 6 磅瘦肌肉。你看，我当时的蛋白质摄入量仅占总热量的 12%，约每天 80~100 克。我在运动前后没有补充任何碳水化合物来帮助肌肉生长，但是我身体的每一个部位几乎都增加了肌肉。低碳水生酮饮食导致肌肉萎缩的说法完全是没有根据的。事实上，正如沃莱克和菲尼在他们发表的相关研究报告中所说，生酮是保留和增加瘦肌肉最好的方法。

专家解析

　　营养性生酮状态可以让我的大脑使用酮体供能，消除了我偶发的低血糖症状。这种神经保护机制使我能够尽情地潜水、游泳和做其他运动，而不必担心低血糖。自从开始生酮饮食以来，我的平均血糖从 7.8 毫摩 / 升降低到 4.6 毫摩 / 升，HbA1c 从 6.5% 降低到 5.0%，hsCRP 从 3.2 毫克 / 升降低到 0.7 毫克 / 升，而 HDL-C 从 1.6 毫摩 / 升增加到 2.4 毫摩 / 升——都是在胰岛素剂量减半的情况下。

——基思·鲁尼恩博士

至于那些不容易量化的改变：我以前每天晚上都挣扎着睡着 4～5 小时，现在我可以享受 7～9 小时的熟睡。我的大脑敏锐度大大提高（不再昏沉沉的）。痤疮明显减少。多年以来的皮垂也开始萎缩消失。我知道信息量很大，但生酮之后就连我的排泄也更规律了。这些只不过是我在低碳水、高脂肪的生酮饮食中经历的许多好处中的一部分。

如你所见，我认为这为期一年的 $n=1$ 营养性生酮试验可以说是一个巨大的成功。如果你想更深入地了解我在生酮的个人测试中每个月的细节，我每 30 天更新一次博客，你可以在博客上查看我的进度：livinlavidalowcarb.com/blog/n1。

这些在生酮饮食中看到的令人惊奇的健康改善，如果不是我自己亲身体验过，真的很难让人相信。在下一章中，我会分享我在低碳水饮食中所犯的主要错误，这些错误在我开始测量酮体时得到了纠正。

专家解析

如何调整宏观营养物质来达到生酮状态、酮体在身体发挥什么作用、有什么潜在不良反应……这些都是未知的。人们正在进行"自体试验"，这将为我们提供宝贵的信息。他们会被批评为个例，但是个例数据只要与问题有关，就是有价值的。

——理查德·费曼博士

本章关键概念

> 我拿自己测试了一年的生酮饮食，看看会发生什么。

> 血液酮测试由杰夫·沃莱克和史蒂芬·菲尼博士推广给大众。

> 在我的 $n=1$ 测试期间，我每天两次监测我的血酮、血糖和体重。

> 最初测试自己的血酮时，我没有处在营养性生酮状态。

> 低碳水化合物的饮食并不意味着你一定会生酮。

> 在 2～6 周内，当你生酮适应后，血酮就会上升。

> 我的饮食组成是根据我自己的情况定制的，用来帮助我产酮。

> 我的妻子在生酮饮食中的食谱和我的完全不同。

> 我在饥饿控制、断食的能力和血糖稳定方面有惊人的结果。

> 所有相关的胆固醇和炎症标记在生酮状态下更好。

> 即使在禁食状态下锻炼，运动表现也得到了提升。

> 不要在锻炼后立即测试血糖或血酮——等待几个小时。

> 减肥效果可能是我的 $n=1$ 试验中最不重要的统计数据。

> 健康应该是你改变饮食最重要的原因，而非减肥。

> DXA 扫描显示，在我的 $n=1$ 试验中，我的体脂减少，瘦肌肉增加了。

第 10 章

CHAPTER10

5 个关于低碳水饮食的误解，以及营养性生酮是如何拯救我的

专家解析

生酮饮食最大的挑战是减少碳水化合物和蛋白质摄入量，从而进入和保持生酮状态。如果吃了太多的蛋白质，你的身体会将氨基酸转化为葡萄糖。如果吃了太多的碳水化合物，你的血糖会过高，导致不能产生酮体。我们需要脂肪来制造酮体。

——特里·瓦尔斯博士

许多人切换到低碳水、高脂肪的生酮饮食，想要减肥和改善健康，但他们没想过要测量酮体。那么，仅仅靠吃低碳水、高脂肪饮食，这样就够了吗？

简短的回答是，也许吧。当我在 2004 年开始进行阿特金斯饮食时，我体重 410 磅，任何让我远离大量垃圾碳水化合物的行动，都将改善我的体重和健康。但是现在我 40 多岁了，很多我 32 岁时的成功秘诀都已经不起作用了。多年的不良饮食习惯最终会找上门来，对于

那些有代谢损伤或正在经历荷尔蒙挑战（特别是更年期后）的人来说，一定要严格注意饮食并测试酮体。

许多人认为，他们正在遵循生酮饮食，但他们吃的食物却让他们偏离了生酮的轨道。他们有的人早餐吃了香蕉，导致碳水摄入量太高，有的人晚餐吃鸡胸肉，导致蛋白质摄入量过高。这可能解释了为什么有些人认为生酮饮食没有效果：他们的饮食不够严格，不能进入生酮状态，所以他们从来没有体验到生酮饮食带来的健康效果。弄清楚适合你的碳水、蛋白质和脂肪的摄入量，并严格遵守这样的饮食，生酮的效果会大大提高。

　　专家解析

通常没必要增加蛋白质摄入，而且蛋白质通常是自限性的，也就是说，人体对蛋白质的耐受性和食欲将会限制它的摄入，因此我们很少甚至完全没必要故意增加或降低蛋白质摄入量。蛋白质的大幅增加甚至可能会对生酮状态产生负面影响。

——威廉·戴维斯博士

在第 2 章中，我解释了低碳水阿特金斯饮食与营养性生酮概念之间的差异（许多人已经进行阿特金斯饮食几十年，用来减肥和改善健康）。现在我想和大家一起分享我曾在自己饮食中犯下的最关键的 5 个错误，这些错误阻碍了我进入营养性生酮的健康状态。对我的生活来说，纠正这些重大错误是非常有必要的，可以让我充分体验到生酮饮食所有的益处。如果你在低碳水饮食中一直无法减肥和达到健康目标，那么以下这些错误可能是阻碍你的原因。

1. 过多的蛋白质摄入

专家解析

每个人对蛋白质的敏感度都会有所不同。我们在实验室用的小鼠对蛋白质非常敏感。人类可能也需要根据不同的体质调节蛋白质摄入量。

——查尔斯·莫伯斯博士

以下内容在第 6 章中曾详细讨论过，但重复一遍是值得的，因为它颠覆了我们曾被告知的：低碳水饮食需要高蛋白。媒体和所谓的健康专家会试图告诉人们，绿叶蔬菜加上烤鸡胸肉完全符合生酮饮食。虽然它的碳水化合物含量确实很低，但是这里有一个很大的问题：如果要进入生酮状态，这餐的蛋白质太高了。为了产生足够的酮体，低碳水生酮饮食需要的是高脂肪而不是蛋白质。

一切都要追溯到糖异生作用。当你摄入多余的蛋白质，你的肝脏会将其转化为葡萄糖。如果将瘦肉（如鸡胸肉、火鸡、瘦的牛肉和猪肉）作为你的饮食计划的主要食材，那么你可能会与生酮的目的背道而驰。摄入过多蛋白质（从而导致血液中有更多的葡萄糖）会激发饥饿和食欲，让你在每餐之间都很渴望食物。为了防止这种情况的发生，尝试选择更肥的肉类，并控制蛋白摄入总量，再看看这些如何影响你的血酮水平。

专家解析

过去十年来，低碳水饮食对我来说还算容易，但是第一次尝试生酮饮食时，我感觉到了挑战。限制碳水化合物对我来说不是问题，但高脂肪的摄入有些挑战性。我还需要大幅降低蛋白质摄入量才能达到营养性生酮状态。对于大多数人来说，如果蛋白质超过 2 克每千克体

重，那么中等程度的生酮状态都可能无法维持，除非运动能量消耗非
常高。

——多米尼克·达戈斯蒂诺博士

　　近年来，虽然蛋白质在食品市场营销方面受到相当多的关注，但
如果你的摄入量超过了身体需求量，就可能妨碍进入生酮状态。这可
能是人们在进行低碳水、高脂肪饮食时所犯的最大错误。是的，蛋白
质对你的身体来说是个好东西，但要注意的是，无论碳水化合物摄入
量多少，太多的蛋白质都会给你带来问题。

2. 用尿酮试纸测量酮体

专家解析

　　当患者刚开始生酮饮食时，我让他们监测自己的尿酮，以确认他
们处于生酮状态。然而，进入生酮状态约 1 个月后，肾脏会适应和排
泄更少的酮体，所以我不指望尿酮会很高。如果我检查血酮，那么通
常是高于 0.5 毫摩 / 升。

——特里·瓦尔斯博士

　　太多采用低碳水、高脂肪饮食的人依赖尿酮试纸来测量他们的酮
体（最有名的尿酮试纸品牌是 Ketostix）。但是正如我们在第 8 章中讨
论的那样，一旦你在开始低碳水、高脂肪饮食后的几周内完全生酮适
应，那么这些试纸就不再能准确地指示你的脂肪燃烧效率了。

　　我理解尿酮测试纸的好处。它可以给你带来强烈的刺激和激励，
特别是当你刚开始这种饮食，看着试纸从浅粉红色变成深紫色时。试
纸似乎说明了我们的营养选择，证明我们正在为自己的体重和健康做

一些有意义的事情。在某种程度上，颜色的变化可以让人感觉就像一种我们饮食上努力的见证。

不幸的是，真正成功地适应生酮状态后，尿酮试纸可能会打击你的自信。其致命的缺点就是无法测量 β-羟基丁酸，这是从燃烧糖转变为燃烧脂肪后，身体燃烧的最主要酮体。尿液中测量的酮体是乙酰乙酸，当酮体变成你的主要燃料来源时，乙酰乙酸就会被转化为 β-羟基丁酸，必须通过血液检测，或者通过呼吸测量丙酮，间接通过相关性计算得出 β-羟基丁酸的浓度。尿酮试纸只能检测乙酰乙酸是否存在，一旦身体适应了 β-羟基丁酸作为燃料，体内的乙酰乙酸会急剧减少或消失，导致生酮适应的饮食者们以为是他们做得不对。

专家解析

当人们生酮适应后，通常 β-羟基丁酸含量会在血液中升高，尿液中排出的乙酰乙酸则会减少。随着时间的推移，由于 β-羟基丁酸是产生能量更重要的底物，因此身体减少制造乙酰乙酸，并增多 β-羟基丁酸的制造。这也就是检测营养性生酮时尿酮试纸不可靠的原因。

——兹沙恩·阿伦博士

只要你能明白，从燃烧糖转变成燃烧脂肪意味着乙酰乙酸可能不再让尿酮试纸变色，那么无论尿酮试纸显示的是什么，你都可以很明显地感觉到从大脑到血液，身体的每个部分都被酮体滋养着，因为身体更喜欢把酮体作为燃料。将碳水化合物和蛋白质摄入量保持在你的个人耐受水平以内，你就会保持在 β-羟基丁酸供能的美好的生酮状态。如果你想知道在血液中制造酮体的效果如何，可以使用我们在第8章中讨论过的血酮测量仪来测量 β-羟基丁酸。

3. 饱和脂肪和单不饱和脂肪摄入不足

专家解析

健康、天然的膳食脂肪对免疫系统是非常有益的，尤其是类似草饲黄油、草饲发酵酥油和椰子油等食品。再加上一些家禽脂肪，这些健康的油脂含有抗病毒和抗菌物质，可以帮助支持你的免疫功能。合理的生酮状态也具有强大的抗炎症功能，有助于抑制自由基的活性，并提高抗氧化活性。

——诺拉·葛杰达斯

在第 7 章中，我们强调了吃脂肪的重要性，特别是饱和脂肪与不饱和脂肪。当你减少碳水化合物摄入时，相应需要增加的营养素就是脂肪。30 多年来，低脂饮食宣传努力持续宣传的一个观点就是，膳食脂肪是有害的，它会堵塞你的动脉，让你发胖。我们之所以相信这些事情，是因为我们已经把这些话反反复复灌输在大脑里。如果一个谎言经常被重复，人们就会开始相信。这就是为什么膳食脂肪遭到了大量中伤，其中最明显的是饱和脂肪。

专家解析

令我震惊的是，我自己的医生和我心脏科的医生同事们都坚持一种过时的观念——总脂肪和 / 或饱和脂肪的摄入与心脏病风险有关。如果重新评估用于证明这些论点的数据以及最新的临床研究，我们就会发现，总饱和脂肪摄入与心脏病风险没有任何关系。

——威廉·戴维斯博士

因此，有许多开始低碳水饮食的人也减少了脂肪的摄入量，这种事情也没什么好稀奇了。他们错误地认为，如果低碳水很好，那么低脂肪＋低碳水肯定更好。如果你的目标是进入营养性生酮状态并体验它所有的好处，那么低脂肪＋低碳水的想法是一个致命的错误。事实上，多吃脂肪是防止饥饿和渴望食物的最好方法之一，尤其是当你刚开始低碳水饮食时对碳水化合物的渴望。

即使你以为自己已经吃了很多的高质量、完整未经加工的脂肪，你可能还需要再增加一点脂肪。在我为期一年的生酮饮食实验之前，我的饮食大约是 60%～65% 的脂肪。任何人都会认为这是一种高脂肪的饮食。不过事实证明，我需要更多的努力，直到 80%～85% 的热量来自膳食脂肪。同时，我还要将碳水化合物保持在自己的耐受度上，并且将蛋白质控制到适合我的值，这才能使我的身体开始制造适量的酮体，达到减轻体重和收获各种健康益处的目的。

专家解析

在低碳水、高脂肪的生酮饮食中，体内的酮体代表了身体开始通过直接或间接地代谢脂肪作为能量来源并产生和燃烧酮体供能。这对我来说可能是最健康的状态了。

——罗恩·罗斯戴尔博士

我们会在第 20 章和第 21 章分享一些食谱和饮食计划，告诉你高脂肪饮食长什么样，但总体来说很简单：更多的黄油、椰子油、酸奶油、奶油奶酪、肥肉、全脂奶酪、牛油果、全脂希腊酸奶等！要有创造力，不要害怕脂肪。不过你可能不需要像我一样 80%～85% 的卡路里来自脂肪，但一旦饮食中加入更多脂肪，你会惊奇地发现达到营养性生酮状态会有显著的治疗效果、获得惊人的健康益处并能减少体重。

埃里克·韦斯特曼的医生手记

低碳水低脂肪饮食（例如南海滩饮食）是将低碳水饮食与低脂肪饮食结合在一起的营销手段，但在生理学上讲不通。而历史悠久的低碳水生酮饮食，比如阿特金斯博士在他的诊所使用过 30 年的这种饮食，从来都是低碳水饮食，伴随着高脂肪。

4. 吃得太频繁或吃得太多

专家解析

我所见过的最大的营养学谎言就是，每天需要吃六七顿饭才能达到最佳的体力和脂肪燃烧。这种饮食模式费时、不切实际而且不受科学的支持。个人而言，当我将每天吃饭的频率从六七餐减少到每天两餐后，我能够一直保持同样水平的精力、体力和力量。通过减少频率并增加每餐的量，生酮饮食让人感觉非常自由，因为你减少了对食物的关注、准备和清理食物的麻烦，不需要每天把食物到处带，而且不会再两三个小时吃不到东西就觉得很焦虑。将饮食中的宏观营养元素的比例调整一下，转化为低碳水和高脂肪，可以极大提高饱腹感和蛋白质节约效应。

——多米尼克·达戈斯蒂诺博士

热量在生酮饮食中肯定是个有争议的话题，你可能觉得，在我们尝试生酮饮食时，能够意识到吃了多少、吃得多频繁，这可能会有很大的好处。那么卡路里到底重要吗？

嗯，重要也不重要。是的，你确实可能吃得超过了饱腹感，导致吃得比真正需要的多。当这种情况发生时，你可能也同时吃了更多的碳水化合物和蛋白质，导致摄入量远远超出你身体可以正常使用的水平，引发饥饿和渴望食物，让你无法对适量的食物产生饱足感。我们不断强调碳水化合物和蛋白质，一定要让它们控制在个人耐受度之内，因为这是让你在生酮的旅程中成功的决定性因素。

尝试生酮饮食时我发现，一旦适应了生酮，身体可能会开始发生一些不可思议的事情：饥饿感完全消失、可能会忘记吃饭，而且在每餐之间的几个小时内感到充满活力和清醒。我的身体时刻都在"吃"储存的体脂，而大脑会使用身体产生的酮体供应能量。我们已经习惯性地认为必须在一整天的某个特定时间吃东西，或许我们根本不需要。

专家解析

我们通常低估了食物的分量，而且在外面吃的食物通常会有"隐藏碳水"。对于某些人来说，摄入太多的蛋白质也可能妨碍生酮，但这是因人而异的。花几天的时间精确测量食物，并监测你的宏观营养素和酮体水平，这可以给你提供很好的信息，帮你确定适合自己的饮食，包括适量的碳水化合物和蛋白质，以满足自己的具体需求。

——弗兰齐斯卡·斯普里茨勒

我们的文化中有一种说法，告诉我们需要用这种模式吃饭：早餐、零食、午餐、零食、晚餐、零食、消夜。我想说，当你不再上瘾于碳水化合物后，这样的吃法是非常荒谬且没必要的！一天至少吃三次以上，这是上帝在西奈山上给摩西的第十一诫吗？你可能认为是的，因为太多的人相信"饭点"这个概念了。

当你开始燃烧脂肪、产生酮体时，你很有可能会觉得每天一餐或两餐就可以让自己完全满足和精力旺盛了。有些人可能认为这样会导致饮食失调或一些类似的废话。但是，当你不饿时，你的身体可以使用酮体作为替代燃料来源，这种情况下你为什么要吃更多食物？当你在生酮状态下时，不需要在餐间加零食；只要每餐吃饱肚子，就不要在感到饿之前吃东西了。

专家解析

在阿特金斯诊所的低碳水、高脂肪饮食中，我们给予患者的唯一注意事项就是吃到饱足为止，但不要吃撑。

——杰奎琳·埃贝斯泰因

当你在低碳水、中等蛋白质、高脂肪饮食期间，如果从高质量、营养丰富、未经加工的食物中摄取足够的热量时，你会发现一顿饭基本上可以使你保持 12～24 小时的饱腹感。说到你可以这么长时间不吃饭，我知道这听起来很荒谬，但这其实是自然而然的，因为你在生酮状态下时，不会觉得不舒服（饥饿或生气）。我们都知道，人长时间不吃东西的时候，脾气会发生很大变化。开始低碳水、高脂肪饮食之前，我也是这种人，我的妻子克里斯汀可以作证。但现在，不管你相信与否，她有时候甚至都要提醒我吃饭，因为我"忘了"。

你也许可以想象到，偶尔的自发间歇性断食（我们将在下一章中进一步探讨）会帮助你降低食物总量和卡路里摄入量，而且不会在两餐之间感到饥饿。太多的人习惯性地在一天中的指定时间吃饭（早餐在上班或上学前，中午休息时的午餐，晚上和家人一起吃晚餐）。但是，如果你的饮食不受文化思想的禁锢，而是在饥饿的时候才吃东西，那么你可能会惊喜地发现，你的血酮含量会增加，从而迎来所有的健康益处。

花点时间想想，是谁在决定你吃多少东西。餐厅给你上了一大份食物？制造包装的食品厂商？错，应该是你的身体决定你吃的量。而且，你小时候是否被教育过：在非洲有饥饿的孩子，所以必须吃光盘子里的东西？我猜我们所有人的妈妈都用过这种方法。你甚至可能曾经是"光盘行动俱乐部"的成员，并且只要吃光所有摆在你面前的东西都会有奖励。但是，这些童年时的想法不再适用于成年人了。

> **埃里克·韦斯特曼的医生手记**
>
> "吃到八成饱"是大多数日本孩子被养育的方式——让身体内部的控制机制来确定吃多少东西。而日本冲绳以百岁老人占比在全球最高而闻名，这是一个巧合吗？

5. 血糖水平不稳定

专家解析

要达到生酮状态，我要求人们开始戒除谷物和糖。顺便说一句，谷物是引发高血糖的罪魁祸首，甚至比单纯的糖（如蔗糖）更糟糕。所以戒除谷物是进入生酮状态的关键，而不是减少谷物。

——威廉·戴维斯博士

由于我们现在在讲生酮饮食，所以你可能想知道为什么我会提出血糖的问题。这不是糖尿病患者才需要担心吗？错了。现实情况是，现在正在阅读本书的人都应该积极地使用血糖仪来测试自己的血糖水平。它可以说是用来评估我们代谢状况的最宝贵但最未被充分利用的工具之一。血糖仪在药店或药房都可以买到。

　　知道血糖值有什么用？用处非常大。它能让你知道身体对食物是如何反应的，知道这种荷尔蒙的反应非常重要。将碳水化合物和蛋白质摄入量保持在你的个人耐受度和阈值以内，摄入足量的食物达到饱腹感，并且从真正的食物中获取脂肪，这样的饮食可将你的空腹血糖水平降低到 4.4 毫摩 / 升甚至 3.9 毫摩 / 升以下，同时提高你的血液酮体水平。两个数字之间几乎是反向的关系——当你采用低碳水、高脂肪的饮食时，血糖下降，血酮升高。相反，随着血糖升高（很可能由于摄入碳水和蛋白质超出了你的耐受水平），你的血酮就会下降。

专家解析

　　总体来说，你的生酮饮食越严格，在降低血糖方面就会获得越多的改善。

——查尔斯·莫伯斯博士

　　血糖水平可能是告诉你是否在产酮的第一个信号。在我每天测试血糖和血酮的那一年，我注意到在血酮水平增加之前，血糖会趋于降低。例如，在刚开始采用低碳水、中等蛋白质、高脂肪饮食的一个星期内，你会看到早晨空腹血糖从 5.5 毫摩 / 升降至 4.7 毫摩 / 升，但你可能测到的血酮不在营养性生酮状态范围内。但再过几天时间，酮体会开始急剧上升，而你的血糖甚至可能还会继续下降一些。这是完全正常的。

　　当你的血糖变正常，饥饿的痛楚和对食物的渴望得到控制，你的心情甚至变好了，而且你体验到了一种幸福感，这一切都是因为你的血糖不再像过山车一样骤然上升或降低了。如果你能很好地调整血糖，营养性生酮状态就会更容易达到——反过来，营养性生酮状态也可以帮助你调节血糖。它们携手共同努力，帮你成功地保持在生酮状态。

专家解析

由于酮体可以在营养性生酮状态中提供高达 80％ 的大脑能量需求，所以当发生低血糖时，即使缺乏葡萄糖，大脑也不会饥饿，因此症状很少，甚至几乎没有症状。

——基思·鲁尼恩博士

如果你一直在努力使用低碳水、高脂肪的饮食方案，并且陷入了我所犯的一些同样的错误中，请不要气馁。你不是一个人，而低碳水、高脂肪饮食并不会让你失望。即使是那些长期进行这种饮食的人，都可能犯这些错误，而纠正错误终会让你成功。

在下一章中，我们将详细介绍间歇性断食以及它如何帮助你进入生酮状态。

本章关键概念

> 只靠低碳水饮食可能不足以进入生酮状态。

> 摄入过量的蛋白质可能会影响酮体的产生。

> 选择更肥的肉类，尽可能避免瘦肉。

> 不要依赖尿酮试纸来确定你是否处于生酮状态。

> 当你变得更加适应酮体时，尿酮可能会消失。

> 饱和脂肪与单不饱和脂肪摄入不足是一个巨大的错误。

> 不要尝试低碳 + 低脂肪的饮食；你的身体需要脂肪来保持健壮。

> 你可能需要大幅提高脂肪摄入量才能体验到脂肪的益处。

> 卡路里也是有限制的，因为你吃得不应该超出饱腹感。

> 如果能注意饱腹感的信号，就没必要计算卡路里。

> 频繁地进食只是一种文化性的东西，而不是对饥饿的生理反应。

> 进入生酮状态使你能够自发地断食 12～24 小时。

> 稳定的血糖水平对营养性生酮至关重要。

> 请记住，我们在生酮饮食时都会犯错误，不要气馁。

第11章

间歇性断食在生酮饮食中的作用

专家解析

酮体通常仅在长时间的空腹时才会产生，这种情况人类在进化过程中可能经常发生，甚至现代，在人们患病或节食减肥期间也可能会发生。即使经过正常的一晚空腹，酮体也会有所升高。

——查尔斯·莫伯斯博士

我知道当我提起"断食"这个敏感词的时候，我可能已经失去了至少一半的读者，但是请坚持看下去，因为它可能是一个很好的工具，用来最大化你在生酮状态下所获得的好处。间歇性断食能使身体发生类似饥饿的反应，增加酮体的产生。

但是只要随便在街上对某个人提起断食，你得到的反应可能都是完全鄙视或者纯粹恐惧，对于超过几个小时不进食这个想法，大家都还持否定态度。相信我，我非常理解，因为当我第一次看到断食这个概念时也是这种反应，当时是 2006 年，我从低碳作者、博主和物理学家迈克尔·埃德斯（Michael Eades）博士的畅销书《蛋白质的力量》（*Protein Power*）中第一次看到了间歇性断食（intermittent fasting，IF）。

埃德斯博士写了一篇关于 IF 的博客文章，引起了很多关注，那篇文章成了他博客中收到最多评论的一篇。传统的断食方法是断食和吃饭交替日进行（星期一吃饭、星期二断食、星期三吃饭、星期四断食等）。然而，埃德斯博士试图尝试将 IF 的计划变得更为实用。他的 IF饮食计划如下所示。

▲ 第一天：晚上 6 点前随便吃，然后停止进食。

▲ 第二天：晚上 6 点之前不要吃东西。

▲ 第三天：晚上 6 点前随便吃，然后停止进食。

▲ 第四天：晚上 6 点之前不要吃东西。

如此重复。当然，在晚上 6 点后停止吃饭的日子，你偶尔会吃一些东西。饿了的时候，你只需要像平常一样吃饭。为了他的 IF 实验，埃德斯博士甚至说，可以随意吃任何你想吃的东西。但是他提倡低碳水饮食，并建议在 IF 期间坚持只吃低碳水食物，以最大化其作用，特别是为了减肥。

埃德斯博士说，他很容易跳过早餐和午餐。想想周末，当这一天可能不像在忙碌的工作日或上课时那么规律，你可能会自然而然地减少吃饭。不过，我对整个断食的思想持怀疑态度，即使是间歇性的断食。为什么要折磨自己不让自己吃东西呢，让自己无比饥饿，还骗自己说你会喜欢它？正常的人谁会这样做？

以前是以前，现在是现在。作为健康生活方式的一部分，断食的概念近年来受到了原始饮食生活方式的追捧（就是回到我们狩猎采集祖先的营养习惯），其中许多原始饮食的人正试图进入生酮状态。间歇性断食算是一种优化体重和健康的有力策略，但仍然受到高度争议和误解。谁应该断食，谁不应该断食？你应该断食多长时间才能获得最大收益？你能在不断食的情况下生产足够的酮体吗？这些问题我们都会在本章中回答。

首先，是的，在没有断食的情况下，你也可能体验到足够的酮体浓度带来的益处，但对于某些人来说可能比较困难。如果你吃的碳水化合物在你的耐受水平以内，蛋白质在个人阈值内，并吃足够的脂肪直到饱腹，但仍然没有产生足够的酮体，那么可能是你吃了太多的食物，也许吃得太频繁，正如我们在第 10 章中所分享的那样。空腹更可能增加你的酮体生产。

专家解析

酮体生产的最大问题是过量的卡路里摄入。另外，在仔细计算和严格限制食物量的前提下，生酮饮食对于很多疾病是有治疗作用的。

——托马斯·西耶弗里德博士

当我开始进行一年的营养性生酮试验时，我绝对没有任何意图想要断食。但是我很快发现，它会自然而然地发生，特别是当我的血液酮含量超过 1.0 毫摩 / 升时。我记得早些时候，在我的试验的最初几个星期，我妻子问我什么时候吃饭。我看了看时钟，然后看看我的食物日记，我意识到已经 28 个小时没吃东西了。我完全忘记吃了。如果你很了解我，你就会知道这是多么惊人！我非常满意自己身体产生的酮体，让我不记得我需要吃东西。“饥饿”的日子已经过去了，我现在正在体验生酮的力量。

我意识到对于那些仍然认为必须一日三餐的人来说，这一切似乎有点奇怪，因为我们从小到大都这么认为。但现在是时候跳出传统思维的盒子了，并且应该意识到断食可能比你想象的要好很多。如果你正在吃低碳水、中等蛋白质和高脂肪的完整、未经加工的营养食物，并且热量足够，那么为什么身体需要在短短几个小时内再次进食呢？没必要。只要你的碳水或蛋白质没有超标，并且吃了大量的脂肪，你应该能在下一顿饭之前撑 12～24 小时，这很容易。

记住，这种情况非常自然，不应该有任何饥饿或不适感。尝试一下，看看会发生什么。当你在饮食中吃更多的脂肪时，你可能会试图减少食物的摄入量，但请不要这么做。一顿饭的量应该是很足的，特别是如果它将是你今天唯一的一餐。也许两个鸡蛋和两片培根的早餐应该变成在黄油中煎熟的 4 个鸡蛋，上面加上切达奶酪和酸奶油，再配上 3 片培根和一个牛油果。前者的一餐可能会在几个小时后就需要吃更多的食物，而后面这一餐可能会让你在接下来的一天中都不会再想食物。如果 IF 成为你生活的一部分，你将体验到什么是自由！

专家解析

（在阿特金斯诊所）每位患者都会被告知要每餐都包括一份蛋白质。没有必要从肉中去除肥肉，或从家禽中除去皮。我们鼓励在沙拉的蔬菜上自由地使用黄油和健康油，如橄榄油。酸奶和重奶油也是允许的。

——杰奎琳·埃贝斯泰因

将 IF 视为衡量你的"生酮表现水平"的一种方法。一旦完全生酮适应，并且开始每次自发断食 12～24 小时，喝充足的水，你会感觉到一种自由，不再需要每 3 小时就去找一些东西吃。使用酮体作为燃料能使你精神上保持清醒，而且完全不需要用意志力抵抗食欲，就可以全面掌控自己的饥饿感。无不良反应的自发间歇性断食是一种非常清晰的指标，代表身体正处在最佳的代谢健康状态。

专家解析

在开始高脂肪饮食后，身体代谢会燃烧脂肪酸和酮体，这对达到最佳健康是至关重要的。

——罗恩·罗斯戴尔博士

但是如果在间歇性禁食期间开始饿了，你该怎么办？答案很简单：吃东西！当你感到饥饿时，你的身体发出信号告诉你需要更多的食物。但请记住，并不是每一个消化系统的咕噜声和噪声都是代表饥饿的。

埃里克·韦斯特曼的医生手记

为了提醒自己不必每天吃三餐，我在诊所房间的墙上做了一个写着"饿了才吃，渴了就喝"的指示牌，我希望我的病人把它当成一句谚语！许多病人告诉我，这句话有助于提醒他们，他们并不是"跳过"一餐，而是每天只需要吃一两餐。

我看到韦斯特曼博士在北卡罗来纳州达勒姆的杜克保健医学诊所的每个病房的墙上都贴着显眼的"饿了才吃，渴了就喝"。听起来很简单，不是吗？但令人深思的事实是，如今很少有人真正听他们的身体告诉他们真正的饥饿或口渴。事实上，吃碳水化合物会让你饥饿。当你确定是否要试图进行断食时，这是一个非常重要的概念。

当我体重超过400磅时，我几乎每时每刻都饿。放在我嘴里的食物是什么似乎并不重要，我只是继续吃啊吃。让饥饿得到控制，并意识到真正的饥饿应该是什么感觉，这是我减肥成功的一个重要原因。

当然，饥饿是因人而异的主观感觉，所以我无法告诉你，对你来说，真正饥饿的感觉什么样，但我可以告诉你饥饿不是什么。

埃里克·韦斯特曼的医生手记

　　对于大多数人来说，饮食中大大降低碳水化合物后，对于碳水的渴望将在 1～3 天内消失。但随着时间的推移，其他饮食因素可能会妨碍你进入生酮状态。

有时，饥饿的感觉实际上可能是因为营养不良。我曾经收到一个博客读者的电子邮件，他是个新手。尽管采用低碳水、高脂肪的饮食，但在转为酮体供能后，她无法控制饥饿感，而且一直感觉头晕，并有难以忍受的头痛。我建议她通过在食物或水中多加一些盐来提高每日的盐摄入量，例如一个肉汤浓缩方块加点温水。在短短几天内，她看到了很好的结果，并回信给我。

吉米：

　　非常感谢你回复我的电子邮件！我接受了你的建议，并在饮食中补充了肉汤。从那之后，我的头痛就消失了，我现在知道自己什么时候真的很饿。我第一次测量了血糖和血酮。我的血液中有 1.2 毫摩 / 升的血酮，我的血糖是 5.2 毫摩 / 升。昨天我吃了培根、西葫芦、牛肉末配大蒜酱，还有一些草饲牛肉、椰子油和 85% 的黑巧克力，吃得非常满足。我应该在很久以前就一直这样吃！

简单地说，通过增加饮食中的盐量，她能够完全满足于自己吃的食物。她发现了饥饿和真正的饱腹感应该是什么样的，我多么希望可以让你也亲身体验一下她当时的那种兴奋。太多试图减肥的人都认为饿是正常的，甚至是非常好的事情。我可以告诉你这是多么疯狂的想法吗？如果你感到肚子饿了，你的身体就会尖叫着想要喂饱它。

专家解析

在采用生酮饮食法的初始阶段，有时会有严重的钠离子流失，这可能导致饥饿、短暂头痛、暂时性疲劳以及由于完全适应酮体作为基本能源的过渡问题而导致的虚弱。这些症状可以通过在饮食中添加更多矿物质完整的盐来补救，最好是喜马拉雅海盐。

——诺拉·葛杰达斯

当饥饿来得很猛烈时，我们渴望的食物往往是加工碳水化合物。这时请尝试给你的身体喂点脂肪，而不是沉溺于碳水化合物。没有什么能比脂肪更快地消除饥饿（也许还有一点儿蛋白质）！我最喜欢的一种消除饥饿的方法就是吃一片全脂的切达奶酪，中间放上几小块黄油。

对于习惯于节食的人来说，低碳水、高脂肪的生酮饮食可能很困难。他们大多数人不吃足够的脂肪或食物来完全满足食欲。吃不够脂肪会导致更多的饥饿和对食物的渴望，以及我们已经在本书中描述过的所有其他方面的不良反应。这是让自己失败的完美方法，所以在你责怪生酮饮食之前，请注意第7章的建议，去吃更多的脂肪。你会发现你的食欲会被完全满足，当然，如果没有吃足够的脂肪，你就不可能维持生酮状态。请彻底摈弃你对脂肪的恐惧吧。

专家解析

"脂肪不健康"——这种过时的误解是追求生酮状态的人最大的障碍。

——约翰·基弗

毫不意外，当你开始生酮饮食时，吃不够食物也会带来饥饿的痛楚。所以当你饥饿的时候，就该去吃一些低碳水、高脂肪的美味营养食物了（第 19 章中列出了这些令人满足并垂涎的食物）。在这样一顿饱饱的餐后，不要因为下一顿"正餐"的时间到了就再去吃东西。如果你不饿，那就不要吃了！这似乎是白痴都懂的问题，但是太多的人将就着社会默认的时间观，而不是他们自己饮食的需要。

有很多像我这样的人，由于生酮，每天吃一两餐就很舒服了。其他人可能更喜欢一天多次进食。该吃多少和什么时候吃，这是一个私人的决定；只需关注你的健康进展，饿的时候就吃。记住，碳水化合物让你变饿，而脂肪（加一点儿蛋白质）会让你的食欲得到满足。学会倾听你的身体来进食。

除了饥饿之外，我们进食的原因还有很多：我们常在无聊、焦虑、沮丧或担心时吃东西；我们和朋友社交时一起进食；吃是某些节日庆典的一部分；我们有时吃东西是因为我们处在与某个食物相关联的环境中（比如在电影院吃爆米花，或在球赛现场吃热狗）。如果在其他人都在吃东西的社交场合下，有些人可能会觉得自己不吃就很尴尬。例如，牧师、犹太拉比和神父在作为客人来访时，会有主人为他们准备食物，作为社交礼貌，他们应该把食物吃完。在这些情况下，要记住一件重要的事：人们聚集在一起是为了团结，而不是为了食物。简单的一句如"谢谢你，但是我已经吃过了"就不会伤到主人的好意，即使在最糟糕的情况下，"那我只尝一尝"可能就会满足主人。当然，一定要记得说菜肴的味道是多么美妙！将食物从社交中去除，实际上可以让你有更多与其他人沟通的机会。如果你已经适应了用脂肪和酮体供能，那么你将不会再想念它。

专家解析

尝试遵循生酮饮食时，人们会遇到一些障碍，比如与家人和朋友在一起时要表现得"正常"的压力。但是，这就是为什么我如此热衷于改编最喜爱的食谱，比如蛋白质千层面和健康、无糖、极低碳水的甜点——所以客户不觉得需要破戒。

——玛丽亚·艾默瑞奇

情绪性进食是非常常见的，因为含碳水化合物的食物或饮料能暂时使我们感觉良好。好消息是，培根也可以像奶酪通心粉一样成为一种安慰食物，而且没有体重增加和其他不好的健康后果——但毫无疑问，大多数美国人从小到大都认为糖果和淀粉类食物是安慰食物。幸运的是，随着时间的推移，当你开始尝试一种低碳水、高脂肪的生活方式时，安慰食物也会发生改变。

许多人感觉在一天的某个时刻，如果想要吃东西了，或听到肚子咕咕叫，就认为这些感觉是饥饿。这些其实不是饥饿，大脑只是因为这天很久没吃东西了，所以才得出这样的结论。这是条件反射效应：就像巴甫洛夫的狗一样，它们学会了把铃声与喂食时间相关联，一听到铃声就开始分泌唾液，我们也不知不觉地习惯于在某些时候吃饭，而我们的身体会产生胃的运动和分泌物作为回应——但这并不是真正的饥饿。当你生酮适应后，与时间相关的肚子咕咕叫和想吃东西的欲望，这些现象会很快消失。

埃里克·韦斯特曼的医生手记

我长大的环境中，节日是典型的糖果山：万圣节的糖果棒、情人节的糖果心、圣诞节的饼干等。对于我来说，最后的甜点是复活节的软糖豆——我花了10年才真正放弃它们！

值得注意的是，网络健康界的一些人质疑女性是否应该进行间歇性断食，理由是关于激素失调的担忧。但是，只要空腹发生在生酮状态的自然饱腹感的情况下，就没有任何理由避免它。不过如果你对个人身体状况有任何具体的担忧，那么就很有必要去单独咨询医生。当然，还要注意你在断食时的感觉，并进行任何必要的调整。如果你饿了，那就是提示你该吃东西了！

在我为期一年的 n=1 的营养性生酮实验中，我拿自己做测试，我当时很好奇，如果尝试一个星期的断食，不吃东西、只喝水，会发生什么？2011 年，我进行了为期一周的断食，期间只喝水、无糖汽水和鸡汤，真正检验了癌症研究者托马斯·西耶弗里德博士的话。在 2009 年 11 月播客采访中，西耶弗里德博士指出，每年禁食一周可能是一种很好的预防癌症的措施。他的理论是，我们可以通过不吃糖和碳水化合物来杀死癌细胞，并且在一周内快速产生大量酮体，也许可以作为预防癌症的方法。我花了很长一段时间鼓起勇气，终于在 2011 年 4 月尝试了第一次断食。西耶弗里德博士甚至在他 2012 年出版的《癌症是一种代谢疾病》一书中表扬了我乐于尝试的勇气。

当我的身体连续靠酮体（β-羟基丁酸）供能 10 个月后，我想看看是否可以再断食一周，但只能喝水，去除上次我使用的无糖汽水、鸡汤、运动和所有的常用保健品。我的目标是坚持整整一周。在营养性生酮状态下，常规的 18～24 小时的断食对我来说已经很自然而且轻而易举了，但如果超出了这段时间，会发生什么？当然，我们的狩猎采集者祖先们在食物匮乏的时候经常饿肚子，但是这种情况如果放在现代世界里会是什么样的感觉？我想亲自探索一下。

专家解析

在我的诊所中，生酮饮食可以有效地治疗肥胖和慢性疾病，而不需要患者挨饿或节食。

——基思·鲁尼恩博士

由于我想看看在整个一周内我的身体发生了什么变化，所以我决定醒着的每小时测试一次血酮和血糖，同时观察我日常生活中发生的一切。这可以帮我准确地评估断食如何实时影响我的身体指标和健康状况。我向自己和妻子承诺，如果在此期间我感到简单的饥饿以外的不舒服，或者如果我的血糖持续几小时降低到 3.3 以下，我就会立即结束实验。

在断食的第二天里，我的血糖开始缓慢下降，直到第三天早晨跌落到最低点。这时候我的血糖降低到 3.3 毫摩 / 升超过了 2 个小时，伴随着头痛。除此之外，我感觉很好。但即使我的血糖再次回到 3.3 毫摩 / 升以上，我的头痛仍然持续。

我的血酮水平遵循类似的规律，但趋势相反。在最初的几天里，我看到正常的读数约为 1.0～1.5 毫摩 / 升，然后飙升：在断食 49 小时后升到 4.6 毫摩 / 升，然后慢慢地逐渐上升，在断食 71 小时后到达了 5.8 毫摩 / 升。正好与我的血糖下降到 3.3 毫摩 / 升的几个小时是同一时间。正如我之前所说的，我并不担心血酮水平上升，因为它同时伴随着血糖水平降低（这一点怎么强调都不为过：糖尿病酮症酸中毒是血酮和血糖同时升高至极高水平；营养性生酮则产生较高的血酮和较低的血糖）。

由于持续的头痛，我决定在第三天晚上的 5:30 提前结束断食。吃了一顿大餐后，我的头痛完全消失了。现在回想，应该是我当时的电解质平衡出了问题；在 2011 年的那次断食期间，鸡汤起到的作用比我的想象要有效得多。这让我得到了教训，可以为下次的一周断食做准备。我忍不住想知道，如果我持续坚持了 7 天的断食，我的血酮可能有多高。顺便一提，在我结束了 3 天断食的那晚，我失眠了，睡着几小时就醒了。

下面是我在 3 天断食后观察到的。

▲ 我断食 72 小时后的第一餐饭量相当大。

▲ 尽管吃了大量的食物，但是饥饿持续了一段时间，而且我不得不忍受不断进食的冲动。

▲ 断食后的一段时间，我觉得比起断食之前会更经常饿。

▲ 早晨的空腹血糖水平在断食结束的第二天升至 5 点多毫摩 / 升。

▲ 血液酮在断食结束的 3 天内降低，之后恢复至正常。

▲ 当我回到健身房时，我的力量还是保持不变。

▲ 我的体重在断食结束后预料之内地涨回来几斤。

▲ 我花了几天的时间才把间断的睡眠调整过来。

▲ 我的大脑清晰度始终保持不变。

进入生酮状态时，你不需要完全断食好几天，我当时只是想看看会发生什么。我的结论是，当你摄入足够热量的低碳水、中等蛋白质、高脂肪的饮食时，你可以自然地享受断食的所有好处。你根本不需要进行断食，酮体就能为你提供这种断食的益处。

你读到这里，也许在心里已经有了一些尚未解决的关于酮体的问题我还没有回答。在下一章中，你将得到有关生酮的一些最常见问题的答案。

本章关键概念

> 断食期有助于增加酮体的生产。

> 在几个小时内不吃东西的想法似乎很疯狂，但事实并非如此。

> 间歇性断食是一种流行的减肥和健康方法。

> 断食是在酮体水平较高情况下的天然的、自发的行为。

> 一日三餐并不是必需的。

> 你每餐的食物应该足够多，这样才可能每天吃一两餐。

> 禁食期间能帮助你确定自己的生酮健康等级。

> 如果你饿了，就去吃东西。

> 饿了才吃，渴了就喝。

> 饥饿是一种主观的感觉，你需要确定它是什么样的感觉。

> 在生酮饮食中，盐摄入不足可能会让你感到饥饿。

> 过分地赞扬饥饿是不对的。

> 当你渴望加工碳水化合物时，去吃些脂肪和蛋白质来替代。

> 吃多少和什么时候吃，这是一个私人的决定。

> 注意那些让你联想到食物的非饥饿信号。

> 安慰食物不一定要充满碳水化合物；培根可以是你的新安慰食物。

> 胃里的咕噜声不是真正的饥饿迹象。

> 仔细观察你的感受，然后相应地调整断食和进食的时间。

> 长时间的断食会使血酮升高、血糖降低。

> 想要得到断食带来的好处，你不一定要完全断食几天。

生酮饮食常见问答集

专家解析

有很多错误信息和虚假信息——关于低碳水、高脂肪生酮饮食潜在风险的彻底、毫无根据、歇斯底里的担心。这些大量的、歇斯底里的信息，很多近乎荒谬。

——诺拉·葛杰达斯

本书写到了一半，关于生酮和生酮饮食，我相信你已经有很多问题在脑海里环绕了。在继续分享关于生酮的巨大健康益处之前，让我们花点时间来回答一些最常见的问题。

生酮是人类自然的状态吗

专家解析

当碳水化合物被限制时，人体就会自然而然地奇妙地产生酮体，前提是蛋白质摄入没有超标。

——戴维·珀尔马特博士

当然，生酮只是燃烧脂肪的状态。当身体缺乏葡萄糖时，酮体可以作为替代燃料来源。一旦你开始了生酮饮食（一种显著的低碳水、中等蛋白质和高脂肪的饮食），酮体在几天之内就会开始产生，但一些人可能需要几个星期或更长的时间。我们的狩猎采集者的祖先在捕获到大猎物之外的时间幸存下来，并在酮体的帮助下过得很健康。他们当然是处于一种很自然的状态中。现代人类与我们的旧石器时代的祖先基本上具有相同的遗传基因，所以我们在生酮状态下完全没有问题。

膳食纤维在生酮中起什么作用

专家解析

我认为碳水化合物应该主要来自深色绿叶蔬菜，因为可以获得较高的膳食纤维和营养成分。

——斯蒂芬妮·皮尔森

人们想到膳食纤维的时候，通常联想到的第一种食物就是全谷物。毕竟我们被所有的营养师和健康专家告知，全谷物都很健康，那些专家应该对这些东西最懂。但不论是加工的谷物还是全谷物，都不是健康的生酮饮食的一部分，而且会很快阻止酮体的产生。所以在生酮状态下就不能摄取膳食纤维了吗？其实是可以的！

非淀粉和绿色叶菜类蔬菜，如西蓝花和菠菜，是丰富的膳食纤维的来源，而且不会降低酮体产量。最好的办法是你试试吃它们，然后看看身体如何反应。请记住，当你想要确定自己的碳水耐受度时，我们建议计算总碳水化合物，包括膳食纤维。如果想知道自己的身体对某些食物的反应，以及更多的膳食纤维是否对你有好处，唯一的方法是自己尝试。

我在生酮饮食期间便秘，应该怎么办

专家解析

摄入足够的钠、钾、镁和水将有助于你避免许多短期的不良反应，包括头晕、头痛、肌肉痉挛和便秘。

——基思·鲁尼恩博士

这是大多数人心目中关于上个问题的疑惑，因为他们认为需要膳食纤维来防止便秘。如果你在尝试生酮饮食期间便秘，试试增加我们上面所说的绿叶蔬菜。此外，多吃饱和脂肪与单不饱和脂肪，多喝水，摄入足够的钠、钾和镁，甚至吃一两片无糖巧克力，嚼含赤藓糖醇、山梨糖醇或木糖醇等糖醇的口香糖（可促进排便）也会有帮助。保持水分充足。吃大量的脂肪也会帮助解决这个问题。

周期性地循环进出生酮状态有什么健康益处吗

专家解析

我相信合理设计的生酮饮食可以消除人们在采用低碳水、高脂肪饮食时遇到的许多负面影响。一些人想要使用的策略是循环进出各种营养比例的饮食，就像在远古饮食中自然而然发生的一样。

——布莱恩·巴克斯代尔

物理学家兼研究者约翰·基弗著有《碳水夜方案》，他建议每7～14 天吃一次"欺骗餐"（对于代谢损伤的人来说可以间隔更久）。基弗发现，使用这种饮食方法，人们可以减更多的脂肪、变得更瘦、长更多的肌肉，并且可以时不时享用自己最爱的食物。这种饮食方法有时被称为"碳水循环"，它能让你反复进入和退出生酮状态。然而，尽管近年来这种想法越来越受欢迎，但是对于寻求生酮治疗效果的人来说，这可能不是一个合适的策略。

再次强调，你自己可以尝试一下，看看这种方法是否对你有用。在工作日采用生酮饮食，然后在周末提高碳水和蛋白质摄入量，这对某些人来说可能是可取的，但对另一些人可能会产生反效果，因为恢复生酮状态可能需要几天到几周时间。所以还是请自己尝试，找到最有助于你保持最佳健康状况的饮食吧！如果定期循环进出生酮状态能带给你想要的结果，那么就用它吧。如果对你没有用，那么较长期地停留在生酮状态肯定也没有什么坏处。

为什么生酮饮食时我的肌肉抽筋

当人们开始采用低碳水、中等蛋白质、高脂肪的生酮饮食时，往往会忘记平衡身体的电解质，并喝足够量的水。电解质的不平衡可能会导致一些问题，包括肌肉抽筋。（当我刚开始进行低碳水、高脂肪的饮食时，我的小腿抽筋非常严重。）特别是在早期，当身体的能量来源从葡萄糖过渡到酮体时，你需要盐和水分的补充。注意，这并不意味着你需要补充运动饮料佳得乐！（饮料中的糖分太高了。）相反，想要避免痛苦和烦人的抽筋，有三个很简单的策略。

第一，你需要更多的钾和镁。虽然可以使用补充剂，但是还有很多富含镁和钾的食物符合生酮饮食的原则。不幸的是，如果你问大多数人如何补充饮食中的钾，他们会建议你吃香蕉。但香蕉的碳水化合物含量非常高（27克），不利于生酮。一个更好的选择是牛油果。一整个牛油果（975 毫克钾）含有两倍于一个大香蕉（487 毫克钾）的钾。至于镁，生菠菜、巴西坚果、杏仁、鱼和黑巧克力可以为你提供这一关键营养。

第二，每天喝几次牛骨汤或鸡骨汤，用来补充身体的盐储备。除非你有高血压或对盐敏感，又或者你有心脏衰竭的病史，喝汤应该能很好地消除抽筋。喝汤甚至还能帮你增加能量，防止早期生酮饮食伴随的"酮流感"症状。对于那些对盐不敏感的人来说，完全不用担心盐会升高血压水平。

第三，喝水，喝更多的水。水是预防抽筋的关键因素，因为它有助于肌肉的放松和收缩。如果你经常锻炼身体，保持水分是非常重要的。随身携带一个水瓶，时不时喝一口，如果这些抽筋突然消失，不要惊讶。生酮的时间越长，你遇到的抽筋就越少。

尽管这种情况不太可能，但是饮用太多的水可能会排泄过多的钠和其他矿物质，因此每小时喝水不要超过 800 毫升。但是大部分人会饮水不足，而不是饮水过多。

有什么补充剂可以帮助我进入生酮状态吗

你应该能够通过调整饮食中的营养（碳水、蛋白质和脂肪）来产生足够的酮体，正如我们在第 5 章～第 7 章所述。不过补充剂也可能帮你大大提高产酮效率。

专家解析

为了促进 β- 羟基丁酸（血酮）的生产，我们可以补充 MCT 油或椰子油。

——戴维·珀尔马特博士

MCT 油在椰子油中少量存在，它在保健品商店中是作为补充剂销售的，并能在两三个小时内迅速提高你的酮体水平。但是请谨慎使用，因为如果摄入过多，可能导致肠胃不适、胃痛和腹泻。在一段时间内慢慢增加用量，直到你能够摄入更多的量。记住，MCT 油不是营养性生酮的必需品，但是它可能会帮助某些正在努力产酮的人，让他们在生理和心理上都得到促进。

专家解析

最重要的是生酮饮食是否提供了维生素、矿物质、必需脂肪和抗氧化剂等微量营养，这些都是满足人体正常生理活动所必需的。

——特里·瓦尔斯博士

一般来说，生酮饮食是非常有营养的，应该为你提供健康身体所需的大部分营养。服用不含铁的多种维生素（除非你的铁含量很低或者是已绝经的女性，在这种情况下补充铁可能是有帮助的）可以填补我们饮食中缺乏的各种物质。其他的补充剂包括 α-硫辛酸、辅酶 Q10、左旋肉碱、维生素 D、维生素 C、碳酸氢钾和镁。如果你对碳水化合物仍然有强烈的渴望，可以尝试 1000 毫克的 L-谷氨酰胺，每天三次空腹服用。

与低碳水、中等蛋白质、高脂肪产生的酮体相比，用 MCT 油产生的酮体能提供相同的益处吗

科学尚未解决这个问题。许多人喜欢使用 MCT 油，因为它对血酮的影响在血液检测仪上能迅速反映出来。但是我们可以摄入高水平

的膳食脂肪（不一定是来自椰子油或 MCT 油），将碳水化合物降低到你的个人耐受水平，并将蛋白质调节到你的个人阈值，为什么我们不通过这种天然又营养的方法来诱导生酮呢？如果你用这种方法自然地生酮，那么你一定会产生足够的酮体来体验它们的健康益处。但如果摄入 MCT 油可以让你对饮食的变化自我感觉良好，那么请继续使用。当然，最好的方法肯定还是通过饮食自然诱导生酮，并策略性地配合自发的间歇性断食。

专家解析

不要忘记吃一些 MCT 油，比如椰子油，我喜欢将其称为作弊者的生酮法！当你摄入 MCT 油时，它能让你尽情地吃碳水化合物，而不一定会使你脱离生酮状态。

——威廉·威尔逊博士

采用生酮饮食时，我的肠道微生物群会发生什么

这是网络健康界的最大的几个争议之一。我询问过营养研究者威廉·拉加科斯博士对此的看法。他指出，肠道微生物的组成主要受饮食调控，特别是饮食的类型和质量的调控，但目前缺乏关于生酮对肠道微生物群落影响的研究。然而，在 2014 年 1 月 23 日《自然》（*Nature*）杂志上发表的一项研究报告发现，生酮饮食增加了拟杆菌属的微生物，并减少了厚壁菌门。这可能有很重要的临床意义，原因有几点。例如，相反的菌群模式——厚壁菌门的增加和拟杆菌的减少与肥胖相关，在一些动物和人类研究中，这会增加从食物中吸收热量的能力。此外，由生酮饮食引起的微生物改变还与人类研究中炎症水平降低有相关性。

心脏病学家威廉·戴维斯博士是纽约时报畅销书《小麦肚子》的作者，他指出，添加无法消化的膳食纤维对肠道健康至关重要。他说："它们会引起健康的细菌肠道物种的增殖，如乳杆菌和双歧杆菌……除此之外，这些纤维也可以转化为脂肪酸，例如丁酸盐，它能滋养肠细胞，从而降低结肠癌风险，甚至产生一些代谢健康的好转，比如血糖降低、甘油三酯降低、高密度脂蛋白升高、血压降低，以及内脏脂肪减少。"用更多的乳杆菌滋养肠道，对于预防胆汁酸被再吸收是至关重要的，这样可以将胆汁酸从粪便中排泄出去。

以下是戴维斯博士所说的，如何在享受生酮好处的同时摄入无法消化的膳食纤维，提供益生元功能：对于碳水丰富的豆类和块茎类蔬菜，每6小时摄入不超过15克的净碳水（总碳水减去纤维的克数）；同时对于不易消化的膳食纤维，增加它们的摄入。换算一下，一天之内可以吃一个生红薯、一个未成熟的香蕉或芭蕉，甚至是一根 Quest 能量棒，所有这些食物都提供了低分子量的低聚糖，可以滋养你的肠道。

不幸的是，这些理论还远远没有被科学证实，许多内容尚不清楚。在生酮饮食中吃某些食物有可能滋养肠道。有一项研究也表明，身体类型和遗传基因似乎比饮食发挥了更大的作用。肠道微生物的调节是复杂的，涉及饮食和非饮食的影响因子。现在没理由说生酮饮食无法滋养肠道健康，况且初步的数据还表明，肠道微生物可能通过这种饮食方式得到改善。

咖啡因会阻止我进入生酮状态吗

这么多年来，我一直从那些努力想要进入生酮状态的人口中听到这个问题。阿特金斯博士在他的《阿特金斯博士的新饮食革命》一书中提到，有些人认为"过量的咖啡因已被证明会引起低血糖反应"，换句话说，它可能导致血糖下降，从而可能会导致对食物渴望（通常是对碳水化合物的渴望），然后是摄入过量的碳水化合物或蛋白质，这会使你退出生酮状态。他建议，有低血糖的人应放弃使用咖啡因，或者"只适量摄入咖啡因"。

杰奎琳·埃贝斯泰因是一名注册护士，她与阿特金斯博士在纽约市的医疗诊所工作了近 30 年，她说目前还没有任何科学研究过咖啡因和生酮，但是咖啡因导致的血糖降低可能会影响酮体水平。

埃贝斯泰因解释说："有些人比别人更敏感，而且摄入量也是如此。其他因素也很重要，例如，吃了低碳水化合物后血糖更稳定，这种情况下咖啡因可能没有或只有少量的负面影响。但对于某些人因其他原因焦虑时，咖啡因可能会引起对碳水化合物的渴望。"

这就是为什么她鼓励人们"自己决定自己的耐受度"，如果他们的血糖不稳定，则要完全避免咖啡因。而对于其他人来说，每天将咖啡因摄入限制在三杯以下，可能会更好。我个人从来没有遇到过任何问题，而且我的妻子克里斯汀几乎每天都喝着用重奶油制成的拿铁咖啡。这是你需要自己去调整的东西，看看它如何影响你的身体。自我试验，看看会发生什么。

我可以在生酮饮食中吃乳制品吗

这又是一个"因人而异"的问题。每个人都是不同的，但就个人而言，我的生酮饮食中含有大量的乳制品，包括重奶油、酸奶油、奶油奶酪和硬奶酪。这些是我个人低碳水、高脂肪饮食的重要组成部分，从来没有给我的产酮带来任何问题。然而，有些人因为消化和代谢的不良反应，对乳制品非常敏感，需要将其从饮食中戒除。如果你担心全脂乳制品可能带给你问题，请尝试将其戒除30天，看看自己的感受。（顺便说一下，不要吃低脂牛奶或酸奶，低脂食品不但会降低饱腹感、减少酮体的产生，而且去除的脂肪会被大量的糖代替。）

埃里克·韦斯特曼的医生手记

　　许多原始生活方式的倡导者认为应该避免乳制品。《原始饮食》（*The Paleo Diet*）的作者罗伦·科登（Loren Cordain）博士曾经展示了一个可怕的带有巨大鹿角的麋鹿的幻灯片，问道："你要挤它的奶吗？"然而，虽然我们应避免牛奶，因为其含有乳糖（一种糖类），但我们可以在摄入某些全脂乳制品的同时保持良好的生酮状态，如奶油和奶酪。

进入生酮状态后，我需要多长时间才能看到体重和健康状况的改善

专家解析

　　许多采用生酮饮食的人之前尝试过多种不同的饮食。如果没有快速看到想要的结果，他们就可能开始怀疑自己在做的是否正确。这往往就变成一种痴迷，他们花费大量时间阅读，试图找出在饮食中可能做错了什么，并寻找漏洞。他们寻找个案，就是想要找到一些信息放弃生酮。这种焦虑和疑虑表现在许多身体症状中，直到那些人终于放弃，开始吃更多的碳水化合物，并且在心理上感觉为自己做了件好事。但是，他们从来没有真正体验到生酮饮食可以提供的全部好处。

　　　　　　　　　　　　　　　　——兹沙恩·阿伦博士

这是一个棘手的问题，因为答案取决于个人因素：你需要花费多长时间才能适应酮体，你在开始生酮饮食之前的健康状况，以及你如何遵守你的个人生酮计划（坚持限制碳水和蛋白质水平是关键）。但是在几天之内，大多数人就会开始体重变轻、腰围减小。一旦达到营养性生酮状态，你应该有更多的精力、完全的食欲控制、更好的心情以及更清晰的头脑。

某些健康问题，如高血糖、高血压、异常的胆固醇标记物（即高甘油三酯和低高密度脂蛋白）应该在数周内开始正常化。但即使你没这么快看到结果，也请耐心等待。坚持就会看到结果，如果在测试中显示酮体水平良好，那么你应该很快就会看到这些健康效果。不要怀疑自己，也许你马上就能体验到酮体带来的好处了。

从长期来看，生酮状态是否安全？如果不安全，那么谁应该避免它呢

专家解析

持续的长期生酮状态可能在一些个体中具有不良反应，但这些不良反应通常易于管理，并且在最初几个月逐渐适应酮体时最为常见。人们刚开始使用生酮饮食的大多数问题通常可以通过适量的水和矿物质来补救。

——多米尼克·达戈斯蒂诺博士

由于对生酮状态的常见混淆，主要是由于有些人将其与酮症酸中毒混淆，人们对生酮的长期安全性提出了质疑。但是 2004 年秋季，医学期刊《实验和临床心脏病学》（*Experimental and Clinical Cardiology*）

上发表了一篇论文，研究人员侯赛因·达什蒂（Hussein Dashti）博士发现，生酮饮食会导致"甘油三酯水平、总胆固醇、低密度脂蛋白胆固醇和葡萄糖显著降低，并且患者的高密度脂蛋白胆固醇水平显著增加"，而且"相对较长时间的生酮饮食的使用是安全的"。我自己已经生酮十多年了，而且我知道许多其他人比我生酮适应了更长时间。没有证据显示有任何问题与长期进行生酮饮食的生活方式相关。

所以，有没有人应该避免进行生酮？虽然绝大多数人会从生酮饮食中获得巨大的健康益处，但不一定对每个人来说都一样。我们稍后将详细介绍，因为酮症酸中毒的风险，1 型糖尿病患者应慎用（如第 1 章所述）。此外，如果你的胆囊有任何问题，你可能需要在开始生酮饮食之前解决这些问题。

对于其他人来说，如果你一直遵循合理搭配的生酮饮食，将碳水化合物和蛋白质保持在个人耐受范围内，并摄入大量完整未经加工的营养膳食脂肪来源，为期 6～12 个月，而且测量到的血酮和呼吸酮的水平都足够，但你的体重和健康标记没有任何改善，那么也许你应该选择其他的饮食方法。但是我从来没有听说有人进行生酮饮食，生产了大量的酮体，却没有体验到我们一直在谈论的所有惊人的好处。

如果你对长期进行生酮饮食的安全性感到担心，那么请找一位医疗专业人士，前提是他愿意积极与你合作并监测你的健康状况。下面列举了你可以定期进行的医院检查项目：

▲ 空腹胰岛素

▲ 空腹血糖

▲ 同型半胱氨酸

▲ hsCRP

▲ NMR 脂蛋白测试

▲ 标准血脂

▲ 尿酸

▲ 全面甲状腺检查

埃里克·韦斯特曼的医生手记

有几种非常罕见的遗传性疾病使身体无法使用脂肪作为燃料——它们通常被称为"先天代谢障碍"。这些疾病在婴儿期就会被发现，所以没有被诊断出患病的青少年和成年人不需要担心。

1 型糖尿病患者是否应该进行生酮饮食

专家解析

显然，生酮可能不适合某些 1 型糖尿病患者。在其他方面，我们没有发现这种饮食方法有并发症。

——戴维·珀尔马特博士

这是一个很好的问题，因为 1 型糖尿病患者需要特别注意酮症酸中毒。但是只要你的血糖水平得到很好的控制（巧合的是，生酮饮食会对此有帮助），那么身体中酮体的水平就不会上升到危险的程度。这些理论适用于所有人，包括 1 型糖尿病患者。

请记住，1 型糖尿病不能制造胰岛素，也就是将葡萄糖推入细胞的激素。但 2012 年 5 月发表在医学杂志《糖尿病与代谢综合征》（*Diabetology & Metabolic Syndrome*）上的研究报告称，研究人员发现，在4年时间内摄入低碳水饮食的1型糖尿病患者，其对胰岛素的需求大大降低。换句话说，由于低碳水饮食，他们的情况变得更好了。如果你对此有任何特殊的疑问或疑虑，请咨询了解低碳水、高脂肪的生酮饮食的生物化学原理的医生。

注册营养师弗兰齐斯卡·斯普里茨勒说，糖尿病患者，包括1型糖尿病患者，在生酮状态下，"通常会体验到血糖控制的显著改善"。斯普里茨勒指出，有研究表明，如果1型糖尿病患者通过低碳水、中等蛋白质、高脂肪的饮食生产酮体，即使血糖下降到70毫克/分升（3.8毫摩/升）以下，他们仍然可以保持良好的状态（即使这种血糖水平会导致一般人出现低血糖），因为他们是使用葡萄糖作为主要燃料来源的。这也是为什么完全的生酮适应对1型糖尿病患者如此有帮助。

我必须计算卡路里才能进入生酮状态吗

专家解析

营养性生酮的主要优点在于它有助于调节食欲，以防摄入过多的卡路里，从而防止体重增加和代谢失调。

——多米尼克·达戈斯蒂诺博士

生酮饮食中最自由的部分之一是，你不必计算卡路里。当碳水化合物和蛋白质的摄入量控制在你的个人阈值内，并且你在饮食中摄入了足够的脂肪时，会发生一些非常惊人的事情：你可以感觉到完全的满足感，没有对食物的渴望，没有饥饿，而且对放入嘴里的食物没有了压力。这是我所谓的节食，现在是时候摆脱无穷无尽地计算卡路里的束缚了 [如果你想了解为什么真正的卡路里和你想的不一样，请查看乔纳森·比洛尔（Jonathan Bailor）写的《卡路里的误解》（*The Calorie Myth*）]。

这是否意味着你可以在低碳水、中等蛋白质、高脂肪的饮食中肆无忌惮地吃想吃的食物，而不会对体重和健康造成影响？并不是！然而，如果你没有摄入太多的碳水化合物或蛋白质，并且饮食里有很多美味、高脂肪的完整未经加工的营养密集的食物，那么吃饱后你就不会再想吃东西了，那么卡路里自然而然会被控制得刚好。

生酮会改变你对食物的看法；你会认为它更是一种身体的燃料，而不是生理上的乐趣。但这并不是说你在生酮饮食中无法享受食物——它只是消除了任何暴饮暴食的欲望。

当我刚开始进入生酮状态时，会有什么不良反应

专家解析

你可以仔细想想，采用低碳水饮食或者生酮的潜在不良反应真的没有什么大不了的。如果你真的想看到饮食的不良反应，请尝试采用标准美国饮食（SAD）。它就像一个病灶，在医疗系统中对行医者来说非常有利可图，同时让你的生活变得凄惨无比。选择权在你手上——是选择适应生酮时短期的不适症状，还是选择持续一生不健康的身体状况。对我而言，最好的选择很明显。

——威廉·威尔逊博士

在身体从燃烧糖转为燃烧脂肪的过程中，有些人会经历短暂的不适感，这种情况被称为"酮流感"，会以很多种方式表现出来，包括口臭、尿频、疲劳感、头痛、低血糖、便秘、渴望碳水化合物、肌肉酸

痛、头痛、腹泻和多屁以及失眠。要注意的是，你可能经历这些不良反应，也可能不会。但这些不良反应的持续时间不会超过几周。如果这些症状持续超过几周，可能意味着你的身体还没完全适应酮体；你的身体可能停滞在燃烧糖和燃烧脂肪之间的"无人区"。只要进入并保持生酮状态，这些症状就会消失。

埃里克·韦斯特曼的医生手记

"燃烧脂肪"涉及使用脂肪酸和酮体作为燃料，"燃烧糖"则涉及葡萄糖。从技术角度说，身体总会同时燃烧脂肪和糖。如果你的身体正在主要燃烧糖，那么燃烧大量脂肪是非常困难的，因为燃烧糖会阻碍脂肪的燃烧。身体只能储存几天能量的糖（糖原），所以如果达到糖的储存上限，额外的糖必须被燃烧或变成脂肪。这意味着燃烧多余的糖成为身体的优先任务，而脂肪会被储存起来。

开始生酮饮食时，为什么我每晚要起床小便好几次

好问题。生酮饮食教练玛丽亚·艾默瑞奇解释说，由于低碳水、中等蛋白质、高脂肪的生酮饮食会提高胰岛素的敏感性，所以胰岛素水平会下降得相当快。因此，你的肾脏开始将体内多余的尿液排出去。排出去的方式是让你撒尿。

所以，如果你刚开始适应生酮的时候，每晚都要起床几次，不要惊慌，这只是暂时的。要确保你在过渡期间摄入足够的盐、水和钾，这些可以用来代替身体内正在流失的电解质，并且能缓解头痛、乏力、眩晕和抽筋等不良反应。

我在生酮中为什么口臭，该如何解决

当你进行了几天低碳水、高脂肪的饮食后，可能会注意到嘴里有一种奇怪的金属味道，或者舌头上有一种黏腻的感觉。这就意味着有时候你亲近的人会注意到你的口臭。这足以成为一些人不想进入生酮状态的理由。但是，如果因为这而放弃体验生酮给你的健康带来的益处，那就太愚蠢了。那么，到底口臭是怎么回事？

在第 8 章中我们提到，身体中有三种类型的酮体。呼吸中的酮体被称为丙酮，这可能是口臭的根源。另外，吃太多的蛋白质也可能会让你口臭，因为它会产生氨（这又是一个降低蛋白摄入量的理由）。不过有个好消息：口臭是暂时的，当你的身体适应使用酮体作为主要燃料来源时，口臭就会消失。

喝大量的水，嚼一些薄荷叶或肉桂皮，甚至可以吃一块无糖的薄荷糖或口香糖来应对口臭。关键是要记住，口臭不会永远持续下去，而且它是一个迹象，代表你很快就会体验到生酮的益处。

在月经期间，我的酮体突然消失了，发生了什么

与阿特金斯博士合作的注册护士杰奎琳·埃贝斯泰因表示，月经前的激素变化可能会降低酮体水平，或使酮体完全消失；在此期间，身体主要使用食物中蛋白质产生的葡萄糖作为燃料。不过，她很快就说，这不用担心，因为只是暂时的。一旦你的经期结束，酮体将重新出现。

如果我搞砸了，离开生酮状态会怎么样

专家解析

当客户破戒吃了碳水化合物后，他们都很希望回归到生酮状态。因为他们在 24～48 小时之后就会有"碳水流感"，这感觉非常糟糕。这是一个对他们很好的提醒，告诉他们不仅要继续坚持健康的生酮饮食，而且这是对他们身体最好的饮食。

——玛丽亚·艾默瑞奇

嘿，我们都会时不时地做错事。我们可以最严厉地批评自己，但学习善待和宽恕自己是件好事。如果你脱离计划，脱离生酮状态，这绝对不是世界末日。站起来，拍拍身上的土，然后重新开始。要耐心等待，你会很快好起来的。每当我的酮体水平低于营养性生酮范围时，我几乎总是在两三天内恢复生酮。

除非严格遵守饮食习惯，否则你无法获得生酮饮食的所有益处。仅仅是一顿超过你的碳水耐受值或蛋白质阈值的餐食，就可能让你退出生酮好几天。幸运的是，生酮饮食非常满足和美味，几乎会让你一直都想继续下去（不像低脂饮食那样让你饥饿，导致你不断渴望所爱的食物，并令你郁闷和灰心）。

生酮饮食期间，我可以运动吗

专家解析

已适应生酮的运动员或从事长时间体力活动的人将会发现运动表现稍有提高，例如游泳或跑步速度更快，或者耐力提高。

——威廉·戴维斯博士

当然可以运动！当你的身体完全适应使用酮体供能的时候，你会发现突然想要运动。虽然一些电视节目不断强调运动是一种有助于减肥和健康的手段，比如《超级减肥王》和米歇尔·奥巴马（Michelle Obama）的"Let's Move"抗肥胖活动，但实际上，先改善你的营养，然后会自发地让身体活动增加。

还有更多的好消息：营养生物化学家威廉·拉加科什博士说，做你最喜欢的运动，其实可以"通过促进能量平衡而产生更高的酮体水平"。当你消耗身体的过剩能量时，可以直接"通过抑制胰岛素和激活交感神经系统来增强脂肪氧化"。所有这一切的最终结果都是酮体水平的升高。真棒啊！

体力活动的增加可以为你的健康带来更多益处，包括减轻压力、降低食欲水平（由于运动过程中酮体增加）、肌肉增长以及骨密度改善。在生酮状态中你会有很多精力，不知道该怎么办。去打篮球、跑步、做一些家务、陪孩子玩耍——任何事情，想办法把你的能量高效地用出去。你会变得更健康！

吃人造甜味剂是否影响我的酮水平

这是一个有趣的问题，可以简单地回答——不，它们对产酮没有负面影响。然而，关于甜味剂，你有一些需要注意的，比如三氯蔗糖、阿斯巴甜、甜菊糖和赤藓糖醇混合物、糖精和糖醇（赤藓糖醇、山梨糖醇、麦芽糖醇等），其中许多是粉末状包装，会使用一种叫作麦芽糊精的填充剂，这东西基本上和糖没有什么区别。虽然每包甜味剂只有 1 克左右的糖，但如果你在早上的咖啡中多用几包，糖量是会积累起来的。这也是为什么液体形式的甜味剂永远都是你最好的选择——

我们建议液体甜菊糖，因为它是所有糖替代品中最自然的。

虽然人造甜味剂肯定是含糖食品和饮料的不错替代品，但请记住，它们会激发许多饥饿和对甜食的渴望。你会发现，你生酮的时间越长，想吃甜食的欲望就越弱。你可能有一天醒来，会突然意识到，你曾以为永远离不开的甜食，对你来说已经不再有诱惑力了。

我可以在生酮饮食期间喝酒吗

专家解析

摄入酒精会破坏生酮状态。虽然有些人的体质可以承受一份低碳水酒，例如一杯红葡萄酒或一小杯伏特加，但不能超过一杯，而且不能喝高碳水的酒，如微酿啤酒，因为它会破坏生酮状态。

——威廉·戴维斯博士

这要看情况。最好避免喝酒，直到你完全适应生酮。适应后，你可以开始摄入适量的某些酒精饮料，然后看看自己反应如何。

某些酒精可能会与你想要产酮的目标背道而驰。最好的选择是烈酒，如龙舌兰、伏特加和威士忌，因为它们含碳水化合物很少。当然，要确保摄入不超量，因为你的身体还需要代谢这些酒精。

有一种很受欢迎的鸡尾酒，叫作"NorCal Margarita"，由原始饮食社区的领导人之一罗伯·沃尔夫（Robb Wolf）发明。这种饮料的成分很简单：龙舌兰酒两小杯，一些酸橙汁和苏打水。你可以从凯利·米尔顿（Kelly Milton）的《原始饮食的欢乐时光》（*Paleo Happy Hour*）一书中获得更多关于成人饮料的点子。

如果你对碳水化合物比较敏感，请注意，最好不要喝酒。相反，如果你的碳水耐受度较高，那么一杯红葡萄酒或白葡萄酒可能是适当的选择。你需要确定哪种酒精饮料适合你。啤酒，包括"低碳水啤酒"，显然不应该在生酮饮食中使用。

我的胆囊已经被切除了，
那我应该怎么采用高脂肪的生酮饮食

胆囊可以存储肝脏产生的消化酶，并在一顿含有脂肪的餐后释放这些消化酶用来分解脂肪。即使如此，大多数胆囊被切除的人吃脂肪都没问题。我的妻子克里斯汀，她的胆囊在 2008 年被切除了，她在一年之中都无法摄入更多的脂肪。但随着时间的推移，她已经能够将脂肪摄入量慢慢提高到热量摄入的 60%。有些胆囊被去除的人发现，服用消化酶或胆汁盐可以用来取代胆囊提供的酶。

顺便说一下，低碳水、高脂肪的生酮饮食专家诺拉·葛杰达斯说，由于胆囊在脂肪消化中起重要作用，所以如果你的胆囊有潜在或预先存在的问题，那么它可能成为生酮适应的绊脚石。解决这些问题是体验营养性生酮最大潜力的必要条件。你也许可以与保健提供者合作来恢复胆囊功能，而不是将其去除。

葛杰达斯解释说，移除胆囊并不一定能消除潜在的问题。她说："把你的胆囊拿出来，并没有'治愈'你，而只是掩盖了这个症状。"潜在的甲状腺问题和各种消化系统疾病是胆囊疾病的常见诱因。另外，如果你曾经的饮食是极低脂肪、素食或严格素食，那么你的胆囊更有可能出现问题。正如葛杰达斯所说："如果你不使用它，那么你可能会失去它。"在尝试高脂肪生酮饮食之前，请先解决各种胆囊的问题。

我是素食主义者，如何在不吃肉的情况下进行生酮饮食

如果你吃肉，显然生酮饮食会比较容易，但这也不代表素食主义者无法体验到生酮的益处。如果你是蛋奶素食者，可以吃鸡蛋，那么它们是极好的脂肪和中等蛋白质的来源，尤其是在美味的椰子油中烹制时。绿叶菜沙拉配牛油果、柠檬汁和橄榄油可以作为很棒的午餐或晚餐。还有大量低碳水、高脂肪的坚果，包括夏威夷果、杏仁和核桃。是的，如果你是一个素食主义者（尤其是严格素食主义者），尝试进入生酮状态可能会更具挑战性。但是，如果你吃大量的健康植物性脂肪，而不摄入太多的碳水化合物或蛋白质，生酮也是有可能的。

埃里克·韦斯特曼的医生手记

人类是食草动物、食肉动物还是杂食动物？关于人类到底是应该"多吃素食"还是"多吃肉食"，还是应该像迈克尔·波伦（Michael Pollan）所建议的"食物应该主要来自植物，而且别吃太多"。我认为这个问题本身就是错的。更好的问法是："某种饮食方式的健康后果是什么？如果我是素食者或肉食者，那么我现在和将来的健康状况将如何？"（如果生酮是你的目标，那么你可能需要考虑当肉食者，因为素食者很难进入生酮状态。）

如果我只想要生酮的健康益处，而不想减肥呢

人体是一台非凡的机器，不管我们有什么要求，它都会高效地运行。是的，生酮饮食对于身体脂肪多的人来说，减肥是非常有效的。

但是，那些瘦子、只想要的生酮健康益处的人呢？他们应该怎么做才能不减掉脂肪？

营养专家诺拉·葛杰达斯说，当你开始采用低碳水、中等蛋白质、高脂肪的生酮饮食时，"你的体重可能正常化"。这个营养计划不是用来减肥的，而是为了大大改善健康状况，所以不用担心，大可放心去尝试。然而，葛杰达斯警告说，如果你在生酮时体重不足或发现不必要的体重减轻，那么你可能有吸收不良或内分泌功能障碍的倾向（例如自身免疫性甲状腺问题），如果是这样，你就需要在恢复体重之前解决潜在的问题。先试着找一位懂生酮饮食的医疗专业人士。

当你进行生酮饮食时，如果你的身体需要减重，那么它会减重。但是如果你已经很瘦了，并开始进行低碳水、中等蛋白质、高脂肪的生酮饮食时，不要以为你会继续变瘦——因为你没有什么可减的了。如果你担心变瘦，那么可以考虑加入少量的红薯或白米，只要它们不会升高血糖或降低酮体水平。

生酮饮食不同于经典的斯蒂芬·金（Stephen King）的恐怖故事《更瘦》(*Thinner*)里的诅咒——你不会日渐消瘦。

埃里克·韦斯特曼的医生手记

生酮饮食不是一种简单的减肥饮食——它是一种燃烧脂肪的饮食。如果你有多余的脂肪储存，身体就会使用它们；如果你没有多余的脂肪储存，身体则会使用你吃的脂肪作为燃料。当你需要吃更多的脂肪时，身体会让你知道，并给你传达饿的信息。

每次采用生酮饮食的时候，
我都感觉糟透了，为什么它不适合我

专家解析

大部分客户会因为一些阻碍他们健康进展的问题来找我。他们通常遭受着精力不足、代谢损伤、高体脂、压力、肠道问题、睡眠质量差、食物问题、运动表现差和激素紊乱等问题，可怖的医生访问与随后的测试结果会吓他们一跳。这些可怜的人很难进入生酮状态。除非解决这些根本问题，否则身体不会好起来！

——斯蒂芬妮·皮尔森

听起来好像你从来没有完全适应生酮。如前所述，"酮流感"症状不应持续超过几周。测试你的酮体水平，并确保你生产了足够的酮体，以获得相应的治疗效果。请耐心等待，因为你的身体会从燃烧糖的机器转变为让你变得苗条的燃脂机器。

还有可能是你的饮食中没有足够的盐。低碳水研究者史蒂芬·菲尼博士和杰夫·沃莱克博士估计，大多数人在生酮饮食中，每天需要5～7克盐。

我的血酮水平很高，但体重没有减轻，为什么

专家解析

血液循环中酮体的水平不能准确反映体重减轻的程度或速度。生酮状态和能量缺口，而非生酮本身的深度，似乎才是减肥的主要中间变量。

——威廉·拉加科斯博士

这个常见的问题是生酮重要的核心知识之一。是的，生酮饮食的一个重要方面的确是减肥，但产生足够的血酮并不意味着你会快速减肥。我意识到这可能会让那些专门为了减肥而尝试生酮饮食的人感到沮丧。尽管体重下降得缓慢甚至停滞，但还有很多其他原因能让你继续生酮：减少饥饿和饮食冲动、稳定血糖、降低血压、更好的睡眠、更多的精力、头脑清晰等。

也许你需要调整饮食：添加更多的脂肪，并确保碳水和蛋白质不超标。但除此之外，还要知道减重（更准确地说是减肥）是一个非常复杂的问题。是的，生酮饮食给了你一个机会，让你在对抗肥胖的战斗中作战。对于一些人来说，这可能是一段艰苦的跋涉，但如果你能坚持，那么会发现它是一个值得尝试的方法。

来自澳大利亚维多利亚州南雅拉的全科医生兹沙恩·阿伦博士自己实践着生酮饮食，并将其推荐给病人。他指出，人们普遍存在误解，认为较高水平的血酮（β - 羟基丁酸）会自动使体重减轻。

他解释说，有三种方法可以产生酮体：单独燃烧膳食脂肪、单独燃烧身体脂肪，或者两者的组合。减肥的窍门是至少燃烧一些你身体的脂肪储存。最好的监测方式是尽可能地经常测试你的酮体水平，确保你在生酮的正轨上，特别是如果你的日常生活发生了某些变化，如食物摄入、运动或压力水平。但请记住，较高的酮体水平不一定代表更多的体重减轻。

正如阿伦博士所说："太执着于数字可能会对减肥产生相反的作用，因为焦虑会影响减肥。"相反，应该去关注减肥需要做的事情，包括对你的努力感到满足，保持精力充沛，将生活中的压力尽量降低。比起不停地担心酮体水平，这些方法对你的帮助会更大。

相信自己迟早会成功。不要忘记，虽然你可能不会减轻体重，但是你的衣服可能会变得更合身。这总是一件好事。

为什么别人在饮食中可以多吃碳水化合物和蛋白质呢？这似乎不公平

专家解析

生酮与营养学中的大多数事物一样，个体差异程度令人难以置信。该人超重并有胰岛素抵抗或糖尿病吗？该生酮饮食者的年龄和性别如何？该人是癫痫或慢性神经系统疾病患者吗？又或许患者是耐力运动员，只是为了寻求更有效的供能策略。掌握这些信息可以更好地确定适合他们的宏观营养比例，以帮助他们进入营养性生酮状态。

——兹沙恩·阿伦博士

这听起来也许很奇怪，你需要吃脂肪来燃烧脂肪，特别是对于那些超重或肥胖的人。

简单地说就是为了消耗脂肪。当你减少碳水化合物和蛋白质的摄入时，膳食脂肪填补了剩下的空白。这些脂肪有助于填补你的食欲，并开始产生酮体。一旦进入生酮状态，你不仅可以使用膳食脂肪作为燃料，还可以使用身体脂肪作为燃料。

有些人错误地认为他们可以减少脂肪摄入量，这样可以燃烧更多的身体脂肪。然而在生酮饮食中，这样做可能让你无法达到预期目标。你会更加饥饿、更加烦躁，会经历强烈的对食物的渴望（主要是碳水化合物），你可能会很沮丧，会放弃所有这一切的努力。

记住，当你的身体成为一台燃烧脂肪的机器时，吃脂肪是有必要的！

我是个即将更年期的女人，
生酮能否恢复我的平衡，而不需要药物呢

对于那些因激素严重失衡而烦恼的女士们，你们请放心。生酮饮食是帮助平衡你的激素，并使激素恢复到正轨非常有效的方法。恢复可能不会在一夜之间发生，根据你个人情况的严重程度，完全康复可能需要一些时间——你可能需要咨询可以帮助你解决这些问题的医生。但是，采用低碳水、中等蛋白质、高脂肪的饮食肯定会成为帮助你应对更年期强有力的方法，无须任何药物（如激素替代疗法）。

阿特金斯的护士杰奎琳·埃贝斯泰因自己就经历了因更年期带来的不可避免的变化，并因此挣扎着维持体重和稳定自己的激素。埃贝斯泰因将生酮饮食描述为"令人大开眼界"，她意识到不得不将自己的碳水化合物摄入量减少到每天约 20 克，即使那样她也只是"刚刚生酮"。更年期后，保持生酮状态比以前更难，你可能会感到饥饿、渴望食物以及其他激素诱发的症状。

埃贝斯泰因说，生酮饮食可能让老年妇女再次感到"正常"。保持在你个人的碳水化合物耐受度和蛋白质阈值之内的同时，吃足够的饱和脂肪和单不饱和脂肪，可以帮你处于最佳健康状态。对她来说，她花了足足几年时间"辛勤工作，建立生物激素治疗方案"，用生酮饮食来恢复到更年期前的状态。这几年，她每天只吃 20～30 克碳水化合物，因为这是她所能刚刚接受的。"但高于这个值是不能接受的。"埃贝斯泰因说，"我这样的生活非常幸福。"

以上绝对不是关于生酮饮食的最全面问题清单，但是我们已尽力分享了一些最常见的问题。如果你有关于生酮的这里没有解决的具体

问题，请随时给我们发送电子邮件至 livinlowcarbman@charter.net，我们将尽力为你找出答案。

在下一章中，有 8 个令人振奋的成功故事，一些人由于生酮饮食而改变了生活。如果你需要一些动力来帮助你前进，那么下一章就是你的动力。

本章关键概念

> 生酮只是身体燃烧脂肪作为燃料的状态。

> 你可以从非淀粉类蔬菜和绿叶蔬菜中获取所需的膳食纤维。

> 如果采用合理的生酮饮食，便秘就不是问题。

> 有些人可能适合循环进出生酮状态，但是其他人不要经常这样做。

> 平衡电解质可以预防生酮早期的肌肉痉挛。

> 补充剂可以帮助确保生酮饮食中的营养最大化。

> MCT 油会暂时升高血酮量，但最好是通过食物来提高血酮。

> 生酮饮食不一定对你的肠道微生物群落产生负面影响。

> 过多的咖啡因最终可能提高血糖水平，这可能会降低你的酮体水平。

> 乳制品对于一些人来说可能是一个问题，但其他人可以随意吃。

> 生酮饮食所带来的变化应该会在几天内开始。

> 没有证据表明营养性生酮长期坚持下来不安全。

> 大多数 1 型糖尿病患者在生酮过程中表现良好，但有些很可能会酮症酸中毒。

> 只要你吃饱就停，卡路里就不是生酮饮食的问题。

> 生酮饮食的任何不良反应都是暂时的，并会在几周内消失。

> 开始生酮饮食的时候，你的肾脏会排出液体，让你频繁上厕所。

> 当你第一次开始采用低碳水、高脂肪的饮食时，可能会出现丙酮味的口气，但是它会消失。

> 月经可以暂时使酮体水平下降。

> 如果你退出了生酮状态，只要继续做好让你进入生酮状态的事情就可以了。

> 进行生酮饮食时，不仅可以运动，而且可以加大运动量。

> 注意人造甜味剂中的麦芽糖糊精，可选择液体甜菊糖。

> 生酮饮食时只能喝适量的某些酒。

> 即使你做过胆囊切除手术，仍然可以采用高脂肪饮食。

> 素食者采用生酮饮食是很难的，除非你吃足够的脂肪。

> 精瘦的人不用担心采用生酮饮食的时候会减轻体重。

> 克服生酮早期的"酮流感"症状是成功的关键。

> 生酮饮食的目的不仅仅是减肥，其他健康福利更加重要。

> 个体的差异意味着你的生酮饮食应该与别人的不同。

> 吃脂肪有助于点燃燃烧身体脂肪的火焰。

> 生酮饮食结合激素疗法，可以在更年期之后平衡你的激素。

第 13 章

CHAPTER 13

8 个成功的生酮饮食故事

专家解析

开始生酮饮食时，建议记下你的目标，并对你的进度进行日常记录。这将有助于保持你的积极性和责任感。任何改变的成功关键是一致性和持久性。

——威廉·威尔逊博士

到目前为止，你可能一直在以开放但怀疑的心态来看本书，你想知道生酮饮食如何在现实生活中起作用。在第 16 章中，我们将开始揭示科学文献对生酮饮食的描述。但是，没有什么会像一个被改变生命的人那样鼓舞人心了。

我已经分享了自己的体重和健康变化的故事，现在我想向你介绍另外 8 个人，他们的生活因为开始遵循低碳水、中等蛋白质、高脂肪的生酮饮食计划而发生了彻底的改变。让他们的故事激励你，并帮你自己也尝试一下吧。

林恩·丹尼尔·艾维（Lynne Daniel Ivey）
北卡罗来纳州，达勒姆，53 岁

林恩在 10 岁参加第一次慧俪轻体减肥中心会议的时候就开始节食。在接下来的几十年里，她继续努力控制自己的体重，尽管一次又一次地节食，每次她却感觉越来越饿。她拼命想要变得更瘦，保持瘦并且永远不想再感受饥饿的痛苦。

40 年内，在尝试了许多她所说的"减肥花招"（如热量计算、低脂肪饮食、减肥药、饮食抖动、蛋白质棒和那些使她健康状况更糟的减肥互助会议）来减重之后，2009 年 9 月，当林恩发现她在 5 英尺⊖ 4 英寸⊖（约 1.63 米）的身体上带着 344 磅体重的现实时，她觉得非常害怕，林恩觉得这些都够了。

林恩告诉我说："我已经不仅仅是气馁了，我在极大压力的工作环境和家庭中已经疲惫不堪了。我正在努力平衡生活丢给我的种种挑战。"

其中一个挑战是照顾她患有 2 型糖尿病的母亲，直到母亲在 74 岁时去世。正是在这一点上，林恩发誓要做一些事情来阻止自己出现同样的命运，因为那不是死亡应有的方式。但是，医生给出的所有常规饮食习惯和生活方式的建议（即低脂肪饮食、多锻炼）都使她变得越来越糟糕，比以前更饿、更胖。

林恩承认："我一直疲惫不堪。我觉得一败涂地。"

2009 年 11 月，林恩来见埃里克·韦斯特曼博士，她听说韦斯特曼博士使用低碳水、高脂肪的生酮饮食来治疗患者的肥胖症、2 型糖尿病和其他慢性疾病，取得了巨大成功。

⊖　1 英尺＝30.48 厘米。
⊖　1 英寸＝2.54 厘米。

韦斯特曼博士让林恩认识到她一直在尝试用低脂肪饮食减肥法，但这恰恰是她失败的确切原因。讽刺的是，这种低脂饮食正在让她遭遇和她母亲一样的健康问题。这些原因鼓励林恩开始尝试生酮饮食。通过采用 90% 的脂肪、8% 的蛋白质、仅有 2% 的碳水化合物的 1600 卡路里的饮食方案，林恩总共减掉了 200 磅。更重要的是，她已经保持这种体重超过 4 年了。

她说："我已经过上了很好的生活——在稳定的最佳生酮状态下。感谢韦斯特曼博士，我学会了精心制作生酮美食，享受美味新鲜的高脂肪、中等蛋白质、低碳水的食物。"

经过多年同各种饮食计划所带来的饥饿做斗争，饥饿现在对林恩来说已经不是问题了：现在她每天只吃一顿饭，并且加入了间歇性断食。这使她的空腹血糖水平下降到 4 毫克 / 分升以下，血液酮读数稳定在 1.8～4.0 毫摩 / 升。她的能量水平大幅上升，每个健康指标都非常好，包括血压和胆固醇比例都很好。

林恩说："对于那些不了解生酮饮食和营养性生酮状态背后科学的人来说，我的这些健康的改善是很难令人相信的。但这些改善确实是真的。"

林恩吃了大量的椰子油、橄榄油、黄油、重奶油、奶油奶酪、硬奶酪、全蛋，有时还有一些夏威夷果。蛋白质仅仅占一小部分，她说蛋白质对于高脂肪的食物来说就像调味品一样。在蔬菜方面，她会不时吃一些非淀粉类蔬菜，如生菜、羽衣甘蓝、菠菜、洋葱、西红柿、青豆、南瓜、西葫芦、西蓝花和甜椒。

"我现在拥有生命中最佳的健康水平，未来的日子会更加健康。"林恩说，"当你找到了正确的饮食方法之后，痊愈真的是可能的。"

从结果中可以看出，低碳水、中等蛋白质、高脂肪饮食对林恩是非常适合的。

专家解析

我奶奶曾经常说，当你知道自己的状况糟透了时，就该做出些改变了，然后看看事情是否会好转。如果你继续做同样的事情，不要指望不同的结果。在我看来，许多面临普通慢性健康问题的人，生酮饮食是一个很好的选择。

——威廉·威尔逊博士

弗雷达·穆克奇（Freda Mooncotch）
伊利诺伊州，芝加哥，40 岁

弗雷达说，自己有 18 个月的时间都在与肾上腺疾病做斗争，期间大多数时间在犯困。生酮饮食"让我回归到正常生活中"。2012 年年底，她每天经历着没精神和疲劳，当时偶然发现了生酮饮食。她立即开始在饮食中多加入了奶油和牛奶，以增加更多的脂肪。当弗雷达注意到她的精力开始恢复，头脑清晰度和记忆力比以往任何时候都更好，她知道她发现了一些特别的东西，可能会帮她脱离目前的健康状况。

2013 年 6 月，弗雷达正式开始低碳水、中等蛋白质、高脂肪的生酮饮食。一个月内，她的血酮水平超过了 5.0 毫摩 / 升。开始时，这仅仅是一个简单的实验，看看会发生什么，现在生酮饮食已经成为弗雷达的"一种生活方式"。因为从营养性生酮状态中获得了充沛的能量，她终于能回到学校攻读她的营养与运动科学的学士学位。

"在开始营养性生酮之前，再次回到学校只是一个梦想。"弗雷达分享道，"现在这实现了，我永远不会再返回任何其他的饮食方式。"

她承认有时会退出生酮状态，但是在那些时候，她可以"感受到一些变化"。

"这就像白天和黑夜。"弗雷达说，"我从《永无止境》（*Limitless*）里面的布莱德利·库珀（Bradley Cooper）的角色变成了《无语问苍天》（*Awakenings*）中的伦纳德（Leonard），当治疗没有达到应有的效果时，他意识到自己失去了生活的希望。这吓了我一跳。"

弗雷达说，现在生酮状态使她更加了解到许多人在健康控制方面遇到的困难。

"他们变得和伦纳德一样，只是想要回自己的精力。"她说，"营养性生酮给了我另一个生命，真的帮助我轻松成为最好的自己。"

弗雷达比以往任何时候都更加积极和充满活力，现在她可以通过生酮饮食课帮助别人恢复健康的生活状态。

佩吉·霍洛威（Peggy Holloway）
内布拉斯加州，奥马哈，61岁

佩吉说她是"生酮饮食活生生的证据"，家里几乎每个人都在使用这种营养方法"扭转健康问题"。在多年的低热量、低脂肪饮食之后，1999年，佩吉自己就处于糖尿病的边缘，她也眼看着妹妹体重增加，并发展成了2型糖尿病，尽管她认为妹妹正做着正确的事情。

"我的祖父和父亲晚年死于严重的胰岛素抵抗的并发症，我对重蹈他们的覆辙十分恐惧，也想极力避免。于是我从成年开始就根据当时盛行的饮食智慧减肥。"她说。

看着她的妹妹因为消化问题、能量的波动、思维不清、无法不靠饥饿节食来减肥的痛苦之后，佩吉开始研究一种与她之前一直听说的饮食全然不同的替代品。她看到了罗伯特·阿特金斯博士的书，并认为他是一个英雄，"（阿特金斯博士）让我了解到，我所有家人的健康问题的关键是胰岛素抵抗和碳水化合物不耐受"。有趣的是，她的哥哥也同时发现了低碳水、高脂肪饮食，这帮助他克服了慢性疲劳综合征。

切换到基于完整、未经加工的营养密集食物的生酮饮食后，佩吉解决了她曾经的胃肠道问题、头脑不清晰和血糖失调的问题，同时保持了十多年的健康体重。她的爱人，72 岁的退休家庭医生肯·彼得斯（Ken Peters）博士，支持佩吉的努力，但他继续吃着标准的美国餐，一直到 2011 年他注意到自己就算削减卡路里和增加锻炼，也无法摆脱"顽固的腹部脂肪"。3 个月内，他通过低碳水饮食减了大约 30 磅，但是他试图在内布拉斯加的自行车比赛之前回到高碳水饮食中去。结果他撞上了南墙，感觉毫无力气，他意识到要做的事情还有很多。

那个时候，他开始听佩吉分享关于从生酮状态中获得的运动表现方面的好处，这些知识是她从史蒂芬·菲尼博士和杰夫·沃莱克博士的《低碳水饮食效能的艺术与科学》一书中学到的。后来他开始了生酮饮食，现在出现了巨大的转变。

佩吉说："我们的生酮饮食生活方式最好的不良反应是运动方面的增强，我们认为这几乎是奇迹。"

从蛋黄和五花肉中摄入更多的脂肪，同时将黄油和椰子油放入咖啡中 ["防弹咖啡"的概念被网络健康企业家兼原始饮食播客主戴夫·阿斯普雷（Dave Asprey）极力推广]，佩吉和她的爱人都能够在没有任何碳水化合物来给身体供应能量的情况下，进行多次高体力消耗的长途骑自行车运动。事实上，让她感到惊讶的是，他们在骑车之后还有许多体力，并且没有在长途骑行之后出现肌肉酸痛。况且他们都已经上年纪了，这也使得这个成就更加惊人。

"我们分别是 61 岁和 72 岁，这几年来我们都没有因为医疗问题去看医生，也没有服用任何慢性病药物。"佩吉解释说，"我们发自内心地喜欢与每个人分享生酮饮食，因为我们希望每个遵循常规建议进行低脂肪、低热量饮食的人来试试我们所经历的。我们有科学依据的支持！"

专家解析

生酮饮食是少吃添加糖的食物和精制加工食品，取而代之的是多吃脂肪、各种蛋白质以及低升糖负荷的蔬菜和水果。我不明白为什么这样的饮食会让人觉得有坏的或者负面的代谢作用。我从来没有看过那种影响的相关证据。这个说不通。这些食物都是人类一直吃的东西啊。

——杰奎琳·埃贝斯泰因

戴恩·德瓦尔库特（Dane DeValcourt）
路易斯安那州，拉斐特，40岁

戴恩的生酮成功故事涉及巨大的3位数减肥，但可能更重要的是伴随他一生的罕见疾病的令人难以置信的转机。2013年1月，在39岁的时候，戴恩的体重是293磅，为了待在小女儿身边，他知道自己必须开始做些什么。与此同时，他正在对抗麦卡德尔病（McArdle），这是一种非常罕见的代谢状况，也称为糖原贮积病Ⅴ型，这种疾病会阻止肌肉从贮存的糖原中提取能量。这导致严重的疲劳、肌肉痉挛以及几乎任何活动都会出现的肌肉酸痛。这是一种非常痛苦的疾病，对戴恩来说，也导致了他的脊椎病变，需要颈部手术。

2013年2月，戴恩为自己设定了一个减重到250磅的目标。在按照常规营养标准（低脂肪、高碳水化合物、热量限制饮食）进行了一个多月的健康饮食，却看不到任何效果之后，医疗界的一位朋友建议他尝试一种低碳水、高脂肪的生酮饮食方法。效果几乎是立竿见影的：

当他从米饭和面包转为牛排和培根时，体重开始减少。此外，戴恩的精力开始增加，他甚至开始锻炼，即使麦卡德尔病弄得他很憔悴。10个月后，他总共减掉了 110 磅。更重要的是，戴恩已经部分解决了因为麦卡德尔疾病导致的肌肉疼痛和无力。

他解释说："由于现在我的肌肉充满了从食物脂肪中摄取的能量，所以生酮饮食已经帮助我控制了麦卡德尔病。"

现在，戴恩坚持着他所谓的的低碳水、高脂肪的原始饮食，这种饮食充满了我们的狩猎采集祖先吃的那种真正的食物。他因将生酮原理运用到饮食中，让生活产生了巨大的变化，他的故事也因此影响了他遇见的每个人。

"生酮对我的生活产生了巨大的影响，我知道的每个人都会问我相关的问题，并且专心听我说的话。"戴恩说，"我的朋友和家人都说我是一个用正确方式解决事情的很好的例子，并对我的成果感到印象深刻。"

作为生酮饮食成功故事所能达到的最高成就，戴恩于 2014 年 1 月进行了一次半程马拉松。这是一个不久以前连 50 英尺都跑不过的人，一个做过颈部手术并有着与之相关的疼痛的人，一个无论服用多少肌肉松弛和疼痛药物都没有效果、长期患有肌肉疼痛慢性疾病的人。

"光想到我现在可以跑半程马拉松，而其他大多数麦卡德尔病患者根本无法跑步，就让我感到很兴奋。"戴恩说。

亚当·法默尔（Adam Farmer）
印第安纳州，印第安纳波利斯，19 岁

11 岁的时候，亚当第一次从一名不循规蹈矩的健康老师那里了解到低碳水、高脂肪的生酮饮食，老师向他分享了"饱和脂肪对你的健

康无害"的观点。这让亚当对生酮饮食产生了兴趣，并想把生酮饮食看成达到最佳健康状态的方法。

"健康老师与我分享的很多信息令人震惊，也很难置信。"他说，"所以我最终对他所说的话进行了自己的研究调查，看看是不是真的。"

亚当研究了低碳水、高脂肪的生酮饮食，并且在 2012 年 2 月开始完全相信并予以尝试。有趣的是，他的家人对于他进入生酮饮食不太支持。

"他们认为我傻掉了，"他说，"我的父母会带我去看医生，抱怨我在饮食中吃的黄油和动物脂肪。医生告诉我尽量不要过于极端，要平衡我的饮食。"

亚当拒绝接受家人和医生的热量差值饮食，他坚持用生酮饮食，开始看到生活中有一些令人难以置信的变化。他的体重减轻了，并停止使用安非他命来缓解注意力缺陷多动障碍。每天都有稳定的精力，不再担心抑郁症发作，有更好的状态。即使经历了这些显著的健康改善，亚当也表示，他还是因为低碳水、高脂肪的生酮饮食而继续被家人"嘲笑"。

"我的兄弟叫我胆小鬼，因为我拒绝吃谷物或糖。"亚当说，"每当我在我吃的东西里添加黄油或吃我的家人从肉上切下来的脂肪时，我的家人仍然会谈论我的饮食将如何引起动脉阻塞和心脏停止，不过这些现在已经不经常发生了。"

从生酮饮食中看到的惊人结果激励了亚当，他想要深造并成为一名注册营养师或者一名医生，以帮助将低碳水、高脂肪饮食的信息传递给心脏病患者、糖尿病患者和最需要的肥胖者。

专家解析

临床和实验室实验结束时，我们仍然不知道限制碳水化合物的显著正面影响是否与生酮作用有关，或者是否与热量限制有关。低碳水

饮食显示出的有效性，尤其是高碳水化合物饮食加剧了（而非改善）
代谢疾病，表明尝试生酮饮食几乎没有风险。

——理查德·费曼博士

劳伦斯·彼得鲁齐利（Lawrence Petruzzelli）
澳大利亚，墨尔本，21 岁

像本章的大部分其他人一样，劳伦斯发现自己体重超标。尽管他
限制了卡路里，减少了脂肪摄入，每周也做几个小时的有氧运动。他
说不论怎么努力，这些例行项目对他来说都没什么作用。然后，他听
说了原始饮食，这种饮食让他感觉好了一段时间。

但是，当他的体重减轻到了瓶颈期时，他开始在健身房进行力量
训练，因此摄入了更多的蛋白质。由于我们在第 6 章讨论的糖异生作
用，过量的蛋白质转化为葡萄糖，这使得劳伦斯感到饥饿，他便开始
暴饮暴食，再次增加了体重。为了尝试寻找这些事情发生在他身上的
根本原因，以及什么才是真正健康的饮食，他了解到了生酮饮食，并
且立即开始关注。结果是迅速和惊人的。

劳伦斯说："在两个星期内，我减掉了 7 磅，而且我的体重在继续
减轻，并且增加了肌肉。"

他说生酮饮食让他看到了进行力量训练以来最好的结果，在他的
一生中，他从来没有感觉过如此之好。劳伦斯说，生酮饮食最好的地
方是，即使体重减轻，他也不饿，很容易进行定期的间歇性断食。

"圣诞节假期，我没有断食，我吃了许多食物，但是体重没有上
升。"劳伦斯说，"我还是像以前一样，但是我觉得这真是不可思议，
因为我每天比平时要多吃掉 1000 卡路里的食物。"

大部分时间里，劳伦斯坚持吃他能找到的最优质的低碳水、高脂肪的食物，例如有机肉类。这些食物滋养着他的身体，控制着他的食欲，并且帮助他的身体按照应该的方式运行。

爱丽丝·罗素（Alice Russell）
不列颠哥伦比亚省，坎伯兰，52 岁

爱丽丝在 2012 年开始时感觉不是很好。她几乎所有时间都感到臃肿、无力、易怒和焦虑。有一段时间她感到头晕眼花、恶心，并且在晕倒的边缘。在 49 岁时，她注意到自己的体重开始慢慢增加，并且同时还有睡眠呼吸暂停和噩梦，每天醒来都感到疲惫。

她试图改变身体健康的第一件事是戒烟，并且于 2012 年 2 月成功戒掉。但是当有一天晕倒并且去看医生的时候，她的空腹血糖量回到了 7.0 毫摩 / 升。爱丽丝知道，她需要摆脱高糖、多谷物、低脂肪的饮食，因为这些显然不能帮助她恢复健康。

"我在医院做了很长时间的厨师，我感觉到食物金字塔不起作用。"爱丽丝说，"我的身体不太健康，很多其他人也是。我们正在成为一个肥胖和不健康的社会。"

当她同丈夫谈到进行充满新鲜肉类和蔬菜的低碳水饮食时，他们两个都承认这是一种真正的生活方式的改变。改变是直接的：爱丽丝体重减轻了，开始运动并且比以往摄入了更加多的脂肪。"我没有让脂肪吓到自己，"她说，"我喜欢吃黄油、椰子油、奶酪、鸡蛋、肉和咖啡中的奶油。"

像大多数刚刚发现低碳水生酮饮食的人一样，爱丽丝继续学习。她在 YouTube 视频网站上观看了讲座，听了营养健康播客，汲取了在网络上分享低碳水、高脂肪健康生活好处的医生和作者的所有知识。

2012 年 12 月，她开始认真利用营养性生酮状态来对付挥之不去的眩晕、缺乏精力和不稳定的血糖水平带来的不稳定的心情。她将每天的碳水化合物摄入量削减到 20 克，同时继续摄入她习惯吃的所有美味健康的脂肪。这对她的健康的影响是不容忽视的。

"我感觉棒极了，"爱丽丝说，"我有了前所未有的状态、稳定的能量和强大的力量，而且保持 16 个小时断食也非常轻松。"

当她在 2013 年夏天尝试加入一些水果和根类蔬菜到饮食中时，她从生酮饮食中看到的积极效果停止了，熟悉的头晕、焦虑和心情波动问题复仇般地回来了。

"我在饥饿之前就会感到头晕，"爱丽丝回忆她的低血糖发作时说，"我感觉到自己的血糖水平下降，不得不吃掉一个苹果才能够吃正餐。"爱丽丝意识到她对碳水化合物非常敏感，需要将它们降到更低的水平才能使自己保持生酮状态。2013 年 11 月，她再次将碳水化合物摄入量下降到每天 20 克，并且随着再次进入生酮状态，她的头晕、焦虑和情绪波动的问题都解决了。

"我的心情现在更平稳了。"爱丽丝说，"我不再头晕或焦虑，我没有腹胀或气喘，睡眠非常好，梦也很少，我的睡眠呼吸暂停完全消失了。"

除此之外，体重还在下降，这让她相信，生酮饮食的生活方式是她的正确道路。

"我不知道是否每个人都愿意生活在适应生酮的状态。但我知道，这是我最喜欢的供能模式。"爱丽丝总结说。

她补充说，虽然"不是每个人都像我一样碳水化合物不耐受"，但人们必须意识到他们摄入的糖和淀粉量。

"朋友们，糖是不好的。"她告诫说，"这并不是个秘密。"

专家解析

到目前为止，对生酮饮食的最大批评是生酮饮食不健康、危险，甚至可能导致死亡。但尸体在哪里？ 如果这么危险，为什么伤亡没有堆积起来？ 更重要的是，为什么它会拯救这么多生命？

——约翰·基弗

吉姆·斯莫尔（Jim Small）
科罗拉多州，丹佛，60 岁

吉姆在生活中一直是个"活跃的人"。在高中和大学时，他在游泳队待过，骑自行车到处跑，教孩子们空手道等。作为一个成年人，他时刻保持活跃。他有杜克大学的医学博士学位，他知道想要吃得好、吃得健康，就意味着要减少油脂和卡路里的摄入。然而，这些年来他的体重却不断增加。

搬回科罗拉多州丹佛之后，吉姆开始再次认真对待自行车骑行，他参加了许多比赛，行程加起来超过 100 英里。带着他之前增加了的体重，他相信所有这些运动将减掉这些重量，但是没有——实际上，他的体重还在增加。

在父亲心脏病发作、孙子出生之后，吉姆意识到这是需要改变的时候了。

吉姆开始在网上搜寻更多很多年前帮助过他和他妻子的饮食信息，这种饮食便是阿特金斯饮食。他开始研究低碳水、高脂肪饮食，并高兴地得知，牛油果、培根、奶酪、鸭肉、鸡蛋和鱼等食物都在这种饮食的菜单上。这些便是他再次给生酮饮食一个机会所需要的动力。

"我们每天吃的东西就像大多数人在度假时吃的东西一样。"吉姆分享道。

他减掉了 20 磅，腰围从 37 英寸下降到 33 英寸。他的胆固醇指标也大大改善了，而且多年不治的胃灼热也成功治好了。此外，一个星期的生酮饮食之后，他也不再打鼾了，在出差的时候，他很容易进行断食。吉姆向我解释说，得到健康上的这些结果没有像人们想象的那么难。

"我从来不称食物。"他说，"但是我确实每天都在称自己的体重，保证自己时时都在进行自我检测。"

人们对吉姆在体重和健康方面的变化感到惊讶，作为医生，他有信心认为这是任何人都可以做的，用以改善他们的健康。"生酮饮食是非常好的东西。"吉姆总结说，"这种科学对我来说，如同一个病理学家和医生一样可靠。"

你有没有受到鼓舞想尝试一下低碳水、中等蛋白质和高脂肪的生酮饮食呢？这 8 个人仅仅是众多因生酮饮食而改变了生活的人中的一部分。

也许你已经尝试进入生酮状态，但是在产生足够酮体方面有些问题。接下来的一章中，我们会帮助你找到发生这些的 10 个原因，以及对此你可以做什么。不要失去希望，接受这些成功故事的鼓舞吧，好的东西为你留着呢。

专家解析

寻找生酮方法的人都渴望改变。一旦适应生酮状态，他们的生活质量会呈指数级改善。

——斯蒂芬妮·皮尔森

本章关键概念

› 现实生活正在被生酮饮食改变。

› 放弃减肥的小花招，拥抱低碳水、高脂肪饮食确实管用。

› 增加你的血液酮量会令人产生难以置信的精力和稳定的心情。

› 在几乎任何年龄阶段都可以发现生酮的益处。

› 有许多罕见的医学病症可以用生酮饮食改善。

› 尽管有各种嘲笑，但你仍然要保持低碳水、高脂肪饮食。

› 有时候低碳水饮食或者原始饮食还不够，所以可以试试生酮饮食。

› 关键是知道你自己生酮时和没有生酮时的感觉差异。

› 甚至医疗专业人士都认识到了生酮饮食的好处。

第 14 章
CHAPTER14

10 个可能让你无法产生足够酮体的原因

专家解析

有些人急于产酮。如果你尝试加快这个进程，不要惊讶你会遇到困难。"我现在就想要"的这种态度会导致压力增加，这肯定会遏制你的酮体产生。

——斯蒂芬妮·皮尔森

自从我开始在博客上写关于自己的营养性生酮 *n*=1 试验，我收到了不少人的电子邮件，他们很沮丧并且担心无法生产足够的酮体，但是他们认为确实采用了很好的低碳水、中等蛋白质、高脂肪的饮食。以下只是我收到的评论中的一个例子。

我使用你推荐的血酮测量仪来测量酮体。我大部分时间只吃 50 克以下的碳水，只有很少情况下才会在一天内摄入超过 100 克的碳水化合物。我坚持吃了 6～8 个月。我每次在晚上 7 点左右测量自己的酮体水平，读数只有大概 0.2～0.4 毫摩 / 升，低于营养性生酮的水平。我非常希望体验到生酮带来的所有益处，但是我怀疑我需要在日常工作中进行调整，以取得更大的进步。你能帮我看看吗？

我绝对可以的，这正是本章的内容。也许像这样的博客读者一样，你也尝试进入营养性生酮，但是一直都没有成功，那将会多么令人生气。看起来好像无论你如何尝试提高自己的酮体水平，它却一点儿都没有增加。世界怎么了，如何能解决这个问题？

以下可能是你不会生产足够酮体的 10 个原因，以及一些实用的解决方案，来帮助你获得低碳水、高脂肪饮食的所有健康益处。

1. 自动假设你的低碳水饮食就是生酮饮食

专家解析

我看到的关于低碳水、高脂肪的生酮饮食大部分的担心是基于错误的科学研究，声称低碳水饮食是有害的。这些研究通常要么是在很短的时间内完成的，要么就是将低碳水实验组定义为每天 150 克碳水化合物加上精瘦肉。这也许是低碳水，但是离生酮还很远。

——玛丽亚·艾默瑞奇

在上面的例子中，我的读者说，他大部分时间只吃了 50 克以下的碳水化合物，虽然偶尔多吃了一点。这是一种低碳水饮食，但他也许是对碳水化合物很敏感的人，所以他需要将碳水降到更低的水平。而且，因为他对碳水化合物很敏感了，所以蛋白质超标所带来的糖异生作用可能是他的问题。

有趣的是，如果没有测试酮体，例子中我的博客读者永远都不会知道他没有生酮，这便引出了下一个问题。

2. 你没有坚持检测酮体量

专家解析

当有人告诉我说他尝试了生酮饮食但是"没有奏效"，他通常是没有尝试测量酮体水平，而且没有真正进入生酮状态。很重要的是，至少需要坚持 4～6 周才能公平地评估这种饮食。

——多米尼克·达戈斯蒂诺博士

这可能是人们开始采用低碳水、高脂肪饮食时会犯的第一个错误。每当我收到播客读者没有体验到生酮好处的邮件时，我最开始问的问题通常是他是否测试了体内的酮体含量。他们中的许多人回答说："我觉得吃低碳水食物会让我进入生酮状态。"如果那是对的，那么没人会费很大劲切换到低碳水、高脂肪的生活方式了。正如我在第 8 章中分析的那样，想要绝对肯定你已经开始生酮的方法只有测试。否则，这只会是猜测游戏。

3. 你还在测尿酮，而不是测血酮或者呼吸酮

在此之前我们已经几次提到过这个问题，现在需要再次提醒。尿酮测试在生酮饮食最开始的时期很有帮助。但事实上，测试条在最开始的几天变成红色，在接下来的几天也许会变成紫色，表明酮体乙酰乙酸的含量增加。然而，当你坚持生酮饮食大概一两周之后，你的尿酮可能完全消失，你会奇怪到底发生了什么，你做错了什么？

实际上，你做了一些非常正确的事情：你已经完全适应生酮了。恭喜！但是为什么测试试纸不再显示酮体的存在了呢？

让你的尿酮试纸变色了一段时间的酮体乙酰乙酸最终被转化为酮体 β - 羟基丁酸，它存在于血液中，是你的大脑和身体的首选燃料来源。试纸显示你的酮体消失了，但实际上你却是在高效地运用酮体。你已经达到了低碳水完全适应的状态。

从尿酮测试切换到血液酮或呼吸酮测试（其含有酮体丙酮，其水平与血液中酮体 β - 羟基丁酸的水平相关性很好），将让你不用担心为什么没有处在生酮状态。

4. 你没有给自己足够的时间来达到生酮状态

专家解析

研究表明，大多数人的生酮适应大概需要三四周的时间，随着身体能够学会运用酮体，糖原耗尽的负面影响就会消失。

——威廉·拉加科斯博士

他们说"忍耐是一种美德"，但是说这句话的人肯定没有尝试过进入生酮状态。毕竟，如果我做了应该做的事情，我应该能看到从这些努力中得到的结果，对吧。

对，你绝对应该这么做。但是要记住，每个人都是不同的，可能你只是没有给身体足够的时间让葡萄糖（糖和碳水化合物）转化为酮体和脂肪酸，让它们作为身体的供能燃料。达到生酮适应需要至少几天（如果你已经采用了低碳水饮食，那么就不需要花多长时间），至多 4～6 周（特别是如果你开始戒掉高碳水的标准美国餐）。你知道他们所说的"时间会治愈创伤"吧？当你尝试生酮时，这句话也适用。

埃里克·韦斯特曼的医生手记

　　我在诊所做的许多事情就是我所谓的"重新调整期望"。不是每个人都会在一周内像许多饮食计划和产品大胆宣称的那样减重 10 磅的。想想增加体重需要多长时间，然后认识到每周减肥 1～2 磅是非常健康的速度。

5. 你超过了碳水化合物的耐受值和蛋白质阈值

专家解析

　　作为基于经验的一般指导，将碳水化合物限制为每天约 50 克，蛋白质为每千克体重 1～1.5 克，并摄入脂肪直到满足。对于大多数人来说，这将会帮助血液中的 β-羟基丁酸值达到 0.5～3.0 毫摩/升。那些严重代谢损伤的人可能需要进一步限制碳水化合物和蛋白质。

——兹沙恩·阿伦博士

　　这个问题很重要，以至于我们已经为之讲了两个章节（第 5 章和第 6 章）。但是，这里的基础教育是不够的——在知道多少碳水和多少蛋白质对你合适之前，你不该太期望能产生足够的酮体。如果有一种能让所有人都进入生酮状态的方法的话，我一定会与你分享的。但不幸的是，并没有这种方法。

　　要注意你可能会摄入过多的隐形碳水化合物和蛋白质，并且注意进入你嘴巴的所有东西。如果你正在吃一些低碳水食品，比如说蛋白质棒或者蛋白粉，并且相信净碳水量将低于你的阈值，那么你很可能摄入了双倍的碳水化合物以及超量的蛋白质。记住，如果你想产生酮体，就不能吃高蛋白质的食物。

埃里克·韦斯特曼博士的医生手记

在计算"净碳水化合物"和"总碳水化合物"时，人们经常将两者混淆。"净碳水化合物"由碳水化合物总克数减去纤维的克数来确定，对于那些没有非常严重的代谢疾病，或不需要减重很多的人来说，效果很好。但是由于一些纤维转化为葡萄糖被吸收，而你现在的目标是达到生酮状态，所以更审慎的做法是不要从碳水化合物总克数中减去纤维克数。

6. 你没有吃足够的膳食脂肪

专家解析

确保每天有足够的酮体水平的一种方法是保持相对较高的膳食脂肪摄入量——达到 75% 的卡路里或更多。脂肪是生产酮体的代谢前体，不论脂肪是由饮食还是身体脂肪组织提供的都可以。

——威廉·拉加科斯博士

正如我在第 9 章中分享的那样，当我谈到自己的营养性生酮一年 $n=1$ 试验时，我意识到我在低碳水饮食中所犯的最大的错误之一是没有吃足够的脂肪。虽然我以脂肪的形式消耗了超过 60% 的卡路里，但直到我达到 80% 以上时才能体验到真正的生酮。如第 7 章所讨论的那样，进食脂肪到满足为止对于进入生酮状态并保持是非常重要的。

当你摄入更多脂肪时，它会满足你的食欲，而不会提高你的血糖。另外，吃更多的脂肪会使你不再摄入更多的可能使你的酮体降低的碳水化合物和蛋白质。如果你想用最便宜的方式获得最多的营养，那么所有的营养都来自脂肪将会很管用。

专家解析

我了解到的有关生酮饮食最大的批评是高脂肪摄入会引起心脏病和心脏病发作。

——威廉·戴维斯博士

我知道我们早已被告知要远离膳食脂肪，因为一个误导性的观念——它会堵塞你的动脉，导致心脏病（但这不是真的）。脂肪每克有 9 卡路里热量，而碳水化合物或蛋白质每克的热量为 4 卡路里。但事实比营养卫生专家试图制定的简单数学方程要复杂得多。几十年来一直占主导地位的脂肪恐惧症即将结束。

那么为什么不加入我们吃更多的天然膳食脂肪呢？当你看到酮体飙升的时候不要感到太惊喜哦！

7. 药物正在迫害你的肝脏

专家解析

药物可以"控制"慢性疾病，如糖尿病和肥胖，但不能预防或扭转它们。遵循生酮饮食是预防或扭转这些常见慢性疾病的有效途径。作为临床医生，我喜欢对患者使用安全的方法。如果你最开始就注意饮食，那么剩下的就很简单了。

——威廉·威尔逊博士

处方药和非处方药都可能让你的身体很辛苦。是的，有时我们的确需要药物，但是它们会增添你的肝脏冲洗出身体毒素的负担。这是非常可怕的，因为大多数药物，包括非处方药，如果长期服用就可能是有害的。它们可能有助于在短期内控制症状，但代价是你的余生可能就需要持续地吃这种药了。

这与生酮有什么关系？肝脏参与调节胰岛素水平，当它处理药物时，你的胰岛素可能会持续升高。（这并不意味着你应该停止服用药物，如果你有任何疑问，请向医师咨询你所用的具体药物的风险和不良反应。）胰岛素水平高时，可能会降低你的身体制造酮体的能力。

如果你能够脱离处方药或放弃服用非处方药，你可能会看到你的酮体水平开始上升。如果你正在纠结于测量酮体中的结果，那么你应该意识到这一点。

> **埃里克·韦斯特曼博士的医生手记**
>
> 在 20 世纪初进行的饮食和新陈代谢研究中，碳水化合物被称为"抗生酮因子"。吃碳水化合物可提高胰岛素水平，胰岛素的增加会阻止酮体的生成。

8. 你消耗的热量太少或太多了

专家解析

通过充分配制的具有足够热量的生酮饮食来满足你的需求，长期坚持不太可能引起问题。

——弗兰齐斯卡·斯普里茨勒

我们没有在本书中着重讨论卡路里，因为我们有个很好的理由。当你摄入低碳水、中等蛋白质以及真正的未加工的膳食脂肪来达到饱腹感时，卡路里会自己管好自己的，不需要让你痴迷于计算它们。但是在追求生酮状态的时候，摄入的卡路里太少或者太多都会让人遇到麻烦。

在第 12 章中，我们讨论了如何区分真正的饥饿和促使你进食的其他因素，因为我们的社会有丰富的食物，我们习惯于不因为饥饿而吃掉大量的食物，这让我们很难知道什么时候停止吃饭。另外，减肥界把饥饿视为好事，这会迫使我们摄入比身体需要的更少的能量。这两个极端事件可能大幅影响你产生治疗性水平的酮体的能力。

你可以通过以下这种方式来帮忙产生酮体：注意自己的饥饿感，每顿吃足够的东西，以至于你不需要在两个小时之内再吃一次，小心不要吃到撑得肚子疼为止。这并不意味着你要痴迷于卡路里，那样可能会适得其反。正如你必须找到自己的碳水化合物耐受度和蛋白质阈值一样，实验性地找到使你感到满意的卡路里量，能让你产生对身体有益的酮体水平。你可以做到的！

正念饮食是一件很好的事情，确保不吃太多或太少的卡路里，这会快速提高你的血液酮体含量。

9. 你全天吃饭太频繁

我们生活在一个食物不仅仅是有关生计，同时也有关人际和享受生活的时代。这是人如果在社交聚会中选择不与其他人一起吃饭就会很碍眼的一部分原因。在你的工作场合、教会或犹太教堂，甚至在家里，这些场合都会时不时给你一种压力，让你不得不把食物放进嘴里，因为那就是一天中该吃东西的时间。但是，吃得太多可能会阻碍你产生酮体的能力吗？真的会哦。

在第 11 章中，我们讨论了间歇性禁食在生酮中的作用，并且两项工作相辅相成——摄入具有足够热量的低碳水、中等蛋白质、高脂肪饮食，以完全满足你的营养需求，你应该能够很容易达到就餐时间相隔 12～24 小时，没有任何问题。有着适当营养比例（碳水化合物、蛋白质和脂肪）的这种饮食，再加上延长的自发性断食，将会大大帮助你的身体进入生酮状态。如果你还是对于之前的一餐感到很满足，那么就无须再加另外一餐。

当有人问你为什么不吃饭的时候，你可以回答："我正在吃……酮体！"当你对他们说这些话时，他们脸上的样子将会很搞笑。

10. 慢性压力和睡眠不足会使你的皮质醇和血糖水平过高

专家解析

慢性睡眠不足导致昼夜节律不平衡和 / 或慢性程度的显著压力，会提高皮质醇水平，这会阻碍身体进入生酮状态 。

——诺拉·葛杰达斯

为什么我们总是这么紧张？大多数人没有充分认识到慢性压力对我们健康的几乎方方面面都有强烈的负面影响。此外，压力会使我们的身体受到伤害，因为它阻止我们得到非常需要的宁静睡眠。这种双重的压力和睡眠不足是一种恶性循环，它可能会破坏你的生酮能力。

如果你想彻底毁掉用来产生治疗水平的酮体的能力，那么继续担心和焦虑一切，以致晚上只能睡短短几小时。随着时间的推移，这将削弱任何食疗的效果，无论你曾经有多么严格。让我们仔细看看为什么当你想进入生酮状态时，一直处于紧张状态不是一个好现象。

压力会增加皮质醇的水平，皮质醇是一种随着身体进入自我保护模式而提高饥饿和血糖水平的激素。这就是无论你如何严格坚持低碳水、中等蛋白质、高脂肪饮食都无法减肥的一个原因。出门玩玩，参加瑜伽班，和孩子们做一些有趣的活动——你可以做任何事情以减轻生活中的压力。一旦采取积极的方法来降低压力，你会发现身体能够在晚上更好地休息。大家平静一点！

记住，压力（stressed）和甜点（desserts）的拼写方法正好相反——它们都会对你进入生酮状态带来负面效果，正如大多数甜点中含有糖一样。给你的酮体一次战斗的机会吧，早点去解决这些可能让你担心的事情。

如果你没有在生酮饮食中得到足够的酮体水平，以上这些仅仅是众多原因中的十个可能性。也可能涉及其他无形因素，比如缺乏朋友、家人和医生支持；精神上的障碍，例如你缺乏遵循饮食习惯的能力，或者认为你在饮食中需要碳水化合物以保证大脑健康；未能很好地计划你的饮食；以及更多其他因素。但不要追求完美。你应该持续做好进入生酮状态所需要做的事情。在整个过程中，对自己好一点儿。只要坚持，你就一定会达到目标。

值得注意的是，你可以使用酮盐、酮酯和各种 MCT 油制品等来提高血液中酮的含量。然而，专家们仍然在争论，通过这些手段增加酮体是否比仅仅通过大量营养素操作生产酮体更有治疗效果。这个问题尚未得到科学研究的回答。在这些研究开始之前，你可以做的最好的事情就是继续致力于低碳水、中等蛋白质、高脂肪的饮食。如果你愿意，可以使用这些产品作为辅助工具，帮助你实现达到更高酮体水平的目标。

正如你所看到的，生产酮体的过程中有很多影响因素。不是每个人都是低碳水、高脂肪的生酮饮食的粉丝。在下一章中，我们将列举对这种饮食方式的十大批评，并解释为什么它们毫无意义。

专家解析

我认为我周围的明显的食物诱惑是保持足够的酮体水平的最大问题。一不小心吃了太多碳水化合物就会干扰生酮，并且需要好几天的时间才能恢复。旧习难改。

——玛丽·纽波特博士

本章关键概念

› 当你不能产生酮体的时候，一定是有原因的。

› 认为采用低碳水饮食就是生酮是一个常见的错误。

› 如果不经常测试，你无法确认自己是否处于生酮状态。

› 单独的尿酮测试是不可靠的，可能会令人沮丧。

› 需要耐心，通常需要 4 ~ 6 周的时间才能完全适应生酮。

› 多多尝试来确定你的碳水耐受值和蛋白质阈值。

› 吃不够膳食脂肪会导致较差的酮体生产效率。

› 药物会增加肝脏负担，并减缓酮体的产生。

› 摄入太多或太少的热量都可能使生酮状态难以达到。

› 如果你一天中不得不经常进食，则很难产生酮体。

› 慢性压力和睡眠不足将会消除低碳水、高脂肪饮食带来的益处。

› 有许多无形因素可能会妨碍你追求生酮状态。

› 如果你对缺少酮体感到灰心丧气，可以使用促酮产品来帮助你。

第 15 章

CHAPTER15

10 个对生酮饮食的批评

专家解析

对生酮饮食的主要批评集中在理论上。在我们的病人中，我们没有观察到任何这样的常见问题。

——戴维·珀尔马特博士

你可能已经听到一些反对使用生酮状态的挥之不去的争论，并且担心它们是否是真实的。在本章中，我们将会列举然后驳倒 10 个关于低碳水生酮饮食的最大的批评。

1. 生酮没有什么特别之处，仅仅是减少卡路里而已

专家解析

在许多临床研究中，低碳水化合物减肥者经历的卡路里摄入的减少量与建议通过减少膳食脂肪限制卡路里的人的减少量相似。一项研究将两种不同的低碳水化合物饮食（一种具有较高蛋白质和另一种具有较高脂肪）同热量限制的低脂肪饮食进行比较。结果表明，两种低碳水饮食中卡路里摄入的自发减少量并没有超过低脂肪饮食者的卡路

里减少量，两种低碳水饮食也带来更多的体重减轻和体脂减少。事实上，低碳水饮食的小组减少的体脂，是低脂肪小组减少体脂的两倍。

——戴维·珀尔马特博士

这个批判对我来说一直非常有趣。这个论点有点儿像这样：人们成功进行生酮饮食的唯一原因是，他们的胃口被压制到比吃其他饮食所得到的热量还要少的程度。有没有人注意到其中讽刺的地方呢？虽然生酮饮食的反对者认为这是一个"逮个正着"的时刻，但实际上更加证实了生酮饮食的有效性。制药公司花了数亿美元试图创造有效的药物来降低食欲水平。而在这里，我们有一种自然的方式来做到这一点，没有任何危险的不良反应。

计算卡路里而不考虑这些卡路里的质量，这和谨慎选择可以满足你的食物种类，两者之间存在着巨大差异。事实是，当你吃得饱饱的时候，生酮饮食便自然帮你管理热量了，因为你的食欲是完全被控制的；你不必拿出卡路里计算器以确保在目标卡路里范围以内。你有没有想过野生动物是如何保持如此精瘦健康而不用计算热量吗？

你所吃的卡路里种类对你有着直接的影响，这个想法是天普大学医学研究员冈瑟·博登（Guenther Boden）博士在2005年3月15号的《内科学年鉴》上发表的一项研究中观察到的。博登博士得出结论说："碳水化合物已经引起了过度的暴饮暴食。"碳水化合物增加胰岛素水平，这导致人们渴望摄入更多的热量。但是生酮饮食者使脂肪和蛋白质成为主要的食物摄入来源，饥饿状况得到了很好的控制。这不是偶然发生的。

当大多数人开始生酮饮食时，饮食成为他们对食欲的一种正常反应，这可能是他们在人生中第一次遇到这种状况。我认为，对于任何想要永远不受热量计算束缚的人来说，生酮饮食是非常值得尝试的方法。

埃里克·韦斯特曼博士的医生手记

吃碳水化合物让你饥饿。如果你不吃碳水化合物，就不会饿了。当然，除非你停止吃碳水化合物，否则你是永远不会懂的。大多数美国人每天都在吃碳水化合物！

---

2. 生酮期间的体重减轻主要来自水分的损失以及器官和肌肉的破坏

当听到人们嘲笑地说"减掉的只有水分而已"，用来批评生酮状态时发生的体重减轻时，我总是觉得很搞笑。但事实是，当我们通过任何方法开始减肥时，刚开始减少的几乎都是水分重量。部分原因是储存在肌肉中的糖原的释放。作为身体中可以储存的糖，糖原充满了水分。而由于低碳水饮食让身体从燃糖机器转变为燃脂机器，所以当糖原耗尽时，不能完全被补充。当糖原重量损失时，身体的水分也会损失。

另外一部分原因是胰岛素水平的降低。胰岛素控制肾脏保持水分和盐分，因此当你吃碳水化合物并产生更多的胰岛素时，你会保留更多的水分和盐分。减少碳水化合物则会降低胰岛素水平，导致肾脏保留较少的盐和水。这些肯定不是坏事，也解释了为什么有些超重或肥胖的人在开始进行低碳水、高脂肪的生酮饮食时会减掉很多重量。

但是生酮的有趣之处在于，一旦水分消失，真正的脂肪减少就会开始。是的，在这一点上，体重减轻的速度会显著降低。然而，这时候你的身体正在使用储存的身体脂肪作为燃料，并高兴地燃烧着酮体。

因此，在生酮饮食中分解器官和肌肉的概念是相当荒谬的，特别是当你阅读发表的研究报告时。

芬兰库奥皮奥大学医学院营养研究员安西·曼尼南（Anssi Manninen）在 2006 年 1 月的《营养与代谢》杂志上发表了一项研究报告，研究超低碳水化合物饮食（定义为每天 10 克碳水化合物）对肌肉质量的影响。他得出结论，肝脏产生的酮体对肌肉蛋白质分解起到抑制作用。此外，脂肪酸和酮体的存在实际上可以抑制可能导致肌肉损伤的氨基酸氧化。换句话说，与其说低碳水的生酮饮食让肌肉损失，不如说这种饮食方式实际上是保护你的肌肉。

埃里克·韦斯特曼博士的医生手记

有一种头脑风暴的技巧是"把一切颠倒过来"，以便看到不同的东西，这时通常会出现新的解决方案。肌肉细胞需要用胰岛素打开葡萄糖受体（通道）。我们通常认为这些受体是用来帮助葡萄糖进入的，但如果我们反过来想会如何？这些受体的作用是将葡萄糖阻挡在细胞外，有了这种观念上的转变，我们可以将肌肉细胞看作脂肪燃烧的细胞，只有当冲刺或其他需要爆发能量的活动时才需要糖。

3. 超低碳水化合物的生酮饮食
会引起甲状腺功能减退和肾上腺疲劳

专家解析

有人是因为生酮而患有甲状腺功能减退症的吗？还是由慢性低热量摄取、压力或其他因素引起的，甚至是所有这一切的综合原因？没有单一变量，就不能肯定地说生酮是引起问题的原因。

——兹沙恩·阿伦博士

当甲状腺激素 T4 不容易转化为甲状腺激素 T3 时，甲状腺功能减退便会发生。近年来，在线原始饮食社区的一些重要成员发表了这样的观点，即在生酮饮食中缺乏葡萄糖，会导致 T4 转化为 T3 的能力下降，继而导致脱发、手脚冰凉、浑身不舒服，以及与甲状腺功能低下相关的其他症状。这听起来很可怕，以至于你可能想知道为什么还会有人吃低碳水化合物，进行生酮饮食。

专家解析

对于甲状腺功能的担忧说明了公众和医生的误解。较低的数字并不一定意味着较低的功能。通常这意味着更好的功能。随着身体功能的改善，甲状腺水平下降。这是一个非常理想的状态。在许多情况下这是区分健康和长寿的因素。当人们批评低碳水饮食，说它会导致甲状腺功能减退时，不仅是误导，而且显然是错误的。

——罗恩·罗斯戴尔博士

这个批评的问题在于它是不完整的。虽然进行生酮饮食时如果不能摄入足够的热量，可能会出现甲状腺功能减退，但是当卡路里充足时，甲状腺功能减退就不会发生。这是热量摄入不足造成的，而不单单是生酮饮食本身的原因。在摄入足够热量的低碳水、中等蛋白质、高脂肪饮食人群的实验研究中，并没有发现甲状腺功能减退问题。只要不在低碳水饮食中限制热量，甲状腺和代谢功能保持正常，无须摄入额外的葡萄糖。营养咨询师和教育家诺拉·葛杰达斯说，事实上甲状腺水平的降低并不是"病态"。只要热量足够，降低的甲状腺水平实际上是"提高代谢功能效率的征兆和理想的长寿标记"。

专家解析

如果你刚好在开始生酮饮食时就有甲状腺问题，你可能会遇到甲状腺功能障碍的症状。但是人们经常将这种症状快速归因于新的饮食结构。在任何采用低碳水、高脂肪饮食的人中，我从来没有看到过非预先存在的甲状腺疾病是突然出现的。确实，随着时间的推移，在合理配制的生酮饮食中，T4甲状腺激素转化为活性T3的速度可能会减低。但这并不意味着有什么问题。

——诺拉·葛杰达斯

名为克里斯·德克尔（Chris Decker）的自然疗法医师在她的在线文章《原始饮食会使我们甲状腺功能减退吗》（*Does Paleo Make Us Hypothyroid*）中写到了这个主题，在这篇文章中，她解释了遵循低碳水、中等蛋白质、高脂肪饮食后产生酮体时，甲状腺会发生什么。

当我们将脂肪燃烧产生的酮体作为主要燃料来源时，我们的甲状腺不需要那么努力地工作，因为在代谢中，酮体是比葡萄糖更高效的理想燃料。当我们的器官需要代谢糖而不是脂肪时，则需要更多的T3来处理这种不太理想的情况。于是我们的甲状腺必须加班加点地干，可怜的T3需要做这份工作。但是如果用燃烧脂肪取而代之的话，T3则可以回家享清福了。

所以，T3水平的降低实际上是一件好事。

专家解析

我们认为的甲状腺功能正常水平，实际上可能是由持续高碳水饮食而升高的水平，在这种情况下，在低碳水、高脂肪的生酮饮食中观察到的较低的甲状腺功能水平实际上更接近正常值。

——杰·沃特曼博士

心脏病专家威廉·戴维斯博士还表示，关于超低碳水化合物饮食和降低甲状腺功能的说法是"肯定不对的"。他说当一个进行生酮饮食的人减重时，促甲状腺激素（TSH，甲状腺检测中 3 种主要甲状腺激素之一）的水平增加，并且自由 T3（另一种甲状腺检查中的甲状腺激素）水平减少，这一信号虚假地表明甲状腺功能减退。戴维斯博士说，这个结论不完全准确。"这种具体情况并不代表甲状腺功能紊乱，而是通过降低代谢率来限制体重减轻的生理适应性，这是一种旨在保护身体免受饥饿的生存机制。"他解释说，"这些激素调整是短暂的，体重稳定后的几周内它们会修正自己的。它并不代表甲状腺功能障碍。"

专家解析

在短期内，我们看到甲状腺激素水平在生酮饮食中下降，但是我们有更灵敏的交感神经系统反应帮助我们平衡身体的功能。

——约翰·基弗

对于生酮饮食中产生的肾上腺疲劳，曾被误解为低碳水饮食使身体产生压力，导致肾上腺过度工作，让你感到疲倦、筋疲力尽、颤抖、无法从锻炼中恢复甚至更糟。但是，如果这些表现没有一个与生酮饮食有关系呢？更有可能的是，这是一个在你转为生酮饮食之前就存在的潜在问题的症状，如果不能正确处理，生酮饮食可能会引发你本身潜在的问题。

专家解析

有一些关于经历长时间生酮饮食后出现肾上腺疲劳或甲状腺功能减退症状的人的轶事报道，然而据我所知，没有任何研究证实这些报道。

——弗兰齐斯卡·斯普里茨勒

处于生酮状态时，我们可以通过不吃诸如糖、白面粉、谷物、豆类等食物来降低身体的压力。从燃糖的不自然和紧张的状态切换到更加轻松的燃脂状态似乎会降低很多肾上腺的压力。保证足够的睡眠，做一些轻微的运动，并参与减压的活动，会帮助你更好地缓解肾上腺的疲劳，而不是把它归咎于生酮饮食！

埃里克·韦斯特曼博士的医生手记

当我们尝试任何不同于传统饮食的方式（如低碳水饮食、生酮饮食）时，可能导致某些血液值超出"正常范围"。但这并不总是意味着这个值不健康，因为"正常范围"是由最常见的事物来定义的。例如，甲状腺激素的水平可能在正常范围之外，但是如果身体对甲状腺激素更敏感，对血液中甲状腺激素的需求较少，则可能完全健康。同样，大部分适应酮体的人会有异常低血糖，因为他们燃烧的酮体太多了，不再需要高血糖水平了！

4. 低密度脂蛋白和总胆固醇异常上升

专家解析

易氧化的低密度脂蛋白颗粒过高，是在发生冠状动脉心脏病和心脏病发作的人群中最常见的异常。摄入大量"健康全谷物"的人有着惊人的过量有害低密度脂蛋白颗粒。摈弃谷物和糖并享受健康的生酮状态的人，体内的这些小而致密的低密度脂蛋白颗粒会显著减少甚至完全消除。

——威廉·戴维斯博士

当你采用低碳水、高脂肪饮食时，高密度脂蛋白胆固醇（好的）会升高，甘油三酯会下降，低密度脂蛋白胆固醇颗粒会从危险的小而密集的类型变成更加良性的大而蓬松的类型。（我们在《胆固醇入门全书》一书中详细介绍了这一切。）

尽管如此，你的胆固醇检测中的两个数字（低密度脂蛋白胆固醇和总胆固醇水平）可能会在生酮饮食中上升。问题是，这是否表明你的健康正在发生什么不好的事情？作为一个用其他指标计算出来的测量值，低密度脂蛋白胆固醇和总胆固醇实际上是胆固醇测试中最无趣的两个数字，相比于其他数字来说，它们对你的整体健康并没有那么重要。重要的是，低密度脂蛋白颗粒还存在不同的类型，它在更高级的被称为核磁共振 LipoProfile 的胆固醇测试中可以测出来。

那么在胆固醇测试中你应该注意什么呢？确保你的高密度脂蛋白胆固醇在 1.3 毫摩 / 升以上，理想值高于 1.8 毫摩 / 升（摄入饱和脂肪会帮助你达到这个指标）。让你的甘油三酯低于 1.13 毫摩 / 升，理想值是低于 0.8 毫摩 / 升（减少碳水化合物摄入量是最好的方法）。通过采用低碳水、高脂肪的生酮饮食来改善低密度脂蛋白的颗粒大小（通过任何常见的核磁共振 LipoProfile 测试确定）。此外，做 hsCRP（超敏C 反应蛋白）血液检查，以检查导致心脏病的罪魁祸首氨化作用的征兆，以及做心脏的 CT 扫描来寻找任何疾病迹象。

5. 超低碳水饮食会引起黏液缺乏，导致眼睛和嘴巴干燥

专家解析

所谓的生酮饮食导致黏液缺乏症的问题被严重曲解。第一，我几十年来治疗患者的经验，从未见过这种状况。第二，声明称黏液是需要葡萄糖的糖蛋白，所以不吃葡萄糖会降低其生产，导致眼睛和嘴巴干燥。然而，鉴于在饥饿期间血清葡萄糖维持在正常水平，否则我们就会死亡，因此这一点声明毫无意义。换句话说，如果有必要，我们的身体有很多葡萄糖可用。

——罗恩·罗斯戴尔博士

这种对低碳水饮食的批评真是让我很想哭。认真的吗？这个理念表示因为我们的身体需要葡萄糖来制造黏液，包括唾液、汗水和眼泪，所以如果你不摄入足够的碳水化合物，那么你就要经常使用滴眼液。我可以说这是多么荒谬吗？作为一个坚持低碳水、高脂肪饮食十多年的人，我从未有过眼睛和嘴巴干燥的问题。而且我已经与成千上万采用这种饮食方法的人交流过了，从没听过有人有这样的问题。

营养顾问和教育者诺拉·葛杰达斯说，"任何采用生酮饮食的健康人，都不需要担心"黏液缺乏症。她说："我可以诚实地说，当开始这

种吃饭的方式之后，我个人从来没有遇到'黏液缺乏症'的问题。"葛杰达斯说，"有很多恐惧"是"荒谬的，并且与正常健康的生酮状态完全无关"。

黏液在低碳水饮食中也会产生，因为我们的身体可以通过糖异生作用而产生足够的葡萄糖。除非你存在关于氨基酸的一些潜在的代谢问题，否则这个批评真的是与事实不符。葛杰达斯指出，2006 年 6 月刊《营养学杂志》（*Journal of Nutrition*）发表的一项研究发现，黏蛋白（构成黏液的分子）分泌不足，主要是由于氨基酸摄入不均衡，而不是"碳水化合物缺乏症"。她解释说，摄入骨肉汤和草饲胶原蛋白有助于恢复各种氨基酸失衡。

如果一个低碳水、高脂肪的生酮饮食的人有眼睛和嘴巴干燥的问题，那么他更有可能本来就比其他人容易这样。对特定食品或食品成分的敏感性也可能导致这些问题。这突显了改善自己饮食习惯的重要性，以寻找诸如乳品不耐受、茄属植物问题（例如西红柿和辣椒）等。自身免疫排斥饮食可以帮助你确定是否对特定食物过敏。要了解有关那种饮食的更多信息，请参阅莎拉·巴兰丹博士的原始饮食法。

6. 低碳水化合物饮食中缺乏纤维导致便秘

膳食纤维已经作为让你满足和让你保持健康的理想方法而被营养专家加以虚拟健康光环吹上天了。所以，这种低碳水饮食会遭到同一批健康大师的严厉攻击并不奇怪。是的，当你采用生酮饮食时，你大大减少了纤维的摄入量。然而，你可以从非淀粉蔬菜和绿叶蔬菜中获得大量纤维，而无须吃"健康的全谷物"。此外，通过简单地饮用更多的水，并在饮食中添加更多的海盐和镁，就可避免便秘。

埃里克·韦斯特曼博士的医生手记

　　每个人可能都注意到了，进行生酮饮食后，他们往往排便更少。这不是一个需要治疗的医疗问题。但是，如果你在酮适应期便硬或大便难以通畅，那么多饮水，食用肉汤，或者使用镁乳都是有用的补救措施。

7. 低碳水生酮饮食包含的主要营养成分不足

专家解析

　　人们经常会从生酮饮食中感受到健康益处。然而，如果不吃足够量的微量营养素，特别是维生素C、维生素K和维生素E以及植物抗氧化剂，那么在两三年的生酮饮食之后，可能会导致营养不足，因为这些营养素的储存会用光的。通过食用更多的内脏、蔬菜和富含硫的蔬菜如洋葱、蘑菇和卷心菜，可以在生酮饮食中维持抗氧化剂和维生素C、维生素K和维生素E的摄入量。

——特里·瓦尔斯博士

　　一些注册营养师提出，低碳水的生酮饮食会让你缺乏一些关键的营养。关于这个概念讽刺的是，健康的低碳水饮食包括了一些地球上营养最丰富的食物，充满了许多必需的维生素和矿物质，以帮助你的身体更加健壮。水果和蔬菜通常被认为是营养的唯一来源，但事实是，大量的低碳水、高脂肪的食物也富含营养。

生酮饮食的食物如红肉、鸡蛋、奶酪、鱼和坚果提供了低脂肪饮食完全缺乏的东西：脂溶性维生素！这些只有当你吃脂肪时才能被吸收，它们对你的健康至关重要。因此，与其说增加营养缺陷，低碳水、高脂肪饮食实际上比以前提供的营养更多。

8. 在生酮饮食中，由于缺乏维生素 C，你可能会发展为坏血病

专家解析

探险家维尔哈勒穆尔·斯特凡森（Vihjalmur Stefansson）和 K. 安德森（K. Andersen）与因组特人一起居住并且一起旅行了 9 年，在此期间与因组特人一起以动物为基础，进行了低碳水、高脂肪饮食。这两名探险家后来在纽约贝尔维尤医院对全肉（包括内脏和骨肉汤）生酮饮食研究一年，结果发表于 1930 年。在一年的研究中，他们保持健康，并没有像主流营养学家预测的那样发展出坏血病或任何其他营养缺陷。

——基思·鲁尼恩博士

散布谣言的人继续说，保持生酮状态不能让身体吸收足够的维生素 C，导致坏血病，表现为极度疲劳，皮肤出现斑点，全身酸疼和牙龈出血的症状，也会得上抑郁症。

那些对碳水化合物不是非常敏感的人可以选择吃大量优质、低碳水、非淀粉的含有维生素 C 的蔬菜，例如西蓝花、羽衣甘蓝和青椒。即使这些蔬菜不是你的生酮饮食的主要部分，有一个要点你也要记住：由于碳水化合物会消耗身体中的维生素 C，所以当你戒掉碳水化合物时，不需要那么多维生素 C。所以，相比于保持生酮状态时，吃

充满糖、谷物和淀粉质食物的高糖饮食实际上意味着你需要更多的维生素 C。

最后在动物类食物中也发现了维生素 C，北极探险家和研究员维尔哈勒穆尔·斯特凡森也证明了这一点。他在 20 世纪初研究了阿拉斯加州因纽特人的营养习惯 9 年，他注意到他们的饮食主要是脂肪和蛋白质，一年中大部分时间的碳水化合物消耗量很少。换句话说，这些人绝大多数采用生酮饮食。在斯特凡森回到家中并分享他的调查结果后，医疗机构拒绝相信他可以通过大量脂肪、中等量的蛋白质和很少的碳水化合物健康幸存。

所以他同意做一个为期一年的代谢监测研究，他被锁在一个医院病房中，以便研究者跟踪他的所有食物摄入量，并且分析他的健康状况。在他几乎摄入全肉饮食的试验结束时，他没有出现任何健康问题的迹象，没有缺乏维生素。该研究的结果发表于 1930 年的《生物化学杂志》(*Journal of Biological Chemistry*)。

有关尝试用败血病来吓退人们进行生酮饮食的说法就到此为止吧。

埃里克·韦斯特曼博士的医生手记

我听到过有关因纽特人健康问题专家的讲话。她解释说，因纽特人从未得过坏血病，因为他们吃的食物中含有大量的维生素 C。当然，传统的因纽特人住的地方真的很冷，他们从来没有吃过水果或蔬菜，只有动物食品。这些只是为了告诉你，水果和蔬菜的重要性在我们的文化中是如何根深蒂固的。谈话结束时，她提醒我们，尽管有这些信息，我们每天还应该吃五份水果和蔬菜。想想看吧。

9. 摄入低碳水饮食会增加肾结石的患病概率

专家解析

生酮和低碳水饮食引起肾脏损伤和肾结石，这种常见错误信息在临床实践中尚未见到过，在过去 15 年的大量研究中也没有得到证实。相反，我们看到的结果都是积极的。

——杰奎琳·埃贝斯泰因

这是对低碳水饮食的另一个常见但没有任何实际依据的批评。该声明称，进行生酮饮食的人产生由尿酸引起的肾结石的可能性是发生更常见的草酸钙肾结石的可能性的 50 倍。他们提出了什么解决方案？吃更多的碳水化合物，如白米饭和土豆。

专家解析

如果一个人在某种程度上出现不舒服的症状，那么他们需要深入挖掘出一个合格的、知识渊博的、有能力的专业人士来确定潜在的问题。来个提示：它与"淀粉缺乏症"无关。再仔细想想！人们不能靠摄入所谓的安全淀粉（如白米饭和土豆）期望保持健康的生酮状态。

——诺拉·葛杰达斯

就像前面讨论的眼睛和嘴巴干燥的恐惧一样，这可能是另外一个例子，当某个人本来就容易患上肾结石时，却把它怪罪于生酮饮食。为了帮助预防肾结石，请确保你摄入足够的水分，在你的饮食中补充镁和柠檬酸钾，从饮食中去除苏打（它充满磷酸盐，会导致肾结石的形成），并注意尿液的 pH 平衡（你可以使用任何健康商店中出售的试纸进行测试，并调节饮食，使其更加偏向于酸性而不是碱性）。需要记住的一件事是，1978 年 12 月出版的《英国泌尿学杂志》(*British Journal of Urology*) 中分享道：肾结石形成更常见于高碳水饮食，而不是低碳水饮食。

同样重要的是要注意，许多开始采用低碳水、高脂肪的生酮饮食的人往往同时是肥胖、2 型糖尿病和代谢综合征的人，这些都是肾结石的重要成因。如果你的低碳水饮食中的蛋白质水平超出了你需要的水平，那么这些蛋白质会提高你的尿酸排泄，从而导致肾结石（这是另一个需要减少你的蛋白质摄取量并增加脂肪摄入量的原因）。当你第一次达到生酮状态时，血液的尿酸水平确实会增加，这些水平在 4～8 周内会回归正常。

10. 低碳水饮食会诱发胰岛素抵抗和"葡萄糖缺乏症"

专家解析

没有像"葡萄糖缺乏症"这样的东西，这在地球上的任何医学教科书上都无法找到。

——诺拉·葛杰达斯

坦白地说，这是所有批评中最可笑的一个。这个论点是，吃低碳水饮食会导致"葡萄糖缺乏症"，导致胰岛素抵抗（身体不能有效利用胰岛素，导致血糖异常和其他体重和健康问题）。这样说的人的理论是，生酮饮食会导致胰岛素抵抗，而胰岛素是用来保护血液葡萄糖水平来帮助大脑正常运作的。你从哪里听来的胡言乱语啊？

首先，根本没有"葡萄糖缺乏症"这样的东西。你的身体和大脑能够完美地使用酮体作为燃料来源。因为脂肪酸和酮体可以代替葡萄糖，所以血糖水平会低于我们认为的"正常"范围。但这根本不是坏事。

事实上，对葡萄糖的较低需求实际上保留了肌肉量，并且通过脂肪酸和酮体的存在来抑制血糖的激素调节机制，使其成为葡萄糖的适当替代物。请记住，身体处于生酮状态下实际上可以防止胰岛素抵抗，但是如果你再次开始食用碳水化合物，胰岛素抵抗也许会回来。这就是为什么如果你采用低碳水、高脂肪的生酮饮食，就不应该进行口服葡萄糖耐受量测试——因为测试者给你的葡萄糖糖浆会使你的血糖超载，没法准确地描述身体里实际发生的情况。

总结一下：摄入碳水化合物含量低、脂肪含量高的饮食，会阻止胰岛素抵抗。β-羟基丁酸（血酮）的存在增加了你对氧化应激的抵抗力，并且可以扮演抗炎剂的角色（对你的整体健康而言非常好）！

尽可能地尝试吧，反对健康的生酮饮食的人无法阻止生酮令人难以置信的治疗效果，这些效果最终会公之于众。

在接下来的三章中，我们将通过三方面的研究来证明低碳水、中等蛋白质、高脂肪饮食的科学证据：哪些有坚实的证据，哪些有相当好的证据，以及哪些是新兴领域的兴趣。如果研究显示生酮有助于特定病症，那么你将在以下章节中读到这些病症。准备好惊讶吧！

本章关键概念

> 摄入热量的自发减少是生酮状态的主要益处。

> 任何形式的饮食减肥都是从减少水分重量开始的，然后才是脂肪减少。

> 对"非常低碳水的饮食会诱发甲状腺功能减退"的臆想是毫无根据的。

> 别再关注低密度脂蛋白胆固醇和总胆固醇的指标了，而是要注意自身低密度脂蛋白颗粒的大小，这才更适合确认心脏健康风险。

> 没有任何证据表明生酮饮食导致黏液缺乏。

> 低碳水饮食引起的便秘可以用蔬菜、盐、镁和水解决。

> 只要你摄入足够多的营养丰富的食物，生酮饮食不会导致营养缺乏。

> 尽管有很多谣言，但是缺乏维生素 C 的坏血病不是生酮饮食的问题。

> 肾结石是高碳水饮食的结果，而不是低碳水饮食的结果。

> 低碳水饮食可提高胰岛素敏感性，而不是诱导胰岛素抵抗。

> 没有"葡萄糖缺乏症"这样的事情。

第16章

CHAPTER16

使用生酮治疗的核心科学基础

埃里克·韦斯特曼博士的医生手记

加拿大总理莱斯特·皮尔逊（Lester Pearson）曾说："无知引起的误会滋生恐惧。"也许这就是当有些人甚至科学家被问及低碳水饮食时会发生的事情。但这不是对缺乏科学知识的正确反应。当没有大量专题研究（如低碳水饮食）时，我们不知道它是好还是坏。低碳水、高脂肪饮食被简单地定义是坏的，这导致了一个1980~2002年相关的研究被禁。但是在过去12年中，低碳水饮食研究已经回归，结果是绝对积极的。就法治的标准来看，低碳水、高脂肪的生酮饮食在被证明有罪之前应该是无罪的。但事实上，直到被证明无罪之前，它一直被认定为有罪。

在本书中，你已经阅读过的一切都是基于我们对生酮饮食总结的经验。你很有可能想要有科学证据作为真实有力的证明，这是非常合理的要求——事实上，我们鼓励你质疑任何事情，以及你从任何所谓的健康专家那里听到的关于营养的一切。无脑地相信我们一直以为的合理饮食和健康信念，这种做法已经过时了。我们需要真实的证据，在接下来的几章中，我们将分享低碳水、高脂肪饮食的科学证据。

成为一个谨慎的研究型读者

在开始描述支持使用生酮饮食以适应各种健康问题的众多研究之前，我们想谈谈现存的不同类型的研究，以及如何筛选和评估绝大多数你听到的有关研究的信息。大多数记者没有专业知识来评估研究的相关性或重要性，所以他们最终会发表从医学期刊或研究机构获得的任何新闻稿。这种研究随后又回到夜间新闻、报纸、杂志以及互联网上。接下来，广大市民没有深层知识和经验来理解研究的真正意义，许多人只是把他们听到的一切作为福音真理。他们得出结论，这就是科学向我们展现的。

关于任何研究的第一个问题是："这项研究适用于我吗？"考虑到这个问题，人们很容易仅仅关注针对人类的科学研究。不幸的是，我们在新闻中听到的大部分饮食研究是针对大鼠或小鼠进行的，之后结果会被引申到人类身上。一个最好的例子是 2013 年 11 月 1 日发表于《美国生理学 – 内分泌学和代谢学杂志》（*American Journal of Physiology-Endocrinology and Metabolism*）的研究报告，结论是低碳水、高脂肪的生酮饮食会降低葡萄糖耐受量，接下来便导致了增加胰岛素抵抗的增加。谁是科研对象呢？老鼠！当然，没有一个关于这项研究的负面报道提到了这个突出的事实。

现实情况是，这些研究还没有准备好展现给大众——大鼠和小鼠还不够像人类，因此不能把结果直接用于人类。但是，这些研究会帮助科学家们发现一些新的理论，并且这些理论需要进一步在大型动物或最终在人类身上测试（此时结果将更适用于我们）。在大鼠和小鼠身上进行如此多的研究的原因是其操作相对便宜，并且可以牺牲它们以使用整个身体进行解剖检测。

但寻找正确的研究要比专注于人类研究更复杂一些。还有一种叫作"临床研究层级"的东西，这意味着比起其他研究，一些人类研究与个体更相关。

专家解析

经验之谈很难让我们明确直观地理解问题。最好的研究方法就是回答单个问题，一些别的问题可以通过这个问题得到很好的回答。

——理查德·费曼博士

$n=1$ 案例研究仅仅说明了一个人的经验（为了达到我们的目的，通常将他的饮食改变）。虽然大多数人轻视这种研究的重要性，但我们也可以从一个人的经验中获得大量信息，特别是如果这种经验是新的或不寻常的。例如，如果一个外星人来到地球，我们会非常仔细地对其研究，那么我们是否会因为研究的仅仅是一个外星人而忽略掉所收集的信息呢？当然不会！如果一个探险家单独到达北极，记录下这些经验，那么他单独做这件事情难道就否定了沿途所发现的事实吗？不可能。

埃里克·韦斯特曼博士的医生手记

看吉米在第 9 章中描述他的 $n=1$ 试验时，我觉得就像看第一个北极探险家的观察日志一样。虽然他的结果可能与你的结果不一样，但根据我的经验，大多数尝试类似饮食的人都有类似的结果。

有几种类型的研究（如观察性研究、病例对照研究、队列研究和流行病学研究）旨在生成假设；它们建立了其他人可以使用的理论基础，以便后续在对照临床试验中进行测试。特别是流行病学研究，研究者要查看大量的数据，应用不同的参数，并寻找数据模型，来从数据中生成一个可以在将来研究中证实的假设。由于这种研究的局限性，所以它们绝对不会只针对一个个体。它们的目的不是回答某些特定问题，而是为可能适用于个体的研究设定舞台。

观察性研究倾向于发现事物之间的相关性。但是我们需要清楚一点（你以前可能已经听过）：相关性不等于因果关系。只是因为两件事情同时发生并不意味着一件事情会导致另一件事情。健康博主兼作家丹尼斯·明格（Denise Minger）在马克（Mark）的博客 Mark's Daily Apple 中跟帖分享了一个很好的例子。在贾斯汀·比伯（Justin Bieber）出生的那一年，人们的胆固醇水平开始下降。但是在 Facebook 创立的那一年，人们的胆固醇水平又上升了。因此这便是 Facebook 缓解了贾斯汀·比伯引起的胆固醇降低的"证据"。是的，这个听起来很荒唐。然而，这种"相关性等于因果关系"的错误往往出现在营养学研究中。

专家解析

关于生酮饮食的研究相对有限，因为研究资助委员会不是忽视其潜在好处，就是对其有所偏见。因此，很少有人鼓励这些研究。

——基思·鲁尼恩博士

营养流行病学研究对象是一种群体，是用来产生假设的一种研究，被不恰当地用于得出关于什么食物健康或不健康的结论。例如，2014年4月刊在《流行病与社区健康杂志》（*Journal of Epidemiology and*

Community Health）上的研究报告得出结论，相对于只吃 1 份而言，每天吃 7 份或更多的水果和蔬菜可以将你在任何时间点的死亡风险降低 42%。研究人员如何得到启发的？他们研究了 2001～2008 年参加年度调查的 65 226 名英国人自愿提交的资料。这些人处在没有对照的环境中，同时研究依赖参与者的回忆——想起去年吃了什么。研究人员应该做的是从流行病学研究中收集信息，并使用其结果得出新的假设，然后一定要在有对照的临床环境中进行检测。但是他们并没有照做。相反，所有头条新闻都引用了"水果和蔬菜摄入与低死亡率相关的新证据"这一发现。这对公众来说是令人难以置信的误导，但不幸的是，大多数人不知道这一点。

2012 年 3 月 12 日，哈佛大学公共卫生学院在《内科学文献》(*Archives of Internal Medicine*) 上发表的另一项研究报告指出，红肉摄入量与总死亡率、心血管和癌症死亡率的风险增加相关。该研究包括了来自卫生专业人员 22 年内追踪研究的 37 698 名男性的数据，以及护理健康研究中 28 年内没有心血管疾病和癌症的 83 644 名女性。关键是，他们的饮食是通过每 4 年分发一次调查问卷来评估的。同样，在过去几年里，这些需要进行研究的关键信息很大程度上依赖于参与者对摄入食物的回忆。但是你记得两个星期前午饭吃了什么吗，这些饭比三四年前少一些吗？不，我也记不清。而头条新闻却大胆地表示"摄入红肉与心血管疾病、癌症以及总死亡率风险增加相关"，这使每个人都害怕吃牛排或汉堡！

关于我们应该做什么来保证健康，实验性的研究是唯一能得出结论的研究类型。你可能从高中生物课或化学课学到过这个。你有明确定义的物质，也许是试管中的化学物质，有对照组。你有可能需要重复试验多次，以确保结果是相似的。那是因为如果要真正了解一些东西或者得出一件事是由另外一件事引起的结论，就必须进行试验，然后一次又一次地确认每次都能得到同样的结果。这是实际应用中最具有参考性的研究。当进行这种研究时，它们被称为临床对照试验。

埃里克·韦斯特曼博士的医生手记

不幸的是，用人类受试者进行有关饮食和健康的临床对照试验是非常昂贵和耗时的，负责设计这些研究的研究人员严重倾向于研究低脂肪饮食，而不是高脂肪饮食。因此，与低脂肪饮食或药物相比，高脂肪饮食的信息相对较少。

将一种方法与另一种方法进行比较的对照研究共有四类：一个并行组，其中参与者被随机分配到特定组；交叉组，其中的参与者在随机的时间点被干预；一个串行组，在预先分好的组中随机选取一个并且进行干预；一个阶乘组，个人被随机分配到一个组群中进行组合干预。所以这种研究真的是确定一种方法是否真的导致预测终点或结果的最佳方式。理想情况下，需要使用被称为随机化的技术来任意地将人分配给一种或另一种治疗。在许多方面，人类临床研究的黄金标准是随机对照临床试验。

如果单个个体尝试不同饮食并保持其他一切一致，那么 $n=1$ 的病例研究则可以作为对照研究。在学术语言中，这被称为"多时间段，个体内，交叉研究"。案例系列研究是一种讲述几个不同病例经验的研究论文，这些病例可能是不同饮食的"交叉研究"，也可能不是"交叉研究"。

没有什么标准来定义一个研究是小型或大型，但一般而言，少于50人的研究会被认为是一项小型研究，而大型研究要有数百名参与者。一项大型研究倾向于提供更多相关和适用的结果，参与者越多样化，结果越有可能与你有关。例如，如果研究针对 8000 名男性，而你是一名女性，那么你懂的，对吧？

这引出了我们的最后一个难点——没有一个百分之百像你的人。所以即使在这个方面已经做了很多伟大的研究，可能还是没有一个与你有关！想知道某些东西是否对你有用的唯一方法就是试试看。这就是我们是自我试验倡导者的原因，并且做对你有用的事情能让你变得更健康。你是自己最好的健康倡导者，你最了解自己的身体。控制你自己的健康，永远不要成为任何研究虚假解释的受害者。

埃里克·韦斯特曼博士的医生手记

一般来说，如果一项研究来自医生的临床经验，那么它通常并不像一项特殊测量、双重检查程序、彻底记录事件和结果的研究一样被高度重视。

现在你知道如何辨别强大可信的实验研究和弱观察研究之间的区别了，这些弱研究往往得到了比它们应得的更多的关注，让我们来看看有科学支持的生酮饮食。如果你不是科学家，或者不明白研究论文的复杂术语，不要担心——我们将以简单的语言为你解释。但是，如果你想更深入研究，所有这些研究的引用将在本书的结尾列出。

专家解析

在癫痫的情况下，营养性生酮状态在治疗癫痫发作中是有效的，并且可以同时避免为了实现相同结果使用抗癫痫药物所产生的不良反应。有趣的是，丙戊酸是一种用于治疗癫痫的药物，同时也作为组蛋白去乙酰化酶抑制剂来治疗几种情绪障碍，β-羟基丁酸也是这样。目前人们正在研究组蛋白去乙酰化酶抑制剂的抗癌和抗衰老特性。这可能会揭晓 β-羟基丁酸抗癫痫性质的实际原理。

——基思·鲁尼恩博士

我们最早使用生酮饮食是在很久以前。正如我们注意到的那样，《圣经》描述了把断食作为"适合"的疗法。其他古老的西方医师建议那些癫痫反复发作的患者不吃碳水化合物（糖和淀粉），他们发现这和根本不吃任何食物的效果差不多。今天，我们明白，"不吃"和"不吃碳水化合物"实际上是一样的，两者都能使身体燃脂。当然，吃中等蛋白质和大量脂肪是长期维持脂肪燃烧的健康方式。

低碳水、高脂肪的生酮饮食在 20 世纪初作为治疗癫痫的方法被重新发现。在许多情况下，当患者开始采用这种饮食方式时，癫痫会完全被解决。内分泌学家亨利·罗尔·盖林（Henry Rawle Geyelin）将这种方法用于几位癫痫患者，并在美国医学协会 1921 年的会议上发表了他的发现。他最终研发了低碳水、高脂肪的营养性生酮方法来治疗癫痫，直到 20 世纪 40 年代初，这种方法都是控制癫痫发作的首选。然而当用于癫痫的处方药物研发出来之后，人们就开始对这种天然饮食方法减少了依赖。

专家解析

超过 90 年的经验和一些临床试验显示了生酮饮食对于具有耐药性癫痫儿童的益处。其中约 1/4 的儿童完全停止发作，另外 1/3 的发作量大幅减少。最近有一些成年癫痫患者也受益匪浅。

——玛丽·纽波特博士

随着用于治疗癫痫的新药研发，原来的生酮饮食癫痫疗法越来越不受欢迎，但是有几家医疗中心继续使用这种方法，因为它的效果很好。之后，在 1997 年，由梅丽尔·斯特里普（Meryl Streep）主演的电视电影《不要伤害我的小孩》（*First Do No Harm*）上映，它由吉姆·亚伯拉罕（Jim Abrahams）编剧和导演。吉姆是倡导生酮治疗的查理基金会的共同创始人，生酮饮食自此受到极大的推动。它详细描述了一名儿子患有癫痫症的妈妈的故事，以及她对医学界拒绝向她介绍生酮饮食作为替代疗法而感到失望。这部电影引发了更多关于生酮饮食治疗癫痫的研究。

现在对这种营养疗法的研究包括几个临床系列和随机对照试验，这些试验清楚地表明生酮适用于一些但不是全部的癫痫患者。世界各地都有用生酮饮食治疗癫痫患者的治疗中心。

专家解析

自 1928 年以来，生酮在降低癫痫患者癫痫发作频率方面的功效一直在发表的医学文献中被提及。

——戴维·珀尔马特博士

有趣的是，调查低碳水生酮饮食对体重和一般健康的影响的研究人员，与那些将生酮饮食作为治疗癫痫的研究人员之间的交流非常少。但是，增加产酮的有效策略可能来自官方的生酮饮食癫痫疗法的传统教导，其要求脂肪：（蛋白质＋碳水化合物）的供能比为 4∶1。首先，确定蛋白质需求：每千克体重 1 克蛋白质。然后加 10～15 克碳水化合物。其余的饮食由脂肪组成。所以如果一个孩子体重 44 磅（约 20 千克），每天的蛋白质摄取量是 20 克，碳水化合物摄取量将是 10 克，这总共 30 克不是脂肪。然后，由于脂肪：（蛋白质＋碳水化合物）为

4 : 1，所以用 30 乘以 4，需要每天获得 120 克的脂肪。

因此，从生酮饮食的历史使用来看，酮体水平可以通过保持较低的碳水化合物和蛋白质得到优化。这种癫痫营养疗法的有效性让研究人员和临床医生在其他医疗状况下也尝试使用生酮饮食，用来治疗那些使用传统药物治疗但效果不佳的患者。

糖尿病（2 型糖尿病）

专家解析

2 型糖尿病是一种严重的碳水化合物不耐受状态，通过限制碳水化合物的摄入，可以防止胰腺因胰岛素抵抗而分泌过量胰岛素，同时改善了血糖，并促进体重减轻。

——基思·鲁尼恩博士

当你知道数千年来，人类饮食中是不含糖或淀粉的，你就会明白对于使用低碳水、高脂肪饮食治疗糖尿病的恐惧是很不合理的。事实上，在 19 世纪末和 20 世纪初，低碳水、高脂肪饮食实际上是糖尿病的主要治疗方法！胰岛素在 1921 年被发现，但在此之前，像医学界顶尖人物中的弗雷德里克·艾伦（Frederick M. Allen）和艾略特·乔斯林（Eliot P. Joslin）一样的人，都倡导采用 70% 的脂肪、22% 的蛋白质和 8% 的碳水化合物的饮食来治疗糖尿病。

专家解析

我告诉我的病人，我们可以从进化生物学和实证科学中学到一些重要的东西。我们进化前的祖先吃什么呢？我们不能确定。但我知道不是夹馅面包、苏打水和比萨！如果人们以某种方式吃饭（比如说，"美国标准饮食"），而且不断生病和肥胖，这应该告诉我们一些关于摄入加工食品的危险。我们可以争论究竟为什么这种饮食是有害的直到地球毁灭，但关于他们是否危险的论点显然已经很清楚了。

——威廉·威尔逊博士

用于治疗 2 型糖尿病（也称成人发病型糖尿病）的低碳水、高脂肪饮食的现代研究包括几项碳水化合物摄入量达到每天 20～100 克的随机对照试验。总的来说，研究发现，减少饮食中的碳水化合物含量可使血糖降低，糖尿病药物需求减少。在许多情况下，可以彻底摆脱糖尿病药物，血糖比以前控制得更好！其中一个为期 6 个月的随机对照试验，将低碳水、高脂肪的生酮饮食与低升糖指数、低热量的饮食进行比较，之后发现采用生酮饮食的糖尿病患者需要较少的糖尿病药物。

专家解析

许多 2 型糖尿病患者注意到他们的疾病完全逆转，不再需要任何药物。

——罗恩·罗斯戴尔博士

低碳水、高脂肪饮食作为糖尿病的治疗方法，确实结合了两种不同的方法：①消除提高血糖水平的食物；②减肥。有时食物和饮料对糖尿病的影响非常大，以至于戒除碳水化合物后，人们就不再需要药物了。在这些情况下，糖尿病是由饮食引起的。（当然，在 1 型糖尿病的情况下，身体根本不产生胰岛素，仍然需要一些药物，但即使如此，生酮饮食也可以减少用药量）。如果因为体重过重而加剧或者导致糖尿病，那么治疗肥胖也是有意义的。幸运的是，相关研究强烈支持使用生酮饮食来治疗糖尿病以及减肥，这引导我们进入了一个新的领域，有强有力的证据支持生酮饮食。

减　肥

专家解析

相比起仅仅限制碳水化合物，生酮饮食可以提供更多的减肥益处。它在一定程度上提供了低碳水饮食的所有好处，因为生酮会增加饱腹感，并使头脑清晰、注意力集中、专注力时间延长和能量增加。

——威廉·戴维斯博士

低碳水、高脂肪饮食也许是因为帮助超重人群减肥而出名的。事实上，自19世纪末以来，医生一直在使用这种方法来帮助人们减肥。直到20世纪70年代人们才普遍知道，如果想让体重下降，你只需要减少食用面包、面食和米饭。遵循生酮饮食减肥的巨大好处是，它大大减少或消除了大多数其他减肥饮食所伴随的饥饿感，这是许多人在大多数减肥饮食中失败的重要原因。

低碳水饮食减肥法是在20世纪90年代由一小群医生使用的，如罗伯特·阿特金斯博士的畅销书《阿特金斯的饮食革命》（*Dr. Atkins' Diet Revolution*），以及迈克尔·埃德斯博士同玛丽·丹·埃德斯（Mary Dan Eades）博士合著的畅销书《蛋白质的力量》中所述的那样。这些书籍销售数百万册，但直到2004年左右，研究人员才开始认真研究这种方法。从那之后，几个相关的随机对照临床试验被发表，并显示了该饮食对体重和新陈代谢的有益影响。在过去10年中，已经有多项随机对照试验得出了类似的结果。

　　杰奎琳·埃贝斯泰因是一位注册护士，与已故的伟大医师罗伯特·阿特金斯博士合作了 30 年。她表示，阿特金斯博士从来没有测量过血酮，因为它太贵了。埃贝斯泰因指出，阿特金斯博士和他的医疗团队确定患者是否进入生酮状态的最好的工具是尿酮试纸，她说："试纸会用于每个到访的患者。"初始的基线读数几乎总是回到阴性，所以他们只能够跟踪生酮开始的时间。阿特金斯中心后来增加了一台大型复杂的机器，可以分析呼吸酮。这个机器需要进行常规校准以保持运行。现在，该技术比 20 世纪七八十年代更加精尖，也对用户更加友好了，更好的酮体检测可以帮助你确定身体是在燃烧糖还是在燃烧脂肪。

　　进入生酮状态可能不会立即开始减肥。但是酮的存在清楚地表明你的身体主要以燃烧脂肪作为能量来源，这意味着你将会减肥。

心血管疾病、代谢综合征及其成因

专家解析

　　20 多年来，我一直在使用低碳水、高脂肪饮食来治疗非常严重的糖尿病和心血管病患者。在几乎所有采用这种饮食的患者中，我都注意到糖尿病、心血管疾病和肥胖症的巨大改善。

——罗恩·罗斯戴尔博士

　　我们大多数人被教育说，低脂肪饮食是最健康、最营养的饮食，特别是对心血管健康来说。同时，我们被告知，高脂肪的饮食是完全不健康的，因为它会升高胆固醇，进而会堵塞你的动脉，并导致心脏病（一种我们在《胆固醇入门全书》中揭露了的错误想法）。20 世纪五六十年代，几乎所有的重要卫生组织都在反对高脂肪饮食，即使并没有直接证据表明它对人的健康有害。这些人简单地相信安塞尔·基斯（Ancel Keys）提出的这个假设，即饱和脂肪会升高胆固醇，从而增加患心脏病的风险。这个概念从未被研究人员实际测试过。

这种教育完全基于对可能发生的事情的预测，而不是直接研究高脂肪饮食的影响。今天，所有直接研究低碳水、高脂肪饮食的研究都显示出这些预测是错误的！生酮饮食不会恶化新陈代谢的状况；相反，能改善它！

专家解析

深度的生酮状态对新陈代谢的最有利影响是，它能帮我们免受如今困扰我们的几乎所有现代疾病，包括心脏病和肥胖。

——约翰·基弗博士

过去 10 年，科学界对心脏病病因的理解也发生了变化，这让医生和公众都感到很困惑。涵盖性术语"代谢综合征"包含了心脏病的所有成因：腹围增加、高血压、高血糖、高甘油三酯和低水平的高密度胆固醇（"好"胆固醇）。事实证明，低碳水、高脂肪的生酮饮食改善了所有这些代谢综合征的迹象。

事实上，科学证据表明，生酮饮食能减少腹部脂肪，降低血压和血糖水平，减少甘油三酯，增加好的胆固醇等。理查德·费曼博士和杰夫·沃莱克博士 2005 年 11 月 16 日在《营养与代谢》杂志上发表了一份研究报告，其结论是，代谢综合征的所有标志物都同限制碳水化合物而改进的方面一样。这不是巧合。

埃里克·韦斯特曼博士的医生手记

　　大多数遵循低碳水、高脂肪饮食的人的高密度胆固醇会升高，这是采用这种饮食而不会提高心脏病风险的原因之一。提高高密度脂蛋白胆固醇的最佳途径是吃蛋和饱和脂肪。（我是认真的！）

多囊卵巢综合征

　　多囊卵巢综合征是影响育龄妇女的常见激素失调症，是导致不育症的主要原因。它通常与不规则的月经周期、体毛过多、肥胖、2 型糖尿病有关。多囊卵巢综合征通常与胰岛素抵抗一起发生，并且由于两者之间的关系密切，通过生酮饮食可以让多囊卵巢综合征得到极大改善。

　　2005 年，埃里克·韦斯特曼博士和其他人士进行了多囊卵巢综合征和生酮饮食的临床研究，并发表在《营养与代谢》杂志上。5 名多囊卵巢综合征患者进行了 6 个月的低碳水、高脂肪的生酮饮食。这些妇女的平均体重减轻了 12%，她们的激素水平得到改善。事实上，这 5 名妇女中有 2 人在研究期间怀孕，尽管以前有着不孕症的问题。

肠易激综合征

　　肠易激综合征是一种美国的常见疾病，影响成人人口的 10%～15%。患有肠易激综合征的人往往会感到胃部不适、疼痛和腹胀。这种情况分为"腹泻型"和"便秘型"，取决于哪种症状经常发生。这是一个很悲惨的情况，有些患有这种疾病的人对饮食治疗的无效感到无望。

事实上，对于有肠易激综合征的人来说，低碳水、高脂肪饮食的想法在一开始可能不是很有吸引力。毕竟，吃更多的脂肪刚开始可能会导致更多的腹泻。但不久之后，症状全部开始清除，然后你会再次感觉正常。这种改善在网上分享的许多个案故事中非常常见。此外，几项临床试验也表明，低糖饮食可以改善肠易激综合征。

2009 年 6 月在《临床消化内科和肝病学》（*Clinical Gastroenterology and Hepatology*）杂志上发表的一项研究报告发现，在 4 周的时间里，13 名使用低碳水、高脂肪生酮饮食的腹泻型肠易激综合征患者，其腹泻频率、粪便硬度、腹痛和生活质量得到改善。生酮饮食正在给遭受这种痛苦的人以希望。

胃食管反流和胃灼热

胃食管反流病，也被称为胃灼热，是一种常见的疾病，20%～30% 的美国人每周至少受其一次影响。与治疗胃食管反流相关的医疗费用每年大概超过 90 亿美元。我们总是能听到，当人们停止吃碳水化合物时，胃食管反流的灼热感会改善或完全消失。

全谷物和糖是胃食管反流的主要祸端，这就是为什么人们在采用生酮饮食时胃食管反流会如此迅速地得到缓解。有些患有自身免疫性疾病的人还需要戒掉西红柿和辣椒等茄科植物。很多人会去购买非处方药来缓解症状，比如 Rolaids 或 Tums 之类的产品，甚至类似 Nexium 的处方药，这些药厂每年可以赚取数十亿美元的收入。仅仅用简单的饮食真的会有帮助吗？

可以的！2006 年 7 月 27 日《消化疾病与科学》（*Digestive Diseases and Science*）上发表了埃里克·韦斯特曼博士的研究报告，该研究测量了 8 名胃食管反流参与者进行低碳水、高脂肪的生酮饮食之后的胃酸度。他们每个人都有一个小管从鼻子穿入，进入肚子中，用来检测改变饮食前后的胃和食管酸度。仅仅使用生酮饮食 3～6 天之后，所有 8 个人的胃灼热的严重程度均得到改善，食管下段的酸度降低。食管酸度通常是胃灼热的原因。他们仅仅通过改变饮食就得到了缓解。

非酒精性脂肪性肝病

非酒精性脂肪性肝病常见于肥胖个体。它可以严重到导致肝功能衰竭。如果没有肝移植，肝功能衰竭将是致命的。当肝脏中的脂肪占到肝脏重量的 10% 以上时，胰岛素就不能再适当地控制人的血糖，这被称为胰岛素抵抗，可能会对人的健康产生严重的损伤。

有趣的是，肝脏中的脂肪不是来自饮食脂肪，而是来自碳水化合物。肝脏会将膳食中的碳水化合物转化成被称为甘油三酯的血脂，并将这种脂肪储存起来。很多人吃的最多的蔬菜是玉米，但它其实是一种含高碳水化合物的谷物，这就是为什么农民会用玉米来饲养猪。这也是为什么人们还用玉米来提高鹅、鸭肝脏的脂肪含量用来做成鹅肝酱（这意味着"脂肪肝"）！。

在 2006 年 9 月《消化疾病与科学》杂志上发表的一项研究报告指出，10 位健康志愿者经过低碳水饮食 10 天后，肝脏脂肪减少。另外一篇临床研究报告（再次由埃里克·韦斯特曼博士和其他研究人员进行）发表在 2007 年 2 月的同一期刊上，观察了 5 名非酒精性脂肪性肝病患者，他们均采用低碳水、高脂肪的生酮饮食长达 6 个月的时间。其中按照研究人员指示来吃的 4 个人表现出显著的体重减轻和脂肪肝改善。根据之后的跟踪调查来看，有的甚至治愈了脂肪肝。即使是最严重的疤痕问题（也被称为肝硬化），也可以通过生酮饮食，使患者的非酒精性脂肪性肝病得以改善。

这表明，似乎增加饱和脂肪摄入量和减少碳水化合物摄入量可以带来肝脏脂肪的显著减少。2011 年 5 月在《美国临床营养杂志》上发表的研究报告给予 18 名患有非酒精性脂肪性肝病的参与者低碳水饮食或低热量的饮食。因为生酮状态引起的脂肪燃烧效应，低碳水饮食组肝脏中的甘油三酯（称为肝脏脂肪）减少了。这是生酮状态产生积极的健康影响的强有力证据。

在本章中，我们已经分享了一些令人信服的信息，介绍如何将好的研究与不好的研究区分开来，我们详细介绍了支持低碳水、高脂肪的生酮饮食的强有力科学依据。在下一章中，我们将看一些健康状况，这些状况中有支持生酮饮食的有利证据；我们预计，随着未来几年的继续研究，这些证据将会更加强大。

本章关键概念

› 学习区分好的和不好的研究至关重要。

› 所有的研究都不一样——大多数研究是观察性的，不是对照性的。

› 确定一项研究是否适用于你，是你要问的第一个问题。

› 动物研究应该只能用来发现人类研究的假设。

› n=1 的个人案例研究有助于揭示一些特定刺激下的不寻常的结果。

› 如果没有进一步研究，相关性不应该被认为等同于因果性。

› 对照临床试验中的研究提供了最可靠的研究数据。

› 将随机性添加到对照临床试验中，这是人类研究的黄金标准。

> 最后，每个人都是不同的，没有哪项研究能够准确地告诉你什么对你有用。

> 用生酮饮食来控制癫痫发作自 20 世纪初以来一直存在。

> 因为生酮饮食能降低胰岛素的作用，所以 2 型糖尿病对其反应良好。

> 大多数人将低碳水、高脂肪饮食与减肥相关联，而低碳水饮食确实是非常有效的。

> 研究表明，心脏病和代谢综合征在生酮饮食中会有巨大改善。

> 患有多囊卵巢综合征的女性在开始采用低碳水、高脂肪饮食后得到了改善。

> 肠易激综合征可以通过策略性地使用生酮饮食而达到几乎治愈。

> 当你从饮食中去除会增加胃酸的含有大量碳水化合物的食物时，胃食管反流和胃灼热就不再是什么问题了。

> 非酒精性脂肪性肝病是由摄入碳水化合物引起的，不是由摄入脂肪引起的。

第17章
CHAPTER17

生酮饮食带来好处的有利证据

专家解析

我没有遇到过许多关于生酮饮食的批评。我认为科学家比医生更加开放。实际上很容易找到对低碳水、高脂肪饮食感兴趣的导师。

——布莱恩·巴克斯代尔

我们已经看到丰富的科学证据强烈支持低碳水、高脂肪的生酮饮食。但证据并不止于此，在许多其他常见疾病方面也有很好的科学研究，尽管还不是确定的。本章所述的生酮影响尚未得到长期研究——所有研究仅仅持续了不到一年的时间——但这些参与者的身体状况似乎对生酮营养疗法的反应很好，如果可以获得相关研究资金来进行临床对照试验，成功的希望是巨大的。

阿尔茨海默病、帕金森病和痴呆症

专家解析

酮体浓度升高已经被证明可以改善轻度阿尔茨海默病患者的认知功能。相关的科学研究非常引人注目，以至于美国食品药品监督管理局已经批准了一种可以提高酮体的可用性医学食品，作为阿尔茨海默病的治疗方法。在一项研究中，生酮饮食为帕金森病患者提供了比药物干预更有效的功能性改善。

——戴维·珀尔马特博士

人类大脑需要脂肪和胆固醇才能正常发挥作用，而且可以通过葡萄糖或酮体供能。在适应了低碳水、高脂肪的生酮饮食之后，大脑可以从酮体中获得大部分能量。当我们开始研究类似阿尔茨海默病，帕金森病和痴呆症的大脑疾病时，这成为一个关键的因素。我们知道，生酮状态会降低慢性炎症水平，并且为大脑提供绝妙的燃料来源，还能显著降低胰岛素的生成，这一切都与这些神经疾病的形成有关。

阿尔茨海默病（目前在研究界通常被称为"3 型糖尿病"），是一种因为大脑缺乏胰岛素敏感性，从而导致记忆丧失和功能丧失的渐进性痴呆。不幸的是，目前没有很好的治疗方法。正如肝脏中的胰岛素抵抗导致 2 型糖尿病发生一样，大脑中的胰岛素抵抗导致了阿尔茨海默病的发生。当大脑不能接受主要燃料源（葡萄糖）时，大脑衰退的迹象就会开始出现。

专家解析

人类大脑在合理的生酮状态下运作最为高效，研究人员越来越多地将其作为改善（甚至可能预防或逆转）过早的认知衰退、痴呆，甚至阿尔茨海默病的解决方法。神经学家很清楚，没有糖和淀粉的高脂肪饮食能让人脑和神经系统极度稳定，甚至可能将脑血流量提高 39%！

——诺拉·葛杰达斯

将低碳水、高脂肪饮食用于阿尔茨海默病患者，作为防止阿尔茨海默病进一步发展的手段有很强的理论依据。因为由麸质、碳水化合物和高血糖水平引起的氨化作用与这种疾病的发展有密切的关联。此外，当葡萄糖不存在时，酮体可以容易地被大脑吸收作为替代燃料源。事实上，这种用酮体代替葡萄糖输送给大脑以治疗痴呆症相关疾病的想法，已经有一种称为 Axona 的新型医疗食品在开发了。一项随机对照临床试验显示，在 90 天的时间里，血液酮水平升高让痴呆患者的脑功能能略有改善，无须治疗。痴呆症几乎总会最终导致阿尔茨海默病或帕金森病。

玛丽·纽波特博士比较熟悉阿尔茨海默病。她的丈夫史蒂夫被诊断患有早期老年痴呆症，而且缺乏有效的治疗，病症的恶化得不到缓解，她很快感到沮丧，更不用说去扭转已经形成的损害了。但是当纽波特博士开始给史蒂夫使用大量椰子油和 MCT 油，同时断绝以碳水化合物为基础的食物，如面包、米饭和面食时，他开始"爬出阿尔茨海默病的深渊"。她在自己的书《阿尔茨海默病》中分享了史蒂夫奇迹般转变的细节。

纽波特博士的经验并不是唯一的。她从数百名护理人员那里听说，他们照顾的阿尔茨海默病、帕金森病和痴呆症患者根据她所做的相同方案得到了不同程度的改善。因为在生酮饮食中的成功，其中一些患者已经稳定了 4 年以上。由于私人基金会的资助，南佛罗里达大学的临床研究已经开始，以检测椰子油诱发的酮体对阿尔茨海默病的影响。本研究的结果可以进一步促进生酮饮食更好地用于治疗阿尔茨海默病。

专家解析

我发现大脑喜欢酮体作为燃料的证据相当引人注目。此外，酮体参与降低整个身体的氧化应激的事实，解释了当人们转向生酮饮食时，在健康方面可以看到的一些显著的改善。

——杰·沃特曼博士

帕金森病的机制与阿尔茨海默病的机制非常相似，这也是为什么生酮饮食理论上被认为是帕金森病的有效治疗方法。2005 年 2 月 22 日《神经病学》(*Neurology*) 杂志发表了一项无对照组的临床研究报告，其中 5 名患者在 28 天内遵循低碳水（碳水占 2% 的卡路里）、高脂肪（脂肪占 90% 的卡路里）的饮食之后，帕金森病统一评分量表的数值显著改善。他们的平衡性得以改善，震颤和颤抖停止，整体情绪更加快乐。大脑喜欢酮体，特别是当它被阿尔茨海默病或帕金森病损伤之后。

精神分裂症、躁郁症和其他精神疾病

专家解析

作为神经科学家，我发现在生酮状态中最有趣的益处是改善认知功效。这项研究显示了酮体对短期记忆、言语记忆和情绪等方面的普遍改进。酮体具有神经保护性质，这意味着它们可以保护你的脑细胞。它们能提供清洁燃烧的能源，增加抗氧化剂并减少炎症。

——布莱恩·巴克斯代尔

有趣的是，理论表明，许多精神疾病的根本原因不在大脑，而在肠道中。肠道健康可能会通过高碳水化合物、多谷物饮食恶化。除此之外，过度使用抗生素、普通的非处方药，甚至当你出生时，母亲的肠道健康状况也会造成类似结果。低碳水、高脂肪的生酮饮食使你

有机会通过改变自身的肠道健康来稳定大脑化学，从而改善你的心理
健康。

研究人员注意到第二次世界大战期间，当限制谷物配给时，精神
分裂症这种情况的住院率较少，因此开始怀疑麸质（谷物中的物质）
与精神分裂症之间可能存在联系。1965 年，一项无对照的临床研究表
明，生酮饮食可减少精神分裂症症状。发表在 2009 年 2 月 26 日《营
养与代谢》杂志上的案例研究（其研究人员包括我的合著作者埃里
克·韦斯特曼博士）发现，精神分裂症症状在生酮饮食开始后得到缓
解。还有另外两个案例研究表明，躁郁症在采用生酮饮食后同样得以
改善。

专家解析

由于我对神经科学的兴趣，我对生酮饮食改善脑功能的能力尤其
印象深刻。这不仅适用于那些患有明显脑部疾病的人，就算是对于健
康状况良好的人群也同样适用。在这个充满日常压力的复杂世界中，
在大脑功能上占据优势，可以帮你在很多方面改善生活。另一方面，
如果你想使大脑功能逐步下降，我建议你坚持使用美国标准饮食！

——威廉·威尔逊博士

好莱坞女星凯瑟琳·泽塔 – 琼斯（Catherine Zeta-Jones）有非常严
重的精神状况，她在 2011 年和 2013 年两次去诊所治疗她的双相 Ⅱ 型
躁郁症。抑郁和躁狂交替发作，是躁郁症的标志（双相 Ⅰ 型躁郁症疾
病往往涉及更加明显的痉挛性躁狂症，而双相 Ⅱ 型疾病本质上可能更
温和，但仍然会改变你的生活）。这种疾病的主要治疗药物和治疗癫痫
的抗惊厥药物完全相同。正如你在上一章中所了解的，传统上会使用

生酮饮食来治疗癫痫发作。那么低碳水、中等蛋白质、高脂肪的营养饮食可以帮助治疗躁郁症吗？

　　这个问题的答案并不如我们希望的那么明确。理论上讲，用酮体代替葡萄糖来驱动大脑理应降低神经递质的活性，有助于稳定心情。但是在 2002 年 2 月出版的医学期刊《躁郁症》（*Bipolar Disorders*）上发表的以色列案例研究报告中，研究者对药物无反应的躁郁症患者进行了一个月的生酮饮食。研究者甚至加入了 MCT 油，以促进产酮。但患者没有改善。

专家解析

　　最新的科学展示了酮体如何提供更好的专注力，减少焦虑，改善整体心理健康。

——玛丽亚·艾默瑞奇

　　然而这并不能完全证明生酮饮食不能帮助躁郁症，而且互联网上报道了大量个人成功案例。更重要的是，在 2013 年 10 月刊《神经病学》（*Neurocase*）杂志上发表的一项病例研究报告中，两名维持生酮状态两年以上的双相 II 型躁郁症患者的情绪稳定，比用药物治疗效果更好，并且他们非常好地适应了真正的生活方式的改变，没有重大的不良反应。

嗜睡症和其他睡眠障碍

专家解析

　　碳水化合物对于人脑是必需的——此类理论是完全没有根据的。如果你停止摄入饮食中所有的碳水化合物，那么无疑你将会活下去，甚至茁壮成长，尽管你可能不得不忍受几周的脂代谢转换阶段，而这几周可能会有暂时的疲劳。

　　　　　　　　　　　　　　　　　　　——威廉·戴维斯博士

　　嗜睡症是一种严重的神经系统疾病，导致白天过度的嗜睡和"倦意袭击"。药物可能有助于解决与嗜睡症相关的一些睡眠问题，但是随着时间的推移，它们的作用可能变得越来越弱。

　　2004年6月出版的《神经病学》上发表的一项临床研究报告中，研究人员将9名嗜睡症患者置于低碳水、高脂肪的生酮饮食中8周。其中一名患者无法完成整个研究，但其余患者白天困意较少，入睡次数减少，嗜睡症的严重程度也有改善。研究人员得出结论，所有这些改善可能是由于研究参与者是在生酮状态下，血糖水平降低所引起的。

　　大多数生酮饮食者报告说他们睡得更好，饭后不觉得疲劳。对于那些嗜睡症患者，这是他们十分需要的，这会帮他们从炼狱般的生活中得到喘息。我的博客读者之一梅利莎在发现生酮的好处之前有嗜睡症。她从小就有着嗜睡症，而且她小时候几乎一直在睡觉。梅利莎采用各种分心的方法来保持自己的清醒，但大多数方法没有帮助。

　　直到40岁，医生才诊断出梅丽莎患有嗜睡症。在尝试了所有最好的药物治疗无果之后，她听说了生酮饮食，并决定放弃所有的全谷物、糖、淀粉类碳水化合物，同时在饮食中吃更多的饱和脂肪，目的是生产更多的酮体。结果令人惊讶。梅丽莎这样描述："我活过来了。"现在她继续进行着生酮饮食，这有助于她白天保持清醒。当然，梅利莎的故事只是一个个案，但它强调了我们需要更多相关的科学研究，来探索低碳水、高脂肪的生酮饮食如何帮助处理睡眠障碍。

运动能力

专家解析

美国国防高级研究计划署一直在研究酮体作为在战场条件下提升士兵心理和身体素质的秘密武器。为什么？因为如果士兵的血糖下降，他就会变得困惑，有时会造成误伤。因此，研究人员在大鼠身上测试了高酮体燃料源，发现它提高了身体和精神功能——大鼠变得更加健康，身体脂肪减少，血液中甘油三酯水平降低，血糖水平较低，没有任何不良反应。目前，类似的燃料正在为士兵开发。

——本·格林菲尔德

显然，运动并不是一种疾病，但是它被包括在这里，因为运动员采用低碳水、中等蛋白质、高脂肪的生酮饮食会发生一些神奇的事情。我们在本书中经常引用生酮饮食研究员斯蒂芬·菲尼博士的话，他是 1983 年首先研究生酮对运动表现影响的研究员之一。他最具有里程碑意义的研究报告发表于 1983 年 8 月号的《代谢》（*Metabolism*）杂志上，这项研究观察了生酮饮食如何影响 5 名精英自行车骑手的耐力训练。

经过 4 周每日碳水化合物少于 20 克的生酮饮食，运动员的表现没有受到生酮的负面影响，因为他们已经从燃糖机器转变成燃脂机器。虽然他们在 4 周结束时的糖原存量明显低于基础线，但他们不仅没有因为低血糖而崩溃，实际上反而提高了总输出。这让菲尼博士创造了"营养性生酮"这个词，用来描述一个人已经适应了生酮的状态。对于这些精英运动员来讲，他们的燃料来源已从碳水化合物（葡萄糖）完全转为脂肪和酮类。

专家解析

使用生酮饮食战略是我能够保持精力而不用努力的唯一方式，而且对我的客户也是如此。对于运动员来说，这是可以极度减少身体脂肪，同时维持甚至提高性能的唯一方法。

——约翰·基弗

1983 年的研究似乎结束得太早了。在最初几周里，自行车手对饮食的反应导致了表现下降，研究人员认为这种营养变化是有害的。但幸运的是，菲尼博士决定至少再进行一周。那就是等到生酮适应的时候，氧气利用率、呼吸商、肌肉中糖原量等关键数据点的改善等都开始显现。你可以想象，如果实验只持续了两周，这个研究会变成什么样呢？

菲尼博士 2004 年 8 月 27 日在《营养与代谢》杂志上发表的题为《生酮饮食和身体表现》(*Nutrition & Metabolism*) 的论文指出了这一适应期的重要性。你可以搜索论文的标题进行阅读；它补充了我们在本书中与你分享的一切。此外，菲尼博士及其研究合作伙伴杰夫·沃莱克博士在 2012 年撰写了一本书，该书记录了更多相关信息，以及他们在运动员身上使用低碳水、高脂肪的生酮饮食所学到的东西，书名为《低碳水饮食效能的艺术与科学》。

虽然运动和生酮饮食的研究还在研究涌现的初期［2012 年，《国际体育营养学会杂志》(*Journal of the International Society of Sports Nutrition*) 发表了另一项精英体操运动研究报告］，但许多精英运动员都以自愿和公开的态度尝试它，并且非常成功。其中一名耐力运动员是蒂莫西·艾伦·奥尔森（Timothy Allen Olson），他是俄勒冈州的一名长跑运动员，他参加了 2012 年美国西部各州的 100 英里耐力赛，向世界展示了一个成功的生酮饮食跑步者。他赢了比赛吗？赢了，他的时间比以前快了 21 分钟！

本·格林菲尔德是一名铁人三项运动员，他在 2013 年的加拿大铁人三项赛与夏威夷铁人三项赛的比赛期间，进行了 16 周严格的生酮饮食。他每日摄入的碳水化合物（少于 200 克）少于常规铁人三项运动员。普通铁人三项运动员训练日需要摄入 600～800 克碳水化合物。他同时补充椰子油和 MCT 油，以帮助身体转向使用脂肪作为燃料。以下是格林菲尔德在生酮饮食中发现的主要优点。

▲ 增加代谢效率和增强脂肪燃烧，这让他"变得越来越强"。这对参加铁人赛和长距离马拉松比赛的耐力运动员来说尤其有用。

▲ 减少糖原库存，从而增加耐力。他使用较少的肌肉和肝脏碳水化合物，因为他能够更有效地燃烧脂肪。

▲ 降低炎症，使他的身体在锻炼后能够更快地恢复。原因是从大量摄取的糖中形成的自由基和活性氧（能够损伤细胞的分子）量的减少。

▲ 更稳定的能量水平。因为血糖水平不会像以碳水化合物为基础的饮食一样波动。

专家解析

酮体已经被称为超级燃料，因为它们提供了比其他代谢燃料更多的单位氧能量。这种改善的代谢效率首先表现在精子细胞中，精子细胞接触酮体后在降低氧消耗的同时增加了流动性。随后的研究证实，酮体增加了心脏液压工作能力，同时降低了氧气的消耗。这可能解释了为什么一个生酮适应的优秀运动员社群正在迅速地增长。

——威廉·拉加科斯博士

最后，40 岁的长跑运动员奥拉夫·索伦森（Olaf Sorenson）想测试自己为了运动表现而进入生酮状态的想法。在撰写本书时，他正在一个影片中记录他的低碳水、高脂肪经历，这个影片暂时称为《24、41》(*Two Forty, Forty One*)，这个名字来自他所说的在不到 2 小时 40 分 40 秒的时间里跑完马拉松的目标。

为什么这个时刻这么重要？在 1952 年，索伦森的祖父当时有资格参加奥运会。现在他正试图达到祖父当时的高度，通过摄入大量健康的饱和脂肪和减少摄入碳水化合物保持生酮状态。佛罗里达大学卫生与人类健康学院正在追踪索伦森在马拉松训练中的进步和健康状况。

我们有一些非常好的证据证明，生酮饮食肯定可以在未来几年内更广泛地用于更多的临床人类研究。除此之外，还有更多的身体状况可能会因低碳水、高脂肪饮食得到改善，但证据还不太明确——我们只有动物模型或个案来支持这一理论。在这些情况下，酮体的治疗用途是一个新兴的研究领域，在未来几年应该进行更为密切的研究，下一章将会介绍这些健康状况。

> **本章关键概念**
> › 从持续不到一年的研究中，我们有很好的证据表明，许多身体状况通过生酮饮食得到了改善。
> › 阿尔茨海默病、帕金森病和痴呆症都可以在低碳水、中等蛋白质、高脂肪饮食中得到更好的改善。
> › 精神分裂症、躁郁症和其他精神疾病都因为酮体的存在而改善。
> › 嗜睡症和其他睡眠障碍在生酮饮食者中表现出适度的改善。
> › 更好的运动表现也正在成为低碳水、高脂肪饮食的巨大好处。

第18章

使用酮体的新兴研究领域

专家解析

酮是我们线粒体的优良燃料，从人类历史而言，我们在一年中的大部分时间处于生酮状态。每当冬天，我们肯定处于生酮状态。因为冬天饮食中的碳水化合物要低得多，所以我们会摄入更多的蛋白质或更多的脂肪，或两者兼而有之。我们的饮食中没有高糖食物，吃的只有低糖绿叶蔬菜、块茎（常是生的），少量水果，以及更多的肉和脂肪。

——特里·瓦尔斯博士

在前面两章中，我们已经看到了一些有充分证据和良好证据表明生酮的生活方式可能是有益的。对于生酮其他方面的好处，虽然没有任何相关研究，但这并不意味着酮体不会使这些健康问题受益。人们在解决其他健康问题时，还是希望存在天然的营养解决方案。

我们想与你探讨一些新兴的研究领域，以及如何使用低碳水、高脂肪饮食改善健康。本章中没有任何主张用生酮饮食来治疗的健康状况，但是如果在不久的将来，这些疾病的治疗方式因生酮饮食发生了重大转变，我们不会感到惊讶！你准备好看看未来即将发生的事情了吗？

癌　症

专家解析

生酮饮食是所有形式的癌症和其他免疫相关疾病的最有效的饮食治疗方法。通过抢夺癌细胞所需的燃料源（糖），并依靠酮类和游离脂肪酸（癌症不能利用），你可以创建一个内部和表观遗传学的环境，有助于控制已有的癌症，甚至在开始时就预防癌症的发生。随着环境毒性的增加和癌症发生率的飞涨，这种特殊的饮食方式可能是人们能找到的最好的预防性的基础方法。

——诺拉·葛杰达斯

癌细胞喜欢用葡萄糖作为燃料；事实上，医生们会将标记的葡萄糖注入癌症患者体内以找到肿瘤的确切位置。医生利用葡萄糖，再配合 PET 扫描，像圣诞树上的亮灯一样来寻找癌症。所以使用生酮饮食治疗和预防癌症的理论是，切断葡萄糖来源，使癌细胞饥饿，这种方法已经在动物研究中显示出益处了。不幸的是，还没有任何相关人类临床的研究。

然而，2007 年 9 月 17 日发表在《时代》（*Time*）杂志上的题为《可以吃高脂饮食对抗癌症吗》（*Can a High-Fat Diet Beat Cancer*）的故事测试了这个想法。研究人员是来自德国维尔茨堡大学的梅兰妮·施密特（Melanie Schmidt）博士和乌尔里克·卡默勒（Ulrike Kammerer）博士，文章讨论了德国诺贝尔奖获得者奥托·沃伯格（Otto Warburg）的工作，他在 1924 年提出："癌症的主要发生原因是通过糖发酵替代正常体细胞中的氧呼吸。"

专家解析

我曾与一名患有Ⅳ期癌症的女性合作。她被告知需要立即去看望她的家人和朋友，因为她只剩不到 3 个月时间了。但那是 6 个月前的事了，现在她身体健康，计划在欧洲度过 2 个月的假期。生酮饮食的力量是惊人的。更准确地说，看到碳水化合物有毒真令人震惊。

——约翰·基弗

沃伯格的假设是这样的：去除糖（碳水化合物转变成身体的糖），转而用更多的脂肪来代替，癌细胞就会死亡。这是一个辉煌的想法，被他那个时代的科学家和健康倡导者所赞赏，但不知何故，这一想法在今天已经被遗忘，甚至被嘲笑为极端。

不过，不是被施密特博士和卡姆雷尔博士嘲笑。

这两位博士已经继承了沃伯格一生的工作并且加以实施。通过从癌症患者的饮食中除去糖，她们能否阻止癌症蔓延？她们在 3 个月内用生酮饮食治疗 5 名患者，初步的研究显示是有希望的：所有这些患者都活下来了，他们的癌症保持稳定或得到改善，肿瘤增长缓慢，停止甚至缩小。有了这些结果，施密特博士和卡姆雷尔博士扩大了她们的研究，我们将在未来几年内听到更多她们的消息。

在 2011 年 7 月 27 日《营养与代谢》杂志上发布的第二项研究报告中，她们继续用生酮饮食治疗 16 例晚期癌症患者。由于种种原因，其中有 8 个人不得不中途退出，但其余 8 个人中，6 个人的生活质量有所改善，肿瘤的恶化速度很缓慢。我们需要更多好奇的研究人员去帮助那些已经尝试过别的治疗方法但无果的癌症患者，给他们尝试使用低碳水、高脂肪的生酮饮食。幸好我们现在有几个这样的研究人员。

波士顿学院的神经病学家托马斯·西耶弗里德博士一直在做一些相关的非凡的工作,他在研究一种热量限制的生酮饮食作为脑肿瘤的治疗方法。虽然他的研究只在小鼠中进行,但他认为这对人类来说是一种"无毒的癌症治疗方法"。关于营养对癌症的影响,感兴趣的读者应该阅读一下他在2012年所著的《癌症是一种代谢疾病》一书。西耶弗里德博士的工作正在为更广泛的人类研究铺平道路。

专家解析

尤金·法恩(Eugene Fine)博士关于治疗晚期癌症患者的文章获得了好评,因为每个人都直观地了解到它的价值,这项研究应该在20年前完成的。法恩博士的假设是,如果从遗传学角度思考癌症,我们可以将癌细胞看作通过个人生活发展而来,个体的系统在现代社会环境中不太可能有任何显著的酮体水平。所以癌细胞想要适应酮体作为燃料的话,不太可能有任何选择适应的机会。顺便说一下,他的实验中癌细胞最稳定并显示部分缓解的那位患者,其体内酮体含量最高,这可不是什么巧合。

——理查德·费曼博士

另一位正在对癌症患者使用低碳水、高脂肪的生酮饮食的研究人员是来自纽约爱因斯坦医学院的尤金·法恩博士。他的 RECHARGE 试验(Reduced Carbohydrates Against Resistant Growth Tumors,减少碳水化合物,用来对抗抗性生长肿瘤)测试了10个癌症患者28天生酮饮食的安全性和可行性,这些患者用尽了其他治疗方案但无果。在试验开始和结束时用 PET 扫描监测变化。这项小型研究的结果发表在2012年10月的《营养学》(*Nutrition*)杂志上。其中4名患者在这种饮食下疾病继续恶化，5名患者疾病稳定没有进展，1名患者有部分缓解。那些具有最佳代谢结果的患者，他们的胰岛素下降最多，酮体浓度上升也最高，疾病得到了最佳的改善。

　　研究这个问题的其他研究人员包括匹兹堡大学癌症研究所的科林·钱普（Colin Champ）博士和南佛罗里达大学的多米尼克·达戈斯蒂诺博士。未来更多的研究人员会进一步研究生酮饮食，用以治疗我们这个时代最恐怖的疾病之一。如果治愈癌症的方法（低碳水、高脂肪的营养方法）其实一直都在我们眼皮子底下没被发现，会不会很让人惊讶呢？

自闭症

专家解析

　　一些自闭症儿童似乎对低碳水、高脂肪和/或高MCT油饮食有反应。

——玛丽·纽波特博士

2003年2月发行的《儿童神经病学杂志》（*Journal of Child Neurology*）的一项试点研究检查了30名年龄为4～10岁出现自闭症行为的儿童。他们间断地尝试生酮饮食6个月，进行4周，停止2周。虽然并不是所有孩子都对低碳水、高脂肪饮食很好地耐受（其中7名患者立即退出，另外5名患者2个月后退出了），但绝大多数患者到最后发现由儿童孤独症评定量表规定的参数有所改善。研究并没有特别的震撼，但它至少确实体现了一些使用生酮饮食来治疗自闭症的可能性。

纤维肌痛、慢性疼痛和偏头痛

专家解析

我们有一笔待拨款项，用于研究低升糖指数饮食和生酮饮食对纤维肌痛的影响。

——特里·瓦尔斯博士

目前还没有关于用低碳水、高脂肪的生酮饮食治疗纤维肌痛、慢性疼痛或偏头痛的研究。虽然许多使用这种营养方法的实践者和患者报告了所有这些状况的改善，但这些传闻故事需要优质的临床研究来支持。

2013 年 12 月的《肌肉骨骼疼痛杂志》(*Journal of Musculoskeletal Pain*) 上发表了一项研究报告，该研究检查了采用低碳水但非生酮饮食对 33 名中年妇女的纤维肌痛症状（包括疼痛、情绪和能量水平）的影响。结果怎样呢？她们的症状评分在纤维肌痛影响问卷中较低，能量增加同时疼痛减轻。真正的生酮饮食是否具有相似或甚至更好的结果，仍有待观察。

创伤性脑损伤和中风

专家解析

我们的实验室正在研究用于治疗多发性硬化症的生酮饮食。在我的创伤性脑损伤诊所和我的治疗性生活方式诊所里，我给每个人推荐低糖、营养密集的饮食，我们为有需要的患者提供生酮饮食的版本。

——特里·瓦尔斯博士

在 2006 年 9 月的《行为药理学》（*Behavioural Pharmacology*）杂志上发表的用于治疗创伤性脑损伤和中风的生酮饮食的综述中，研究者注意到 β - 羟基丁酸（血酮）通过减少氨化作用和保护神经元起着保护大脑的作用。《脑损伤》（*Brain Injury*）杂志 2009 年 5 月发表了一篇测试报告，该测试对 60 名有创伤性脑损伤的大鼠进行了关于生酮饮食的神经保护性质的检查。虽然这只是一项动物研究，但结果显示生酮治疗脑损伤的效果非常积极。

丹麦哥本哈根大学的研究人员于 2013 年 11 月开始招募研究参与者，以便进行生酮饮食对急性中风影响的临床试验。这种有对照的随机干预的试验，目的是调查与典型的饮食相比，采用低碳水、高脂肪饮食一周，是否对急性中风住院患者的血糖、死亡率和功能有积极的影响。这个假设是基于葡萄糖对脑细胞的可用性降低，脑功能将会改善。

牙龈炎和蛀牙

因为在生酮饮食中没有谷物或糖，所以牙龈疾病和蛀牙几乎消失了。2013 年 2 月 24 日在 NPR 上播出的故事让我们看到早期祖先的牙齿，尽管缺少牙刷、牙膏或牙线，这些牙齿却非常健康。从这个故事中可以看出，今天困扰我们的口腔和牙龈疾病，应该归咎于摄入的糖和碳水化合物。

就个人而言，我注意到，当我开始采用低碳水、高脂肪的饮食之后，多年吃糖产生的蛀牙就彻底消失了。此外，现在斑块和牙垢的积聚比我摄入大量加工谷物和糖时更少了。我们需要更多的科学研究，因为牙齿和牙龈的健康可能在我们健康的其他方面发挥负面作用，包括心血管健康——牙龈疾病会提高体内炎症水平，反过来可以增加心脏病风险。[如果你对此感兴趣，请查看 The Livin'La Vida Low-Carb Show 播客的第 364 集，其中整体牙医凯文·波恩（Kevin Boehm）更详细地介绍了牙齿健康与心血管健康之间的关系。]

痤　　疮

意大利研究人员安东尼奥·保利（Antonio Paoli）的文章《生酮饮食治疗潜力》（*Therapeutic potential of ketogenic diets*）是关于治疗痤疮方面的研究，发表在 2012 年 4 月的《皮肤药理与生理学》（*Skin Pharmacology and Physiology*）杂志上。他概述了低碳水、高脂肪饮食可能有益于治疗痤疮的生理、生化原因（痤疮是胰岛素抵抗的一种表现），但没有进行长期研究。[著名的原始饮食作者罗伦·科登的《痤疮膳食治疗》(*The Dietary Cure for Acne*) 详细探讨了这一想法。]

保利加入了杰夫·沃莱克博士和其他研究人员的队伍中，在 2013 年 5 月 29 日的《欧洲临床营养杂志》（*European Journal of Clinical Nutrition*）上发表了将生酮饮食用于超重减肥的评论，并且要求开展随机临床试验来进一步检测这一问题。

视　　力

虽然目前还没有关于生酮饮食对视力影响的公开数据，但是有很多开始采用了低碳水、高脂肪饮食的人的证据，他们注意到视力有所改善。由于升高的血糖水平可导致视力模糊，因此生酮引起的血糖水平正常化可能会带来改善。我的妻子克里斯汀，一只眼睛盲，自从她在出生时输入了太多的氧气便一直视力不佳，当她在认真对待低碳水、高脂肪的饮食之后，于 2011 年 10 月进行检查发现她的视力首次得到改善。进入生酮状态的很多人分享了类似的故事，但是研究界持续忽视这一点。

肌萎缩侧索硬化

在寻求更自然的治疗肌萎缩侧索硬化（ALS，也称为卢伽雷病）的方法时，研究人员卡尔·斯塔夫斯特伦（Carl E. Stafstrom）博士在 2012 年 4 月 9 日出版的《药物学前沿》（*Frontiers in Pharmacology*）杂志上发表了一个讨论生酮饮食的观点。2006 年 4 月 3 日的《BMC 神经科学》（*BMC Neuroscience*）杂志上发表了一篇关于检查生酮饮食治疗肌萎缩侧索硬化的报告，该报告研究了酮体水平如何影响小鼠的疾病。这是首个关于通过饮食改变让肌萎缩侧索硬化改善的研究。希望在未来的几年里会出现更多的研究。

专家解析

酮体在几种脑部疾病中的治疗作用正在被广泛研究，包括阿尔茨海默病、脑癌、帕金森病、肌萎缩侧索硬化（卢伽雷病）和多发性硬化症。

——基思·鲁尼恩博士

多发性硬化症和亨廷顿病性痴呆

近年来研究者已经进行了几项动物研究，研究生酮饮食对多发性硬化症和亨廷顿病性痴呆的影响，但没有进行人体研究。2012 年 5 月 2 日，*PLOS ONE* 杂志发表的研究报告发现，在患有多发性硬化症的小鼠中，采用生酮饮食的小鼠脑部炎症降低，对大脑起到了保护作用。2011 年 7 月 6 日发表的一项研究报告发现，在小鼠中，生酮饮食延缓了亨廷顿病性痴呆中体重减轻这种典型症状的发生。这些结果是否也会出现在人类身上？这是未来研究所需要回答的一个问题。

请密切关注 2014 年出版的《瓦尔斯议定书：我如何使用原始饮食和功能医学击败进展型多发性硬化症》（*The Wahl's Protocol: How I Beat Progressive MS Using Paleo Principles and Functional Medicine*）一书的作者特里·瓦尔斯博士的工作。瓦尔斯博士通过进入轻度营养性生酮状态来克服继发性进行性多发性硬化症，使其大脑和身体在脂肪和酮体的基础上运作良好。她正在寻求资金来进行更全面的研究，从而了解酮体是否可能帮助多发性硬化症改善的精确机制。

专家解析

在生酮状态中，我整天都思维更清晰，也有更多的精力。在我们的临床试验中，我们将低糖、高营养密度饮食（瓦尔斯饮食）与高营养密度生酮饮食（瓦尔斯原始饮食）进行比较，以了解在疲劳减轻、记忆力、回忆力以及血管健康方面的差异。

——特里·瓦尔斯博士

衰　老

人们一直在寻找减缓衰老过程的方法，在酵母、蠕虫、果蝇和老鼠试验中，限制饮食中的热量可以延长寿命。似乎胰岛素水平越低，寿命就越长，因为氧化应激的减少，降低了我们解毒和修复细胞的能力。因此，在理论上，保持胰岛素水平在较低水平的饮食，如低碳水、高脂肪的生酮饮食，将会让寿命更长。

专家解析

我相信，我们正进行的生酮饮食的真正意义是减缓老化速度，特别是增加修复率。因此，我们称之为衰老疾病的老龄化症状，即使不是完全被这种饮食所逆转，也可以非常有效地缓解，我相信这是现在唯一的办法。

——罗恩·罗斯戴尔博士

肾脏疾病

神经病学家兼内分泌学家查尔斯·莫伯斯博士在纽约西奈山医学院使用生酮饮食对实验室小鼠进行研究。2011 年 4 月 20 日，在 *PLOS ONE* 杂志上发表的研究报告中，莫伯斯博士指出，如果他在动物中发现的结果也出现在人类中，那么低碳水、高脂肪饮食可能会替代肾透析。通过观察 1 型、2 型糖尿病和早期肾脏疾病的小鼠，研究人员发现，采用生酮饮食的小鼠其肾脏疾病以及血糖和胰岛素水平（预期结果）有显著改善。将研究结果推广到人类还处于初期阶段，但它确实为一些潜在的令人兴奋的发展奠定了基础。

不宁腿综合征

目前，关于不宁腿综合征和生酮饮食之间的联系，还没有科学试验研究过。但是我的一个论坛成员报告说，采用生酮生活方式和力量训练的方案彻底治愈了她的不宁腿综合征，其他一些传闻也有相关证据，但这还需要进一步调查。

关节炎

这是理所当然的，因为生酮状态是抗炎症的，对于患有关节炎的人来说是有益的。但到目前为止，我们没有看到任何科学证据表明生酮饮食可以帮助治疗这一点。然而，一旦开始采用低碳水、高脂肪的饮食，许多人就发现他们的关节炎得到了改善。

秃头症和脱发

有人认为生酮饮食是造成脱发的原因——主要是因为有些人在这种饮食中摄入的热量太少，这可能会导致脱发。但是如果你吃了足够的热量，脱发就不再是生酮饮食的问题。更令人振奋的是，健康专家玛丽亚·艾默瑞奇说，她已经看到数百名患有秃发症的客户突然间因为生酮饮食长满头发。这是一个具有潜在积极结果的、值得进一步研究的因素。

葡萄糖转运蛋白 1 缺陷综合征

葡萄糖转运蛋白 1 缺陷综合征是一种非常罕见的遗传性疾病，全世界约有 300 人患有这种神经系统疾病，其症状包括无法说话。2013 年 7 月 18 日，《每日邮报》（*Daily Mail*）旗下网站 MailOnline 上的文章讲述了一名有这种情况的 3 岁孩子的症状得到改善,低碳水、高脂肪饮食产生了酮体,被她的大脑作为替代燃料来源,让她第一次开口说话。是的,这只是个案证据,但是这难道不表明需要更多关于生酮饮食的治疗用途的研究吗?当然需要!

我真的相信,我们仅仅是刚开始揭开生酮饮食可能带来的潜在健康影响的面纱。如果在处方药中看到低碳水、中等蛋白质、高脂肪饮食的作用,科学界会将其作为世界历史上最伟大的医学发现。然而,由于没法因为简单却有效的饮食改变而赚到钱,所以我们的传统卫生专家们只是对这种饮食持续忽略。这需要改变,生酮饮食应该在健康领域中得到公平的对待。

本章结束之前,我们已经看到了生酮有助于改善的所有健康问题。让我们去购买有助于加速产酮的食物吧,好好对待你的身体,最终达到治愈和健壮的目的。在下一章中,我们将分享一个方便的食品购物清单,它们是能帮助你进入营养性生酮状态所需要的食物。

本章关键概念

> 虽然可能还没有太多研究,但是许多人的健康状况正在通过采用生酮饮食得到改善。

> 低碳水、高脂肪饮食最令人兴奋的领域可能是有助于治疗癌症。

> 生酮饮食被发现对自闭症、肌肉痛、慢性疼痛和偏头痛存在潜在的治疗效果。

> 研究开始关注将生酮饮食用于治疗创伤性脑损伤和中风等疾病。

> 生酮饮食者报告说牙龈疾病、蛀牙、痤疮和视力均有改善。

> 肌萎缩侧索硬化、多发性硬化症、亨廷顿病性痴呆,生酮饮食对这些疾病的影响,还需要进一步研究。

> 生酮饮食可能会减缓衰老，并增加细胞修复率。

> 研究显示，在大鼠中，肾脏疾病在生酮饮食下发生逆转。

> 不宁腿综合征、关节炎、脱发和葡萄糖转运蛋白1缺陷综合征等疾病，需要更多的研究来确定生酮的有益效果。

> 如果能在一种药物中发现生酮的健康影响，那么它将被誉为世界历史上最伟大的医学发现。

第 19 章

CHAPTER 19

生酮饮食的购物清单

专家解析

当你的身体分解脂肪产生能量时，大部分脂肪会转化为 ATP 能量（细胞使用的能量形式）。在该过程中会产生酮体。当你吃更少的碳水化合物时，身体会变成使用脂肪作为主要的能源，并在此过程中产生大量的酮体。其中一些酮体直接作为能源被利用。事实上，你身体的一些器官，如你的心脏、膈膜和肾脏，它们更喜欢酮体而不是葡萄糖。你身体中的大多数细胞，包括脑细胞，也能够使用酮体作为大部分能量的来源。

——本·格林菲尔德

也许我最常被问到生酮饮食的问题是："我能吃什么？"这对我来说一直有点儿奇怪，因为答案就如生酮饮食描述的那样：低碳水、中等蛋白质和高脂肪。遵循这些准则，同时考虑个人的碳水化合物和蛋白质阈值，就没有什么问题了。

但是生酮饮食确实引入了一种新的方式来思考你正在吃的食物，以及你对食物的选择。本章将为你的生酮饮食生活方式需要吃的东西列出个人购物清单。请记住，这些清单上可能会有一些不适合你的食物。生酮饮食将因人而异；有些人比其他人能忍受更多的蔬菜和其他基于碳水化合物的食物。使用第 5 章～第 8 章中的工具来确定什么最适合你。

专家解析

我告诉人们增加脂肪摄入量的方法，例如，吃猪肉和牛肉的脂肪，寻找带有脂肪的部位，吃家禽深色的肉和皮，吃骨髓，喝骨头汤，并且不要在当汤冷却下来时撇掉表面的脂肪或胶原蛋白。我要求他们在食物中添加更多的椰子油、特级初榨橄榄油和有机酥油或黄油。如果还没有实现生酮状态，那么现在是时候计算碳水化合物了。

——威廉·戴维斯博士

虽然创建一个通用的食物购买清单来达到生酮状态是一个很大的挑战，但我相信这份清单可以帮助你开始思考需要吃什么来生产更多酮体。至少你将朝正确的购物习惯前进，让生酮成为现实。

我们来看看三种主要营养素（碳水化合物、蛋白质和脂肪）中的每一种，以帮助你找到每个类别中最好的食物。请记住，尽管许多这些食物中含有大量混合营养素，但是它们是根据占主导地位的主要营养素来分类的。你准备好了看生酮饮食可以吃什么吗？来看看所有这些美味的食物吧！

碳水化合物

专家解析

生酮主要是由碳水化合物限制引起的。有利于生酮的膳食碳水化合物的水平通常取决于能量平衡。

——威廉·拉加科斯博士

这种基于碳水化合物的食物列表相当长，但这并不意味着你能够将所有这些作为自己的生酮饮食的一部分。虽然有可能一些人可以通过吃这个列表上的食物达到生酮状态，但是许多人必须限制这个清单中的绿叶蔬菜的摄入，或者直接完全不吃碳水化合物。首先需要弄清楚你的碳水化合物耐受程度，然后再明智地选择食物。

·芝麻菜	·大蒜	·萝卜
·朝鲜蓟	·青豆	·树莓
·芦笋	·豆薯	·大黄
·黑莓	·羽衣甘蓝	·葱
·蓝莓	·韭菜	·青葱
·白菜	·柠檬	·荷兰豆
·西蓝花	·莴苣	·意大利面瓜
·球芽甘蓝	·青柠	·菠菜
·大白菜	·蘑菇	·草莓
·花菜	·秋葵	·夏南瓜
·芹菜	·洋葱	·番茄
·菊苣叶	·欧芹	·豆瓣菜
·蔓越莓	·辣椒	·扁豆
·黄瓜	·南瓜	·西葫芦
·茄子	·红菊苣	

蛋白质

专家解析

如果需要达到生酮的治疗效果，那么当单独限制碳水化合物不能达到目标酮体水平的时候，可能需要限制蛋白质的量。

——基思·鲁尼恩博士

正如我们在第 6 章中讨论的那样，将蛋白质摄入量调节到你的个人阈值对于产酮来说至关重要。而且由于膳食脂肪对生酮状态是至关重要的，因此要寻找最肥的蛋白质作为你大部分的食物。不用说，99% 无脂肪的鸡胸肉可能不是一个很好的选择（特别是如果你对碳水化合物敏感，这意味着你还需要注意所吃的蛋白质的量）。理想情况下，食物的脂肪与蛋白质的克数比例应该是 1∶1 或更高。当你查看营养成分标签时，看到产品有 7 克的脂肪和 7 克的蛋白质，那么没什么问题。食物中脂肪的百分比越高越好。

·培根（不是火鸡培根）	·波兰熏肠
·牛肉干（注意糖量）	·意大利辣香肠
·牛仔骨	·野鸡
·烤牛肉	·猪排
·德国碎肉香肠	·排骨
·鸡（选择深色带皮部分）	·猪肉皮
·鸭子	·烤猪肉
·鸡蛋（整个）	·鹌鹑
·鱼（鲑鱼、鲈鱼、鲤鱼、比目鱼、鲭鱼、沙丁鱼、鳟鱼）	·意大利蒜味腊肠
·牛肉碎（不瘦的）	·香肠
·鹅	·贝壳（扇贝、虾、蟹肉、贻贝、牡蛎）
·火腿	·牛排（越肥越好）

·热狗（Nathan 的品牌是最好的）	·金枪鱼
·火鸡（最好是颜色最深的部分）	·小牛肉

脂　肪

专家解析

生酮饮食的好处是，我们能将储存的脂肪和食物中的脂肪用于它们应该作用的地方——提供能量。我们都有大量的储存能量，这些能量可以满足我们的需求，而不需要吃毫无营养的高碳水食品。

——杰奎琳·埃贝斯泰因

最后，我们来到可以说是生酮饮食最好的部分——你可以吃到丰富的、美味的、令人满意又营养的脂肪！我不在乎别人怎么看待脂肪，它是味道的来源，它是让饮食更加令人享受的方法。更重要的是，这种饮食方式能让你的生活更美好。（有多少人可以真诚地说低脂肪的饮食可以如此享受呢？）我鼓励你填饱肚子，以完全消除你的饥饿。脂肪就应该起到这个作用，这些是你的生酮饮食厨房中最好的食物。

·杏仁	·鱼油（Carlson 品牌是神话般的鳕鱼肝油）
·杏仁酱	·亚麻籽油（由于可能的前列腺癌风险，男性不应该摄入这种油）
·杏仁奶，不加糖	·酥油

·杏仁油	·希腊酸奶
·牛油果	·重奶油
·牛油果油	·猪油
·牛油	·夏威夷果油
·蓝纹奶酪	·夏威夷果
·巴西坚果	·蛋黄酱（见第20章中的食谱）
·黄油（Kerrygold是高品质品牌）	·橄榄油
·奶酪（切达、科尔比氏、菲达、莫扎里拉、普罗沃洛芬、乳清、瑞士等）	·山核桃
·奇异籽	·松子
·鸡油	·开心果
·椰子	·酸奶油
·椰浆	·葵瓜子
·椰子奶，不加糖	·核桃
·椰子油	
·奶油奶酪	
·黑巧克力（纯度80%以上）	

　　记住，如果你吃这个名单上的食物，但仍然难以生产酮体或控制自身的血糖水平，那么首先要看看碳水化合物摄入量，然后再看看蛋白质摄入量。确保你使用生酮方程式（保持低碳水、吃更多脂肪、多测量酮体、蛋白质不要超），坚持个人碳水化合物和蛋白质阈值，并且吃足够的上面列出的脂肪。如果这样做，你将会发现在生酮饮食上取得巨大的成功。

　　在下一章中，我们将为你提供许多我最喜欢的原始饮食和低碳水饮食作者和博客作者的一些美味营养的生酮饮食食谱。我已经开始流口水了!

专家解析

我认为在采用生酮饮食期间的食物中加一些诸如内脏、骨头汤、发酵食品和海鲜蔬菜这类的营养丰富的食物是非常有益的。

——布莱恩·巴克斯代尔

第 20 章

CHAPTER20

低碳水高脂肪的生酮食谱

专家解析

饮食中摄入的碳水化合物越少、脂肪越多，那么血液中 β-羟基丁酸（血酮）的水平就越高。

——玛丽·纽波特博士

我很享受在自己的厨房烹饪低碳水、中等蛋白质、高脂肪的食物（而且我的妻子说我做得很好），在随后的内容中，我会和你分享一些我最喜欢的生酮菜肴。我很有幸认识许多其他在原始饮食和低碳水饮食健康社群的优秀食谱创作者朋友，并且很高兴在本章介绍他们的美味佳肴。

这些食谱的碳水化合物含量都非常低，蛋白质中等，膳食脂肪含量很高。如果你的饮食可以承受更多的碳水化合物和蛋白质，并且仍然会进入生酮状态，那么你可以随意添加这些食物到你的膳食中。同时，如果食谱含有的碳水化合物或蛋白质超过了你的身体能处理的量，那么请调整食谱以适应你的个人情况。只有你可以确定什么是最适合自己的。而当有疑问时，加多脂肪！

吉米·摩尔的生酮蛋

可供人数：1～2人◆准备时间：5分钟◆烹饪时间：15分钟

说明

这是我最喜爱的菜肴之一，它可以帮助我快速增加酮体浓度。这个菜非常容易制作并且相当美味，即使只是我自己这样说。请记住，我们要的是这些肉类的高脂肪部位（不要火鸡培根或火鸡香肠），这是非常重要的，以获得最大的生酮作用。我使用的香肠品牌，来自山姆俱乐部的"瓦格特的农场"（Swaggerty's Farm），每块含有13克脂肪和5克蛋白质——与蛋白质（只有20卡路里）相比，它的脂肪含量很高（占了140卡路里中的117卡）。这是你在选择食材时要寻找的东西。

配料

3个厚片培根或2个香肠馅饼

1/4～1/3杯草饲黄油或椰子油

4～5个牧草蛋

海盐

欧芹（或你最喜欢的调味料）

1/4杯磨碎的全脂奶酪（可选）

3汤匙酸奶油，配菜

1/2牛油果，配菜

制作方法

1. 在中等煎锅或炒锅中，在中等温度下煎炸培根或香肠馅饼直至全熟。使用漏勺将培根或香肠放在一边，将油脂放入锅中。

2. 加黄油，等黄油熔化，将鸡蛋直接倒入锅中。加入盐、欧芹和奶酪。用抹刀将所有成分一起搅拌，直到完全混合并成为熟食为止。

3. 将鸡蛋、肉与酸奶油和牛油果一起端上桌。

生酮比萨菜肉馅煎蛋饼

提供者：黛安·圣菲利波（BalancedBites.com）

纽约时报畅销书《实用原始饮食：健康和全食生活方式的定制方法，21 天糖排毒和 21 天糖排毒菜谱》（*Practical Paleo: A Customized Approach to Health and a Whole-Foods Lifestyle, The 21-Day Sugar Detox, and The 21-Day Sugar Detox Cookbook*）的作者。

可供人数：6 人◆准备时间：15 分钟◆烹饪时间：35 分钟

说明

谁不喜欢比萨，对不对？你可能会认为，在生酮饮食中，比萨是不能吃的。但是，我最喜欢的食谱作者之一的这个令人垂涎的食谱完美适用于生酮饮食，没有大多数比萨所含有的典型的小麦。当你选择由优质原料制成的食物时，它们不会对你的身体产生负面的代谢影响，而且会滋润身体，然后你会发现成功管理体重和健康所需要的心态。真的太棒了！

配料

混合意大利香肠香料

1 茶匙海盐

1 汤匙茴香籽，磨成粉

1 汤匙鼠尾草粉

1 汤匙洋葱粉

1/4 茶匙白胡椒或 1 茶匙黑胡椒

2 茶匙干香菜

1/2 磅猪肉

8 个鸡蛋

1¼ 茶匙海盐

1/2 茶匙新鲜黑胡椒粉

1/2 杯番茄酱

1/2 茶匙干罗勒叶

1/2 茶匙干牛至

1/2 茶匙大蒜粒

1 汤匙椰子油或黄油

1 个甜椒，去掉种子并切片

5 个白蘑菇，切片

3 个洋葱（葱），切片

1/2 杯切片橄榄

制作方法

1. 将烤箱预热至 400℉（约 200℃）。

2. 在一个小碗里，将所有香料混合并放在一边。这个食谱只会用到一汤匙，其余的香料可以存放在密闭的容器中保存长达 6 个月。

3. 用中等温度加热一个大号且可以在烤箱中安全使用的煎锅。加热煎锅时，将剁碎的猪肉和 1 汤匙香料在中等搅拌碗中混合，直到香料均匀分布。将肉放入煎锅中煎熟，直到只有一点粉红色出现，大约 10 分钟，用高温下可以使用的抹刀或木勺将肉切开。从锅中取出猪肉并放在一边。（不要洗锅，你会再次用到它。）

4. 在一个小碗里，把鸡蛋、1 茶匙的盐和胡椒搅拌在一起。在另一个小碗里，将番茄酱、罗勒、牛至、大蒜粒和剩下的 1/4 茶匙盐搅拌在一起。将两个碗放在一边备用。

5. 在煮肉的锅中，用中等热度将椰子油熔化，然后加入甜椒，煮至变软，约 5 分钟左右。添加蘑菇并煮 2 分钟，或者直到它们略微变软。将大部分的洋葱（保留一些用于装饰）和橄榄放入锅中，并搅拌均匀，混合所有配料。

6. 将鸡蛋混合物倒进去，来回倾斜煎锅直到鸡蛋覆盖整个锅底。如有必要，温和地均匀搅拌配料。烹饪约 5 分钟，或直到边缘开始成形。

7. 将番茄酱混合物倒在鸡蛋上，然后将锅放在烤箱中烤 8～10 分钟，或直到鸡蛋熟了。检查时，使用刀在蛋饼中心切一个小口——如果生蛋沿着切口流动，则烹饪 2～3 分钟后再检查一次。在切片上桌之前让我们再坐 5 分钟。

完美生酮烧鸡

提供者：埃琳娜·阿姆斯特丹（ElanasPantry.com）

《埃琳娜食品柜中的原始饮食：无麸质、无谷物、无乳制品食谱》（*Paleo Cooking from Elana's Pantry: Gluten-Free, Grain-Free, Dairy-Free Recipes*）的作者。

可供人数：4 人◆准备时间：10 分钟◆烹饪时间：1.5 小时

说明

我从埃琳娜那里得知，这个食谱基于艾娜·加藤（Ina Garten）的《赤脚伯爵夫人烹饪手册》（*The Bare-foot Contessa Cookbook*）。我小时候最好的朋友海伦，给我介绍了艾娜，从那以后，我就一直读她的书。虽然艾娜的食谱要求用小麦面粉、鸡肉和黄油，但我的则比较简单，不含麸质。我每周至少吃一次这个菜，并且用剩下的骨头来熬鸡汤。我的孩子们特别喜欢！

配料

1 只全鸡（2～3 磅）

海盐

新鲜黑胡椒粉

1 束新鲜的百里香

1 个柠檬，对半分开

1 头大蒜，剥皮，从中间切成两半

2 汤匙特级初榨橄榄油

1 个中等洋葱，分成 4 份

制作方法

1. 将烤箱预热至 425 °F（约 220℃）。

2. 取出鸡内脏，将鸡的腹腔冲洗干净。将鸡放在一个 9 英寸 ×
13 英寸的烤盘中，将鸡肉的内部用盐和胡椒涂抹均匀。

3. 用百里香、柠檬和大蒜填充鸡腹部空腔。将鸡肉的外部用橄榄
油涂抹均匀，撒上盐和胡椒粉。

4. 将鸡的双腿用橡皮筋绑起来，将翅膀折到身体下方。将 1/4 个
洋葱分别放在烤盘的角落。将鸡烤 1.5 小时，或直到清除汁水。稍微
冷却后就可以上桌了。

杏仁酱生酮炸弹

提供者：营养师卡西（DietitianCassie.com）

数量：16 片◆准备时间：5 分钟◆烹饪时间：2 小时冷冻

说明

卡西的小贴士：我最喜欢的睡前小吃是促进稳定血糖的健康脂肪
和一点儿碳水化合物的组合，而且在没有精制糖的前提下，还可以加

一点儿天然甜味剂。这些杏仁酱生酮炸弹是我尝试了我最喜爱的三种健康脂肪之后的结果！

配料

1 杯杏仁酱

3/4 杯有机初榨椰子油

2 汤匙无盐黄油

2～3 茶匙甜菊粉提取物

制作方法

1. 将所有配料放入大碗中，然后在微波炉中加热 45 秒。

2. 将配料一起搅拌，将混合物倒入冰块托盘中。冷冻 2 小时。

3. 一旦冻结，你可以将脂肪炸弹从冰块托盘中拿出，并将它们储存在冷藏室中的密封容器中，或直接将其保存在冰块托盘中。

卡米尔的生酮能量棒

提供者：卡米尔·麦克斯（CamilleMacres.com）

《原始饮食：150 个无谷物、无乳制品且无糖的食谱，将让你完全满足并且渴望更多》（*Paleogasm: 150 Grain, Dairy and Sugar-free Recipes That Will Leave You Totally Satisfied and Begging for More*）的作者

数量：18～24 条◆准备时间：10 分钟◆烹饪时间：冷却 3 小时

说明

卡米尔的小贴士：这是我最喜欢的零食食谱。它富含健康的脂肪和蛋白质，所以有一种这样的零食来保持一天血糖稳定是非常好的。

这个能量棒也特别适合在健身之前吃。

虽然你可以使用任何品牌的蛋白粉，但我更喜欢太阳战士（Sun Warrior）香草蛋白粉，因为它只有几种成分，没有大豆或乳制品，并且它用甜菊糖提供甜味，这让能量棒在没用糖的情况下带一点甜味。

配料

1 杯融化了的椰子油

1 杯杏仁酱、夏威夷果酱或腰果酱

1/2 杯蛋白粉

1 杯切碎的未加糖的椰子

1/2 杯干蔓越莓、葡萄干或干樱桃

1 杯杏仁、山核桃、核桃或榛子

1/2 杯可可粒

1 茶匙肉桂（可选）

1/4 茶匙海盐

制作方法

1. 在中等大小的碗中，将椰子油、坚果酱和蛋白粉一并搅拌，直至顺滑。加入剩余的配料继续搅拌。

2. 将羊皮纸放在烤盘或蛋糕盘上，确保每边都向上。将搅拌物倒入（不要让它接触到烤盘上，否则会非常难清理干净）。盖上并冷藏约 3 小时，或直到固化。

3. 用羊皮纸将能量棒从烤盘上取出，将其切成小块即可食用。

4. 将能量棒存放在冰箱里！如果受热，椰子油就会熔化，并且让整个能量棒化掉。

吉米·摩尔自制的生酮蛋黄酱

产量：1 杯◆准备时间：5～10 分钟◆烹饪时间：20～25 分钟

说明

当你长时间采用生酮饮食时，你会一直都在寻找将更健康的脂肪（特别是饱和脂肪）加入膳食中的方法。在网上浏览时，我在 Diet Doctor（DietDoctor.com）的一篇文章中发现了我的一个瑞典医师朋友安德烈亚斯·恩费尔特（Andneas Eenfeldt）博士的博客。他展示了自己家里典型低碳水饮食的图片：一块牛排、一些黄油煎熟的蔬菜和蛋黄酱。老实说，以前我从来没有做过蛋黄酱，但看起来很容易做。这似乎是一个惊人的发现，我想你也会喜欢的。

配料

5 汤匙咸草饲黄油（我喜欢 Kerrygold 牌的）

12 个土鸡蛋

1/4 杯白葡萄酒醋

干罗勒或其他香料（如意大利调味料或龙蒿汁）

一小撮海盐

一小撮新鲜黑胡椒粉

制作方法

1. 在中等高温的小锅里，加入黄油。等它熔化的间隙，在一个大的混合碗中分离鸡蛋的蛋清和蛋白，留下蛋黄。轻轻搅拌蛋黄，直至平滑如奶油一样。

2. 向小锅中加入白葡萄酒醋、干罗勒、海盐和胡椒粉，将温度降至中低温。炖 10～15 分钟，偶尔搅拌。

3. 小锅关火并冷却 10 分钟，然后将黄油混合物慢慢倒入大碗和蛋黄一起搅拌。等所有的黄油都倒入后，快速轻搅，直到出现漂亮的奶油酱。

4.立即使用，倒在意大利面瓜、草饲牛排或任何你想添加更多脂肪的东西上。

蘑菇汉堡馅

提供者：琳达·杰娜（Genaw.com/LowCarb）

可供人数：6～8 人◆准备时间：10 分钟◆烹饪时间：45～50 分钟

说明

琳达的小贴士：这已成为我最喜欢的菜肴之一，我每月做几次。每次做很多，所以这作为剩菜是很棒的。我使用最高脂肪比例的碎牛肉，烤至褐色后不去掉脂肪。当它冷却时，脂肪会沉淀在锅的底部，而这并没什么大碍。如果你喜欢的话，可以不用帕玛森干酪装饰。在菜肴冷却期间偶尔搅拌一下，来将脂肪搅匀。

配料

2 磅草饲牛肉

1 个小洋葱，切碎

2 个丁香大蒜，切碎

16 盎司新鲜蘑菇，切片

8 盎司奶油奶酪，软化

1/2 杯磨碎的帕玛森干酪（2 盎司），加上一些额外的作为配料（可选）

1/2 杯重奶油

1/2 茶匙大蒜粉

1½ 茶匙海盐

1/2 茶匙新鲜黑胡椒粉

黄油、猪油或牛油，用来润滑锅

制作方法

1. 将烤箱预热至 350℉（约 180℃）。

2. 在一个大锅或荷兰烤箱中，将汉堡肉、洋葱和大蒜高温烤成金黄色；如果需要，去掉脂肪（我是保留脂肪的）。搅拌蘑菇。一边煮一边偶尔搅拌，直到蘑菇变软，大约需要 5 分钟。

3. 加入软化的奶油奶酪，将其捣碎进入肉，使其混合均匀。将帕玛森干酪和重奶油加入搅拌；混合好后加入大蒜粉、盐和胡椒粉，调味。

4. 将砂锅放油润滑，将混合物倒入。如果需要，可以在顶部撒上一些额外的帕玛森干酪。不盖盖子烘烤 30~35 分钟，直到出现气泡并且变为褐色。

椰子杏仁粥

提供者：路易丝·亨顿（AncestralChef.com）

《30分钟原始饮食甜点食谱：改善肥胖的简单无麸质甜点》(30-Minute Paleo Dessert Recipes: Simple Gluten-Free and Paleo Desserts for Improved Weight Loss) 的作者

可供人数：1人◆烹饪时间：10分钟

说明

路易丝的小贴士：我喜欢尝试来自其他国家的美食，这也是我丈夫和我正在进行的四年环球旅行的主要原因之一！我的许多食谱灵感来自全球各国的菜肴。这道菜原来的灵感来自摩洛哥的坚果油，是一种摩洛哥甜杏仁酱，通常在早餐时间提供。

可能难以找到没有添加糖的椰浆。一个很好的替代品是从一罐冷藏椰奶的顶部去除奶油。而对于较少奶油的版本，你可以直接使用椰奶。

配料

3/4 杯椰浆

1/2 杯杏仁粉

甜菊糖

1 茶匙肉桂粉

一小撮肉豆蔻

一小撮丁香卷

一小撮小豆蔻（可选）

制作方法

1. 在中等温度下将椰浆倒入小锅中加热，直至成为液体。

2. 加入杏仁粉和甜菊糖进行品尝并拌匀。继续搅拌约 5 分钟，直至混合物开始变稠。

3. 加入肉桂、肉豆蔻、丁香和豆蔻，尝一下味道，看是否需要添加更多。趁热吃。

培根球芽甘蓝

提供者：亚伯·詹姆斯和艾莉森·罗斯（FatBurningMan.com）

可供人数：2～3 人◆准备时间：10 分钟◆烹饪时间：30 分钟

说明

食谱简单总是一件好事。采用四种有益生酮的食材，你就有一个令人难以置信的配菜，用来丰富午餐或晚餐。我的朋友亚伯和艾莉森意识到膳食脂肪在脂肪燃烧中的重要性，使这道美味的食谱充满了这种膳食脂肪。

配料

3 片培根

3 杯切半的球芽甘蓝

1 汤匙大蒜粉

海盐

制作方法

1. 在煎锅或炒锅中煎培根，从锅中取出并放在一边。

2. 将球芽甘蓝加入锅中，在中低温下用培根油脂煎至褐色并且软化，约需 18 分钟，每 3 分钟搅拌一次。当球芽甘蓝煮熟时，将煮熟的培根粉碎或切碎。

3. 将培根碎和大蒜粉加入球芽甘蓝中，加盐调味。

烤奶油菠菜

提供者：嘉莉·布朗（CarrieBrown.com）

可供人数：4~6 人◆准备时间：10 分钟◆烹饪时间：50 分钟

嘉莉的小贴士：努力想加入绿色蔬菜？我多年来一直非常讨厌菠菜，直到有一天我决定要找到一种让它变得美味的方法。令人惊奇的是，添加一些健康的脂肪可以为一堆绿叶蔬菜增加魅力！现在我一直吃菠菜，这道菜已经是我最喜欢的菜肴之一了。真美味！

魔芋粉和葡甘聚糖粉末可以在保健食品或补品商店中找到，但最简单的是你从网上购买。

配料

2 磅新鲜菠菜

1 汤匙椰子油

1 磅洋葱，切碎

2 茶匙魔芋粉或葡甘聚糖粉

2 杯椰奶，平分

1/4 杯重奶油

一小撮海盐

一小撮新鲜黑胡椒粉

1 茶匙肉豆蔻粉

2 个鸡蛋，蛋黄蛋清分开

制作方法

1. 将炉火调至 350℉（约 180℃）。

2. 将菠菜放在干燥的大锅中，盖上盖，加水，并在中等温度下煮 10 分钟，或直到完全软掉。然后从锅中取出菠菜，沥干、切碎，放在一边。

3. 在同一锅中，用中火将椰子油熔化。加入切碎的洋葱，烹至透明，约 5 分钟。

4. 将魔芋粉加入一个小碗中，快速拌入 1 杯椰奶。将魔芋牛奶混合物加入洋葱中，搅拌至混合物变稠，约 2 分钟。将剩余的 1 杯椰奶、奶油、盐、胡椒粉、肉豆蔻、蛋黄和切碎的菠菜一起搅拌至完全混合。将火调到低档慢炖，直到蛋白准备好。

5. 在一个小碗里，用搅拌器的最高挡打发蛋白，直到蛋白变硬。将装有菠菜混合物的锅从火上移开，快速小心翼翼地盖在变硬的蛋白上。将菠菜混合物放到耐烤的盘子中，放入烤箱 30 分钟，或直到顶部刚刚开始变为金黄色。

生酮卡达米娜（希腊洋葱蘸酱）

提供者：玛丽亚·艾默瑞奇（mariamindbodyhealth.com）

《生酮适应：你的加速减肥和健康治疗指南，以及健康饮食艺术——美味：重新定义无谷物低碳水》（*Keto-Adapted: Your Guide to Accelerated Weight Loss and Healthy Healing and The Art of Healthy Eating—Savory: Grain Free Low Carb Reinvented*）的作者

可供人数：12 人◆准备时间：10 分钟◆烹饪时间：40 分钟～1 小时烤大蒜

玛丽亚的小贴士：几年前，我的丈夫克雷格和我在明尼苏达州圣保罗的大道上的一家叫作 Shish 的希腊餐厅吃饭。克雷格点了一个有着很美味蘸酱的烤肉串。它太好吃了，于是我决定自己在家里做。我发现这种蘸酱是用土豆制成的，所以我决定制作一个具有很多健康脂肪和很少碳水化合物的生酮友好版本。

烤大蒜给这道菜一种更甜且更温和的大蒜形态，但你也可以使用生蒜。

配料

1 头大蒜

3/4 杯 MCT 油

1/2 茶匙海盐

2 个成熟的牛油果，去皮、切半和去核

1/4 杯新鲜柠檬汁

1 汤匙椰子醋或苹果醋

1/2 茶匙新鲜黑胡椒粉

制作方法

1. 将烤箱预热至 400℉（约 200℃）。

2. 将大蒜放在烤盘上，撒上一点 MCT 油。烘烤 40 分钟～1 小时，当大蒜柔软可挤压时，就可以拿出来了。从烤箱中取出大蒜，放凉，然后取出蒜瓣。这种食谱中会使用 8 个蒜瓣，保留其余供以后使用。

3. 将 8 个蒜瓣和盐放入搅拌机打至均匀，加入牛油果并打成泥。

4. 逐渐加入 MCT 油、柠檬汁和醋，三者之间搅拌，并混成酱。加入胡椒粉，用叉子轻轻地混合，直至很顺滑。

5. 用烤肉串或切好的甜椒蘸着吃。如果将这个蘸酱放在冰箱中可以保持约 1 周。使用前几个小时，拿出放至常温。

健康生酮 "豆泥"

提供者：玛丽亚・艾默瑞奇（mariamindbodyhealth.com）

《生酮适应：你的加速减肥和健康治疗指南，以及健康饮食艺术——美味：重新定义无谷物低碳水》的作者

可供人数：4 人◆准备时间：10 分钟◆烹饪时间：25～30 分钟

玛丽亚的小贴士：豆泥传统上是用斑豆制成的，但是豆类的碳水化合物含量很高，对于想要进入生酮状态的人来说可能会起反作用。此外，你在杂货店购买的豆泥可以有一些非常不确定的成分，所以有一个替代品是好的。这个 "豆泥" 配方，淀粉含量低、无谷物、无豆。我知道这听起来很疯狂，但这道菜真是太好了！许多人告诉我，他们的配偶根本就察觉不到这是假豆子。

如果你是一个素食主义者，可以省略培根，用烤茄子替代天然的培根风味：将茄子切成薄片，将其包裹在锡箔中，放入木烟箱2小时。然后将茄子切成块，跳过炒菜说明，直接把茄子做成泥。

配料

1个茄子或西葫芦，去皮并切块（约4杯）

4片培根

1杯切碎的黄洋葱

1汤匙切碎的大蒜

1汤匙切碎的带种子的墨西哥辣椒

1汤匙辣椒粉

1茶匙孜然粉

1/2茶匙海盐

一小撮辣椒

1/2茶匙切碎的牛至

1/2杯磨碎的白乳酪或切达干酪，用于装饰（可选）

1/4杯切碎的新鲜香菜，用于装饰（可选）

制作方法

1.在中高火的煎锅或炒锅中，搅拌茄子和培根，直到培根变脆，茄子变软，约10分钟。保留培根油。将茄子和培根放入搅拌机中搅拌到变成泥状。

2.在一个大的煎锅中，将保留的培根脂肪加热至中高温。加洋葱煮并且连续搅拌至软，约3分钟。添加大蒜、墨西哥辣椒、辣椒粉、孜然粉、盐和辣椒。持续搅拌至香味溢出，约45秒～1分钟。加入茄子泥和牛至，搅拌均匀。

3.用大木勺连续搅拌，直到混合物形成稠糊，约5～10分钟，一次加 1 汤匙水以防止其变干。用奶酪和香菜装饰，然后便可上桌。

吉米·摩尔的培根三文鱼

可供人数：2 人 ◆ 准备时间：5～10 分钟 ◆ 烹饪时间：20～25 分钟

我的妻子克里斯汀超级喜欢三文鱼。我通常每周至少为她做一次。一天晚上，我决定尝试做一些不同的东西，并在三文鱼上包裹一些培根，然后放在煎锅里。我觉得当她看到这顿她已经超级喜欢的菜加上培根变得更好了，她一定会高兴到快疯掉的。这是一种高脂美味的烹调方式，使你成为一个酮燃烧机器！

配料

2 汤匙草饲黄油

6 片厚培根（不要薄的，那种不起作用）

2 片野生阿拉斯加三文鱼

4 汤匙酸奶油

大蒜盐

制作方法

1.在中等温度的煎锅中加入黄油。当它熔化时，在每个三文鱼片周围包裹 3 片厚的培根，完全覆盖它。培根应该可以很好地包住三文鱼。

2.将培根包裹的三文鱼鱼片小心地放入煎锅中，煎 7～8 分钟，直到皮脆变为金黄色。翻转三文鱼，将锅里的热黄油浇在三文鱼和培根侧面，以帮助均衡受热。

3. 将酸奶油与大蒜盐混合起来，分成两等份，并与三文鱼一起装盘。

加里的野蛮人生酮巧克力

提供者：加里·柯林斯（PrimalPowerMethod.com）

总量：6～8 盎司 ◆ 可供人数：2～4 人 ◆ 烹饪时间：15 分钟，另加 15～30 分钟冷却时间

加里的小贴士：这种健康的巧克力食谱与商店购买的巧克力相比，糖含量很低，而且营养更丰富。它富含健康的脂肪，完全不含乳制品或谷物，不含麸质。当然，它保证是原始的、生酮的、低碳水化合物的和古老的。

说明

可可脂和可可粉是食谱中关键的因素，它们是没那么精制的可可制品。它们可以在大多数保健食品商店中找到。可能需要几批次尝试使用可可脂和可可粉的量来找到你最喜欢的版本。

使用尽可能小的锅，因为锅越小，原料混合越容易。

配料

2 汤匙椰子油

2 大汤匙可可脂

3 汤匙可可粉

3～4 汤匙椰奶或杏仁奶（可选）

1 茶匙香草提取物

1 茶匙肉桂

一小撮海盐

甜菊糖

制作方法

1. 在非常低火的煎锅中熔化椰子油和可可脂。不要煮沸，它们熔化得越慢越好。一旦混合物完全熔化，关火并混合可可粉。熔化的自制巧克力比商店买的巧克力更顺滑，但它应该看起来很黑，有点奶油状。

2. 如果你想要更多的牛奶巧克力味，可以混入椰奶。加入香草提取物、肉桂和盐，并加入甜菊糖来调味。搅拌均匀。

3. 让巧克力混合物在锅中冷却至室温。一旦在室温下，品尝并且调整味道为首选。再搅拌一次，盖上，放入冰箱 30 分钟或冷冻 15 分钟，直至变硬。如果你冷藏，每 5 分钟或 10 分钟检查一次，并用勺子混合两三次，直到它开始凝固，因为油倾向于分离。（如果你冷冻它们，则不需要此制作方法。）

4. 巧克力一旦变硬，将其分开并放入玻璃容器中。此巧克力的熔化温度低于商店购买的巧克力，因此要将其储存在冰箱中。

苗条生酮比萨

提供者：鲍勃·蒙哥马利（NotSoFastFood.com）

加州圣地亚哥的食物餐车公司"不是很快"的老板

可供人数：4 人◆准备时间：15 分钟◆烹饪时间：45 分钟

鲍勃的小贴士：2006～2008 年，当时我住在得克萨斯州的达拉斯，我对健身开始入迷。我以为自己采用的是健康饮食，但是实际上，我

采用了一种错误的饮食，导致体重增加和嗜睡。我寻求替代方案，最终找到了低碳水、高脂肪的生酮饮食方式。当我通过这种方式开始变瘦，获得力量，我感觉很棒，但我不得不承认，我很想念比萨。我在网上发现了一个使用猪肉皮作为外壳，奶油奶酪、莫扎里拉奶酪和帕玛森奶酪用于比萨上层的生酮食谱。除了能吃一点儿草饲奶酪之外，我的身体对其他乳制品不耐受，所以我决定改进食谱，以使像我这样对奶制品不耐受的人也能享用。这是我最喜欢的食谱之一。如果你的身体能够承受它，可以自由添加更多的奶酪，并添加任何有益生酮的上层部分，例如我喜欢苹果门农场（Applegate Farms）未加工的香肠、鸡腿或烤骨髓。请享用！

配料

1/2 杯碎猪肉皮或炸猪皮

3/4 杯碎鸡皮

2 茶匙意大利调味料

1 茶匙大蒜粉

4 个大棕色鸡蛋

黄油或酥油，用来润滑烤盘

1/2 杯马拉酱、烧烤酱或其他酱汁

1/2 杯生奶帕玛森芝士

制作方法

1. 将烤箱预热至 335℉（约 170℃）。

2. 在一个中等碗中混合碎猪皮、碎鸡皮、意大利调味料和大蒜粉。在另外一个大碗里打蛋。将干的配料倒入鸡蛋中，形成比萨面团。用手把面团推平整或将其推出至所需大小。

3.用黄油或酥油涂抹烤盘，将比萨面团涂在烤盘上，并烘烤 20～25 分钟，直到外壳变成金黄色脆皮。从烤箱中取出，放置 5 分钟。

4.将酱汁撒在面壳上，加入你的上层部分。返回烤箱烘烤直至奶酪熔化，约 12～15 分钟。然后上桌。

生酮俄罗斯酱牛肉

提供者：弗雷达·穆克齐

《用食物重返青春：重拾你的健康，能量和活力！》（*Defying Age with Food: Reclaim Your Health, Energy & Vitality*！）的作者

可供人数：4 人◆准备时间：10 分钟◆烹饪时间：20～30 分钟

说明

弗雷达，其启发性故事出现在第 13 章，他为那些吃汉堡包长大的人发明了一种怀旧的、有益于生酮的食谱。当我还是个孩子的时候，我曾为家人做饭，而"汉堡包助手酱牛肉"是我们家的主食。但是，由于我不想再吃面食或人造食品，所以从真正的生酮饮食的成功案例出来的食谱是完美的——它具有所有我爱的味道，但没有任何让生酮中断的成分。

更加营养密集的版本是将 3 盎司磨碎的冷冻草饲牛肝添加到碎牛肉中。没有人会发现的！

配料

1 汤匙草饲黄油

1 个洋葱，切碎

2～3 瓣大蒜，切碎

1 磅草饲牛肉末

2～3 盎司切达干酪或别的硬干酪，切碎

2 汤匙奶油

海盐和新鲜磨碎的黑胡椒

2 束新鲜菠菜或其他蔬菜，直接食用

制作方法

1. 将黄油加入经过中高温加热的铸铁锅中。当它熔化后，加入洋葱和大蒜，煎至半透明，约 5～7 分钟。

2. 加入碎牛肉煎到合适的熟度，打散牛肉。将火调到低挡，加入奶酪，慢慢熔化。

3. 关掉火。加入奶油，直至达到理想的质感。加入盐和胡椒调味，搅拌均匀。

4. 放在一堆菠菜叶上享用！

吉米·摩尔自制的超级生酮蛋黄酱

分量：1⅓ 杯◆准备时间：5～10 分钟

说明

当我在 2004 年第一次开始使用低碳水、高脂肪的生酮饮食时，我开始研究营养标签，想找到含低碳水化合物和大量脂肪的食物。当时没有意识到的是，在真实食物中发现的饱和脂肪和单不饱和脂肪（如椰子油和黄油中的饱和脂肪以及牛油果和橄榄油中的单不饱和脂肪）与在植物油中发现的多不饱和脂肪之间存在巨大差异，这些油包括大豆油、玉米油、棉籽油和卡诺拉油。正是这些多不饱和脂肪容易引起炎症，应该受到限制。

不幸的是，几乎所有商业销售的蛋黄酱产品都含有大豆油，即使商家试图通过称之为"真正的"蛋黄酱或试图通过将"橄榄油"放在标签上来愚弄人，但这些蛋黄酱的主要成分仍然是大豆油。而当你还要考虑在罐子里的复杂试验所添加的糖和其他可疑成分时，在家里制作自己的蛋黄酱是有必要的。这比你想象的容易很多。这个食谱可以给你一个美味的没有添加的糖膳食来源。

如果你不使用橄榄油，可以尝试使用相同量的培根脂肪。尝试培根蛋黄酱之前，你都不算真正的活过！

配料

2 个大鸡蛋

2 个蛋黄

1/2 茶匙海盐

1 汤匙芥末黄

2 汤匙柠檬汁

1 汤匙白葡萄酒醋

1/2 杯特级初榨橄榄油

1/2 杯椰子油

制作方法

1. 将所有配料加入一个大碗中。使用搅拌机或料理机将其混合，直到变稠至均匀的黏稠度。

2. 在冰箱中，用玻璃罐或可密封的容器可储存长达 10 天。（但不能保存太久！）

西非炖鸡

提供者：梅丽莎·乔尔万（TheClothesMakeTheGirl.com）

《吃好：给喜欢吃的人的原始饮食食谱》（*Well Fed: Paleo Recipes for People Who Love to Eat*）和《吃好2：给喜欢吃的人的更多原始饮食食谱》（*Well Fed 2: More Paleo Recipes for People Who Love to Eat*）的作者

可供人数：4人◆准备时间：10分钟◆烹饪时间：1小时

来自梅丽莎的小贴士：我喜欢花生酱的一个原因在于它能让人分心。我特别喜欢花生酱出现在意想不到的地方，如汤和咸菜中。我心碎地了解到花生是一种豆类植物，它对我的身体可能有害。但是杏仁酱是一个很好的替代伙伴，这种通过奶油同杏仁酱的咸味，从姜和辣椒中出来的一点点刚好的辣味，以及香草和香菜的底层甜味，这些组成的这道炖菜将会征服你。

配料

1磅无骨去皮的鸡大腿

海盐和新鲜磨碎的黑胡椒

1汤匙椰子油

1/2中号洋葱，切块（约1/2杯）

1（1英寸）片鲜姜，切碎（约1汤匙）

3瓣大蒜，切碎（约1汤匙）

1/2汤匙芫荽粉

1/2茶匙辣椒

1片月桂叶

1杯罐装碎西红柿

1/4杯水

1/4 杯杏仁酱（不加糖）

1/4 茶匙香草提取物

剁碎的欧芹，装饰

黄油（可选，用于加脂）

制作方法

1. 在鸡肉上撒盐和胡椒粉。在中高温下加热大汤锅约 3 分钟。加入椰子油，让它熔化。将鸡肉放入，煎至两边焦黄，约 10 分钟。（不要将煎锅占满，如果需要的话，分批烹饪）。将鸡肉盛到碗里。

2. 在同一个锅中煎洋葱和姜直到软，约 5～7 分钟。加入大蒜、芫荽、辣椒和月桂叶，煎至香，约 30 秒钟。加入西红柿和水，搅拌均匀。连同碗中的汁水，将鸡肉放入酱汁中。将火调大，使锅煮沸，然后调小火，盖上盖炖煮 25 分钟。

3. 从锅中取出鸡肉，肉会很嫩。把鸡肉切成大块。将杏仁酱和香草加入锅中，混合均匀。把鸡肉放回锅里，盖上盖加热，约 5 分钟，然后摆盘上菜，撒上欧芹。如果你想要更多的脂肪，请在上面添加黄油。

夏威夷果冷冻软糖

提供者：谢尔比·马拉特雷（CavemanTruck.com）

印第安纳波利斯原始人卡车食品餐车公司的所有者和经营者

数量：2 杯◆准备时间：15 分钟◆烹饪时间：10 分钟，另加 3 小时冷却时间

谢尔比的小贴士：这个食谱的灵感来自我对黑巧克力的热爱，并希望创造一些有软糖般质感的东西。在网上看到类似的食谱时，我倍感鼓舞。然而，很多这些食谱的问题是，严重依赖蜂蜜和香蕉来达到质感和甜度的一致性，但是我想要一些可以用作低碳水、高脂肪的生

酮饮食的食材。经过几次修改，我想出了这个食谱，这完全就是我喜欢的。

配料

1/2 杯夏威夷果

1/4 杯磨碎或刨黑巧克力（100% 可可，2 盎司）

1/4 杯酥油

1/4 杯椰子油

液体甜菊糖，增加味道

1/4 茶匙香草提取物

1/8 茶匙海盐

4 个大蛋黄

1 个中等大小的牛油果，去皮、切半和去核

2 汤匙 MCT 油

制作方法

1. 将夏威夷果、巧克力、酥油、椰子油、甜菊糖、香草和盐混合在一起。在双层锅底部放约 1½ 杯水，将巧克力混合物放在双层锅顶部，置于中高温下。让巧克力充分熔化，偶尔搅拌。

2. 将混合物熔化并混合后，将其倒入搅拌机中并搅拌混合直到顺滑。因为它们在双层蒸锅中被加热，所以这个过程相当快。当混合物很顺滑时，加入蛋黄、牛油果和 MCT 油。混合搅拌直至再次顺滑。

3. 你现在应该有一块相当浓稠、温暖的布丁了。可以立即食用或冷冻固化。如果要冷冻，则将混合物转移到碗中，用饼干切割器切割形状，或者为了方便取出，可以用硅胶松饼盘，然后放置在冷冻室中 3 小时。

4. 储存在冷藏室或冷冻室中（取决于你最喜欢的硬度和温度），并将它们作为一种在忙碌时获得一些高营养密度、高脂肪的热量的简单方法。

美味柠檬能量棒

提供者：凯特琳·威克斯（GrassFedGirl.com）

《地中海原始饮食食谱：超过 135 种无谷物食谱来诱惑你的口味》（*Mediterranean Paleo Cookbook: Over 135 Grain-Free Recipes to Tempt Your Palate*）的作者

数量：9 块◆准备时间：15 分钟◆烹饪时间：5 分钟，另加 2 小时冷却时间

凯特琳的注意事项：你可能没有听说过奇异籽，但它们是一种非常健康的 ω-3 脂肪酸来源，是鸡蛋的绝佳替代品。奇异籽确实有一种粗糙的质感，有些人不是很喜欢，所以我建议你研磨它们，让它们能被顺利方便地使用（你也可以买磨好了的奇异籽）。这个食谱中有很多健康的脂肪可以助你进入生酮状态。

配料

2 杯全脂椰奶

1/2 杯水

1 大汤匙草饲动物胶

1 茶匙甜菊粉提取物

2 汤匙柠檬汁

2 茶匙柠檬皮

2 汤匙奇异籽

1 杯杏仁粉

1/4 茶匙海盐

1/4 杯椰子油，需熔化

黄油或椰子油，用于润滑锅

1. 在中等温度下将椰奶和水在平底锅中加热。加入动物胶搅拌至溶解。加入甜菊糖、柠檬汁和柠檬皮进行搅拌，然后取出，并放在一边。

2. 在咖啡研磨机中将奇异籽打成细粉。在中碗中混合奇异籽粉、杏仁粉、海盐和融化的椰子油，直到完全融合。

3. 将 8 英寸 ×8 英寸的玻璃烤盘用油脂润滑，倒入奇异籽混合物，将其均匀地在盘子底部铺平。将柠檬胶倒在上面，冷藏 2 小时。切片和食用。

油煎猪排与油煎羽衣甘蓝

提供者：凯尔西·艾尔伯斯（IgniteNourish rive.com）

可供人数：2 人◆准备时间：10 分钟◆烹饪时间：20 分钟

凯尔西的小贴士：我的爷爷苏马喜欢炸猪排。他超级喜欢吃，以至于每次都要吃到一点面包屑或肉屑都不剩为止。当我是个孩子的时候，每次帮助妈妈给爷爷做这道菜的时候，我都充满了自豪和兴奋。

爷爷苏马是一个可以从这样的书中受益的人。他是糖尿病患者，他的医生把油煎的、包裹面包屑的食物（如炸猪排）排除在他的饮食之外，取而代之的是无糖苏打、无糖食物和低碳水"健康"的全谷物饮食。

当最近我从农民那里买了几条猪排，我突然回想起爷爷喜欢面包屑猪排，下面这个美味安逸的食谱便诞生了。我希望爷爷还在世，那么我就可以分享我的食谱了，我仅仅是很高兴可以将这加入他的记忆中。我希望它可以帮助你或你的亲人过渡到真实食物生活方式中去！

配料

2 汤匙椰子粉

3/4 茶匙洋葱粉

1/2 茶匙大蒜粉

1/2 茶匙海盐

1/2 茶匙新鲜黑胡椒粉

2 个猪排（总共 5½ 盎司）

2 汤匙椰子油

1/2 瓣蒜，切碎

1/2 束羽衣甘蓝，去茎并切碎

制作方法

1. 在中碗中，将椰子粉、1/2 茶匙洋葱粉、大蒜粉、1/4 茶匙盐和 1/4 茶匙胡椒混合在一起。在每片猪排上撒这些混合物，直至其涂抹均匀。

2. 在中高热量的铸铁煎锅中，熔化椰子油。加入猪排，每面煎 4～6 分钟，或直至金黄色。将猪排从锅中取出，上桌前放置 5 分钟。

3. 静置猪排时，在同一个煎锅里轻炒大蒜 2 分钟。加上羽衣甘蓝、剩下的 1/4 茶匙洋葱粉、剩下的 1/4 茶匙盐和剩下的 1/4 茶匙胡椒粉。炒到羽衣甘蓝稍微变软为止，通常需要 5 分钟。然后便可以享受美食了！

生酮炖肉

提供者：洛里·普拉特（来自伊利诺伊州奥兰德公园的读者）

可供人数：4 人◆准备时间：10 分钟◆烹饪时间：3.5 小时

洛里的小贴士：当我开始生酮饮食时，我已经很喜欢做饭了，很高兴我能想出一些食谱来。这个食谱有助于防止我破戒，因为它的味道好极了。它的味道好到每次我做这道菜的时候，我的狗都开始大叫！吃完饭后我总是感觉到精力充沛，对于遵循低碳水、高脂肪饮食的任何人来说，这都是完美的。

配料

3 磅牛肩部厚肉块，常温

海盐和新鲜磨碎的黑胡椒

2 汤匙椰子油

1/4 杯牛肉高汤

2 只洋葱，每个切成两半

1 茶匙切碎的大蒜

2 磅大蘑菇，每个都切成两半

1/4 杯草饲黄油

制作方法

1.将盐和胡椒擦在肉的两面。将荷兰烤箱调至高温，加入椰子油，等待 1 分钟，直至变热。加入牛肩部厚肉块，约 4 分钟，烤至两边变为金黄色。将火调至低档，并加入牛肉高汤，盖上盖子煨 2.5 个小时。

2.将切好的洋葱放在烤箱底部，防止牛肉触到底部汤汁。加入大蒜、蘑菇和黄油，继续烤 1 小时。

3.丢掉洋葱，切碎烤肉（应该已经部分分开了），就可以装盘了。

意大利面瓜版白汁意大利面

提供者：吉米·摩尔

可供人数：2 人◆准备时间：5 分钟◆烹饪时间：40～55 分钟

说明

当我沉迷于碳水化合物时，我曾经认为白汁意大利面里的 Alfredo 酱会阻塞我的动脉，并且让我得心脏病。但是现在我知道，其实是这种小麦面食带来的问题，这就是为什么我将这种不健康的成分换成了一种美味营养的低碳水化合物——意大利面瓜！一旦你尝了这个，就永远不会再想吃高碳水的版本了。

配料

1 个意大利面瓜

3 汤匙草饲黄油

1 杯重奶油或椰奶

2 撮大蒜盐

2 汤匙磨碎的帕玛森干酪

一小撮干罗勒

制作方法

1. 将烤箱预热至 375℉（约 190℃）。

2. 将意大利面瓜切成半长，取出种子。将两半用铝箔包裹，放在烤盘上，烘烤 30～40 分钟。放凉，然后用叉子舀出瓜肉，放在一边。

3. 在一个煎锅里，将黄油熔化，加入重奶油、大蒜盐、帕玛森干奶酪和罗勒。在小炖煮器上炖 10～15 分钟，偶尔搅拌。

4. 加入熟的意大利面瓜，拌匀，享用。

油煎牛油果

提供者：温迪·麦库洛

来自印第安纳州比克内尔的读者，他在 TheLowCarbMom.blogspot.com 上有博客。

可供人数：2 人 ◆ 准备时间：5 分钟 ◆ 烹饪时间：5 分钟

温迪的小贴士：当我开始做这道菜的时候，我想用的几个牛油果还没熟（如果你曾经买过牛油果，就会知道我的意思）。我的灵感来自烤牛油果和鸡蛋的食谱，但是当我想做这个菜的时候，我家里没有鸡蛋了。然后我觉得，也许热量会软化未成熟的牛油果，让它们可食用。是的，牛油果确实是这样的。我喜欢加上炒鸡蛋或培根。这作为一个生酮饮食菜谱如何呢？

配料

1 个牛油果，硬且未成熟

4 汤匙黄油

海盐，调味

制作方法

1. 将牛油果切成两半，取出核，剥去皮并切成 1 英寸大小的立方体。

2. 在中等温度的煎锅中熔化黄油。加入牛油果并烹饪，盖上盖，直到牛油果变为金黄，约 5 分钟。偶尔搅拌，加上盐调味。

生酮香草冰激凌

提供者：肯特·阿尔特纳

《朋友之间的低碳水》（第 1 卷）（*Low-Carbing Among Friends, Volume 1*）和《朋友之间的低碳水》（第 3 卷）（*Low-Carbing Among Friends, Volume 3*）贡献者

供应量：1/2 杯 ◆ 准备时间：2 分钟 ◆ 烹饪时间：5 分钟

肯特的小贴士：2010 年 6 月，27℃气温下的明尼阿波利斯马拉松

之后，我非常想吃冰激凌。我很热，疲惫且感觉全身酸痛，所以我回家时，孩子们为我提供了这个低碳水、高脂肪冰激凌的食谱。这种简单的配料食谱具有丰富的香草冰激凌的风味，而没有来自超市的大部分冰激凌中的糖和化学物质。这可以用来消除对我对冰激凌的渴望，并且完全符合生酮的规则。

配料

1/2 杯重奶油

6~9 滴液体甜菊糖（相当于 1 汤匙糖）

1/2 茶匙香草提取物

3 杯冰

6 汤匙海盐

制作方法

1. 将重奶油、液体甜菊糖和香草提取物倒入一个塑料袋中，快速摇匀。

2. 将冰和盐放在一个密闭的容器中。将步骤 1 中的塑料袋放在冰上并关闭容器。剧烈晃动 2~5 分钟，让塑料袋里的液体变成冰激凌。

3. 从容器中取出塑料袋，并冲洗掉袋上多余的盐。立即食用。

吉米·摩尔的生酮巧克力壳

供应量：1/4 杯◆准备时间：5 ~ 10 分钟

说明

当我想出这个超好吃的冰激凌外壳时，感觉像闪电击中了我家。当我开始采用低碳水、高脂肪饮食时，我很想念"魔法壳冰激凌"顶部的巧克力壳——当你把巧克力倒在冰激凌上时神奇凝固的巧克力糖浆。因为纯粹的运气，我想出了这个令人着迷且愉快的生酮版本，现在我会把它加在我喜欢的任何冻甜点上。我一开始不知道它在冰激凌上凝固了，我仅仅是做了一份巧克力糖浆。然后我把它倒在我妻子的香草冰激凌上，递给了她，当我回到厨房去装我那份的时候，我听到了她兴奋的尖叫声："你在哪里得到的魔法壳，这真的很低碳水吗？"我不知道她在说什么，直到我注意到巧克力涂层变硬了。一个很酷的发现，它是非常生酮的！

使用你可以容忍的最高可可百分比的黑巧克力。我喜欢 Taza 牌87% 可可含量的巧克力。

配料

1 茶匙水

1 汤匙椰子油

3 盎司黑巧克力（至少含 80% 可可）

制作方法

1. 将水、椰子油和黑巧克力倒入一个可放入微波炉的碗中混合。在微波炉中进行几个 15～20 秒的循环加热，直到几乎所有的巧克力完全熔化，在循环之间均匀搅拌。

2. 继续搅拌液态巧克力直到它完全液化且顺滑。立即将其放在任何凉的食物上。

简单的奶油焗花椰菜

提供者：妮可·威斯

（来自内华达州拉斯维加斯的读者）

可供人数：6 人 ◆ 准备时间：10 分钟 ◆ 烹饪时间：45 分钟

妮可的小贴士：奶酪是这道菜的亮点。虽然你可以使用任何你喜欢的奶酪，但根据口味和预算，我认为最好的质地和奶油主要来自中等软奶酪（Havarti、fontina）或硬到半硬的奶酪（切达奶酪、瑞士奶酪、Gouda、Edam、Colby、Monterey Jack），一些非常硬的奶酪（Asiago、Parmesan、Romano）和少量的超软奶酪（山羊奶酪、奶油奶酪、马斯卡普尼奶酪）的混合。我个人喜欢用大约 1½ 杯切达干酪、1/3 杯山羊或奶油奶酪切碎成小块，还有一点新鲜磨碎的 Romano，但是任何真正的全脂奶酪都可以使用。

这是一道非常适合当作丰富多彩的肉类菜品的配菜菜肴，特别适合慢炖锅煮的菜。

配料

1 个大花椰菜

2 杯切碎的奶酪，任何组合

2 杯重奶油

1/4 茶匙新鲜黑胡椒粉

1/8 茶匙海盐

1/4 茶匙磨碎的肉豆蔻

制作方法

1. 将烤箱预热至 400 ℉（约 200℃）。

2. 将花椰菜切成小块，放在蒸笼中。在锅中加入一两英寸高的水，盖上盖，并在高温下煮沸。一旦水沸腾，调小火将水保持在慢炖的温度，将花椰菜放入蒸笼，然后再盖上盖。将花椰菜蒸 10～15 分钟，或直至其松软，然后取出。

3. 蒸花椰菜时，将奶酪和重奶油混合在一个 9 英寸 ×9 英寸的烤盘中，同黑胡椒、盐和肉豆蔻一起搅拌。

4. 将花椰菜加入奶酪混合物中，混匀，直到花椰菜沾满奶酪。烤

30分钟，或直到表面变成焦黄。烤至一半时检查一下，如果表面已经变焦黄，用盖子或铝箔盖住盘子，直至烤完。

5. 从烤箱中取出，放置5～10分钟，以使酱汁变稠。

6. 在微波炉中加热5分钟，放置2分钟，搅拌即可。继续微波加热5分钟，每个烹饪周期后等待2分钟，检查花椰菜是否变软，并在必要时重复之前的动作。如果你想要表面焦黄，在烤箱中加热直到出现气泡，但需要经常检查，因为奶酪有可能很快烤焦。

如何让你的低碳水、中等蛋白质、高脂肪的饮食迅速开始？现在，你拥有一些令人难以置信的生酮食谱，阅读有关的成功案例，将有助于你创造持续一生的生酮习惯。在下一章中，我们将概述21天生酮启动配餐计划，这将有助于你快速积累酮体。

专家解析

人们尝试进入生酮状态时最常见的错误可能是摄入的饮食中有"隐藏的"碳水化合物，（"什么？你的意思是水果也算？"或者"你的意思是玉米是一种谷物？我以为这是一种蔬菜！"）或者是过量的蛋白质摄入，其次是膳食脂肪不足。"如果有疑问，减少碳水化合物、减少蛋白质、吃更多的脂肪！"这才可以对某些人起作用。

——诺拉·葛杰达斯

第 21 章

CHAPTER21

21 天生酮配餐启动计划

专家解析

大量营养素的质量与大量营养素的比例一样重要。碳水化合物应来自地面蔬菜。在可能的情况下，蛋白质应主要来自动物肉类，膳食脂肪应来自饱和脂肪、单不饱和脂肪和较少的多不饱和脂肪，理想的 ω-3 与 ω-6 比例是 1：1。

——兹沙恩·阿伦博士

现在你已经了解了有关生酮饮食的一切，比如，为什么要用低碳水、中等蛋白质、高脂肪的比例，用这种方式进行治疗的科学证据，以及从菜谱的角度来看，生酮的吃法，等等。来看看我们的 21 天生酮配餐启动计划，让你走上成功的康庄大道。

请记住，这个膳食计划只是一个建议。如果你真的想要吃一顿特别的食物来满足自己的口腹之欲，那么吃几次不会有什么危害（这有时被称为单一餐）。记住，我们对碳水化合物和蛋白质具有不同的耐受性。所以，试图准确地复制这 21 天的饮食不一定是重点。相反，应使用它作为一般的指导，然后适应生酮，让生酮对你发挥最大效用。

你会注意到，此膳食计划并不涉及具体的食物数量或就餐时间，如早餐、午餐和晚餐。这是故意设计的。虽然有些人喜欢传统的三餐和零食，但有些人在生酮状态下，每天可以只吃一到两顿量更大的餐食。你甚至可能会发现自己的餐饮频率逐渐减少。请记住，如果你在餐后几个小时就饿的还想再吃一顿的话，那么可能是没有吃到足够的脂肪或食物。

专家解析

想达到持续不断的生酮状态不是一个容易的过程。想让大脑学会从使用葡萄糖作为燃料转变到使用酮体作为燃料，需要很多生活方式的改变。

——斯蒂芬妮·皮尔森

正如我们在第 11 章中讨论的，要学习区分真正的饥饿与其他的进食原因，同时相应地调整你的饮食习惯，这些将有助于你顺利地进行生酮之旅，特别是如果你很难产生酮体的时候。坚持你的个人碳水化合物耐受水平和蛋白质阈值，摄入尽量多的饱和脂肪，你就能观察到酮体飙升了。有些人可能会在 3 周内看到成果，而其他人可能需要 6 周甚至更长时间才能体验生酮的积极作用。请耐心一点儿。一旦进入生酮状态，健康的好处就会开始发生。这是值得的努力，你会很高兴自己坚持下去的。

让我们来看看这个 21 天生酮配餐启动计划。第 1 周开始每天 3 餐，但如果你不饿，可以考虑跳过第 2 餐。该计划在第 2 周每天减到 2 餐，第 3 周每天减到 1 餐。如果你饿了，随时吃些高脂肪的小零食（并且考虑在下一顿饭中加入更多的脂肪，以便延长饱足感的时间）。请不要觉得你需要完全遵循这个膳食计划，只用它作为开始你的生酮饮食的一般方式即可。21 天后，你可以回到让你保持生酮状态最好的饮食方式。

专家解析

最常见的是，人们没办法进入生酮状态，因为他们从隐藏的来源中摄入了碳水化合物。例如，一杯 12 盎司的橙汁提供了惊人的 36 克碳水化合物。另外，为了使生酮状态发挥作用，你还必须小心不要摄入过量的蛋白质。

——戴维·珀尔马特博士

21 天生酮饮食启动计划

第 1 天

第 1 餐：吉米·摩尔的生酮蛋（第 271 页）

第 2 餐：黄油和西蓝花煮猪肉加上熔化的切达干酪（可选）

第 3 餐：完美生酮烧鸡（第 274 页）

零食：夏威夷果（可选）

第 2 天

第 1 餐：蘑菇汉堡馅（第 279 页）

第 2 餐：用椰子油烹调的大比目鱼以及用黄油煮熟的青豆（可选）

第 3 餐：培根球芽甘蓝（第 281 页）

零食：炸猪肉皮蘸奶油奶酪（可选）

第 3 天

第 1 餐：卡米尔的生酮能量棒（第 276 页）

第2餐：用辣椒和大蒜盐煮熟的意大利辣香肠片加马苏里拉奶酪（可选）

第3餐：吉米·摩尔的培根三文鱼（第287页）和吉米·摩尔自制的生酮蛋黄酱（第278页）

零食：加里的野蛮人生酮巧克力（第288页，可选）

第4天

第1餐：杏仁酱生酮炸弹（第275页）

第2餐：金枪鱼和吉米·摩尔自制的超级生酮蛋黄酱（第292页）和蓝莓（可选）

第3餐：生酮俄罗斯酱牛肉（第291页）

零食：夏威夷果冷冻软糖（第295页，可选）

第5天

第1餐：4个猪肉香肠馅饼

第2餐：火腿和Colby Jack干酪卷蘸吉米·摩尔自制的超级生酮蛋黄酱（第292页，可选）

第3餐：油煎猪排和油煎羽衣甘蓝（第298页）

零食：美味柠檬能量棒（第297页，可选）

第6天

第1餐：黄瓜片和生酮卡达米娜（希腊洋葱蘸酱，第284页）

第2餐：杏仁酱和黑巧克力（含87%可可，可选）

第3餐：生酮炖肉（第300页）

零食：生酮香草冰激凌（第302页）和吉米·摩尔的生酮巧克力壳（第303页，可选）

第7天

第1餐：芹菜和健康生酮"豆泥"（第285页）

第 2 餐：黄油煎牛肉排骨和荷兰豆（可选）

第 3 餐：用黄油煎的 6 盎司西冷牛排和烤奶油菠菜（第 282 页）

零食：牛肉干（可选）

在第 1 周，你应该注意到自己的饥饿和食欲有明显改善。事实上，你可能已经"忘记"吃饭了。如果是这样，不要惊慌。这是完全正常的，因为你的身体从燃糖状态转换到燃脂状态了。

像第 1 周一样，第 2 周的膳食计划包括小零食，以防你在餐食之间感到饥饿。（但是请记住，如果你在两餐之间饿了，那就表示你的膳食中需要添加更多脂肪。）你没有必要吃所有的食物和零食，但是如果需要的话，保证已经准备好了。请记住，一天的第 1 餐可能是中午或之后。

专家解析

为了保持一定程度的酮体水平，我们必须将碳水化合物摄入量限制在大约每天不超过 50 克。不仅要控制碳水化合物的数量，还要控制质量。只允许低升糖负荷的碳水化合物的话，便可以排除糖和高度精制的加工食物。这更接近于几十年前，当我们是一个更加苗条和更健康的国家时所吃的全食饮食。

——杰奎琳·埃贝斯泰因

第 8 天

第 1 餐：生酮比萨菜肉馅煎蛋饼（第 272 页）

第 2 餐：用黄油煎的牛肉饼，加培根和瑞士奶酪，配上酸奶油和大蒜盐的混合物

零食：生杏仁（可选）

第 9 天

第 1 餐：烤鸭配椰子杏仁粥（第 280 页）

第 2 餐：腊肠和奶酪（可选）

零食：吉米·摩尔自制的超级生酮蛋黄酱（第 292 页，可选）

第 10 天

第 1 餐：椰子油煎鸡蛋，培根和牛油果

第 2 餐：猪油煎腌制扇贝和生菠菜沙拉配橄榄油和柠檬汁（可选）

零食：腰果酱与奶油乳酪混合，一点儿肉桂和几滴你最喜欢的液体甜味剂（可选）

第 11 天

第 1 餐：西非炖鸡（第 294 页）

第 2 餐：酥油煎小牛肉加帕玛森乳酪和甜椒（可选）

零食：炸猪肉皮蘸酸奶油（可选）

第 12 天

第 1 餐：意大利面瓜版白汁意大利面（第 301 页）

第 2 餐：澳大利亚坚果油煎虾配吉米·摩尔自制生酮蛋黄酱（第 278 页），以及芦笋煮牛肉（可选）

零食：浓稠的奶油，不含甜味的可可粉和几滴你最喜欢的液体甜味剂（可选）

第 13 天

第 1 餐：2 个黄油煎 Nathan 牌热狗，并配上熔化的 Provolone 奶酪和油煎牛油果（第 302 页）

第 2 餐：火鸡（鸡腿肉）和羽衣甘蓝沙拉配蓝纹奶酪粉和牛油果油（可选）

零食：纤丝奶酪和奶油奶酪

第 14 天

第 1 餐：烤鸡肉（鸡腿肉）和简单的奶油焗花椰菜（第 304 页）

第 2 餐：苗条生酮比萨（第 289 页，可选）

零食：草莓和自制的奶油（可选）

两周后，你可能已经在体重和身体健康方面受益，特别是血糖和酮类。

让我们在第 3 周开始测试生酮状态，看看它如何通过每天只吃一顿饭就能使你的饥饿完全得到满足。我在第 3 周没有提供任何零食，因为我认为你不需要它们。正如第 11 章中所说，我们称为"健康生酮状态"的良好迹象就是能够轻松地在两餐之间相隔 18～24 小时。这时，你有可能变成了有效燃烧脂肪和酮体的体质，准备好好看看自己的表现吧。当然，如果你在一周内的任何时候饿了，你知道应该做什么——吃！

每天只需一顿饭即可满足你的需求，你需要小心地从餐食中获得刚好足够的食物来维持健康。这可不是控制食量的时候。每餐可能看起来像一次性吃很多食物，但它提供了通常相当于三餐的卡路里。这不是说你应该狼吞虎咽，或者强迫你吃不能吃的食物。你只需摄入足够的食物来满足饥饿，坚持你的碳水化合物耐受度和蛋白质阈值，并用膳食脂肪满足食欲，以便你可以在每餐之间间隔 24 小时。记住，如果你喜欢一种餐食，感觉每次吃这种餐都很好，那就这么吃吧！

专家解析

请记住，除非吃高质量的食物和好的膳食脂肪，否则生酮饮食不一定是健康的。医院提供的生酮预包装"代餐"是不好的，它包括部分氢化的脂肪、高果糖玉米糖浆和高度加工的变性蛋白质粉末。技术性的"生酮"可以意味着任何东西。我希望尽量做到最大限度地模仿原始猎人和采集者祖先们吃的食物。

——诺拉·葛杰达斯

我每天只吃一顿饭，这其实就是我的饮食习惯，而且我也不必担心自己在吃什么，我喜欢这种自由。记住，你不会一直这么吃饭，只要再坚持一周的配餐启动计划，所以尽最大的努力加油。如果你吃饭后4～12小时内饿了，那么说明你没有吃足够的食物或足够的脂肪。通过添加更多的黄油或你最喜欢的脂肪来提高间隔时长，看看你会怎么样。

每天只吃一顿饭就满意并不是不可能，我想你可能会惊讶于你其实完全能忍受这周的间歇性断食。不要忘记你为什么要这样做：禁食期将帮助你生产更多的治疗性酮体。

专家解析

营养性生酮是坚持生酮饮食之后的自然结果，生酮饮食由鱼肉禽蛋以及非淀粉类蔬菜、低糖水果（包括橄榄、牛油果和浆果）、坚果和种子，并添加天然脂肪（包括牛油、猪油、黄油、奶油、奶酪、椰子和橄榄油）组成。

——基思·鲁尼恩博士

第15天

第1餐：吉米·摩尔的生酮蛋（第271页）和夏威夷果冷冻软糖（第295页）

第 16 天

第 1 餐：椰子油煎牛肉汉堡、奶酪、培根、吉米·摩尔自制的超级生酮蛋黄酱（第 292 页）和杏仁酱生酮炸弹（第 275 页）

第 17 天

第 1 餐：吉米·摩尔的培根三文鱼（第 287 页）和吉米·摩尔自制的生酮蛋黄酱（第 278 页），以及美味柠檬能量棒（第 297 页）

第 18 天

第 1 餐：用黄油煎的 6 盎司西冷牛排和黄瓜片配生酮卡达米娜（第 284 页）

第 19 天

第 1 餐：意大利辣香肠片，马苏里拉奶酪加黄油以及加里的野蛮人生酮巧克力（第 288 页）

第 20 天

第 1 餐：整个烤鸡加上生酮香草冰激凌（第 302 页），用吉米·摩尔的生酮巧克力壳（第 303 页）点缀

第 21 天

第 1 餐：生酮炖肉（第 300 页）和培根球芽甘蓝（第 281 页）

刚开始进行生酮饮食可能看起来令人生畏，但它真的不像你想象的那么难，一旦你完全转到生酮状态，改善了健康（而且对于某些人来说，只需减掉几磅），一切就变得更容易了。找到最适合你的饮食习惯，并享受你的营养性生酮之路。

我很希望听到你的生酮之旅，所以请通过邮件联系我，让我知道你做得如何（livinlowcarbman@charter.net）。我总是很高兴能听到低碳水、中等蛋白质、高脂肪的生酮饮食生活方式是如何帮助到其他人的。一旦做到了，你的生活就真的无极限了。

专家解析

根据定义，当脂肪、蛋白质和碳水化合物被调节以产生生酮状态时，碳水化合物的减少是饮食的基础部分。对于糖尿病患者，这意味着减少胰岛素分泌和降低胰岛素水平。

——玛丽·纽波特博士

结 语
EPILOGUE

现在你已有所感悟，之后呢

专家解析

在生酮状态下，我发现自己有更好的动力和注意力，有更高的头脑清晰度和工作效率。

——布莱恩·巴克斯代尔

当我停止相信一定要采用低脂肪、高碳水化合物的饮食来减肥和保持健康的时候，这可能是我一生中的一个决定性时刻。我再也不会以同样的方式看待营养及其对健康的影响。我希望阅读本书对你来说也是一个类似的变革经历，希望其中的知识和智慧能带给你生酮饮食的所有健康益处。

专家解析

历史上许多文明应该已经经历过长时间的营养性生酮时期。

——兹沙恩·阿伦博士

因为主流媒体没有很好地进行理解和表达，所以很多本来应该从低碳水、中等蛋白质、高脂肪的生酮饮食中获益的人甚至没有听说过

生酮饮食。我觉得这是很可笑的事情。你生命中有多少人已经患有生
酮饮食能够改善的疾病呢？如 2 型糖尿病、肥胖、癫痫、心血管疾病、
代谢综合征、肠易激综合征等。他们不应该知道有一种可能比药物和
其他方法更有效的完全天然的营养治疗方法吗？他们肯定想知道！这
就是启发我写作本书的原因：用通俗的语言分享关于生酮饮食的真实
且实用的信息。我想让你了解有关生酮饮食的知识、智慧和经验，使
你有信心追求健康，并得到很大的改善。

专家解析

人们现在活的时间越来越长，但也有了越来越多的疾病，注定要
经历几十年糟糕的健康状况。这一切都是因为他们已经失去了与酮体
的联系。实际上，医生每天处理的每一种慢性疾病都是由于摄入了大
量纯糖和加工食物造成的。

——威廉·威尔逊博士

现在主动权在你手上了。你的朋友、家人，甚至你的医生可能都
会想知道你正在做什么。但现在你应该有足够的信心，成为一个鲜活
的例子——只要你尝试了生酮饮食，就可能发生一些很棒的事情。

专家解析

生酮饮食引起了从糖代谢到脂肪酸和酮体代谢的生理转变。营养
性生酮状态可以抑制胰岛素并产生"脂肪适应状态"，这是有广泛健康
益处的。特别是结合阻力训练时，营养性生酮通常会产生剧烈的身体
组成变化和整体代谢的改善。

——多米尼克·达戈斯蒂诺博士

你的生酮之旅就从此时此刻开始。

专家解析

一般健康的人可能不需要进入营养性生酮状态，但它很可能成为步入最佳健康状态的渠道。

——威廉·拉加科斯博士

术语表

乙酰乙酸（Acetoacetate）： 尿液中的主要酮体。

丙酮（Acetone）： 呼吸中的主要酮体。

肾上腺疲劳（Adrenal fatigue）： 肾上腺功能低于某个水平时出现的一系列身体征兆和症状，会导致压力、疲劳和抑郁水平的增加。肾上腺疲劳的人更倾向于摄入含咖啡因的饮料和产品，用来提高身体的机能。

抗氧化剂（Antioxidants）： 主要存在于维生素 C 和维生素 E 以及类胡萝卜素（包括 β - 胡萝卜素、茄红素和叶黄素）中，这些抗氧化剂有助于保护健康细胞免受自由基的伤害。

三磷酸腺苷（Adenosine triphosphate，ATP）： 细胞使用的能量分子。

自身免疫（Autoimmunity）： 一种非典型的免疫反应，身体会攻击自身细胞和组织。这会导致一些自身免疫性疾病，如乳糜泻、1 型糖尿病、桥本甲状腺炎、毒性弥漫性甲状腺肿等。

β - 羟基丁酸（Beta-hydroxybutyrate）： 血液中的主要酮体。

超敏 C 反应蛋白（C-reactive protein，hsCRP）： 一种可检测血液中少量 C 反应蛋白（炎症标志物）的医学检测方法。

皮质醇（Cortisol）： 因压力而释放的一种激素，它会使血糖水平升高，并抑制免疫系统等。

细胞因子（Cytokine）： 一种在身体免疫反应中进行细胞信号传导的分子，它们能帮助修复因炎症、感染和创伤而损伤的细胞。

血脂异常（Dyslipidemia）： 血液中胆固醇或脂肪含量异常。

表观遗传学（Epigenetics）： 在没有任何 DNA 序列变化的前提下，发生的基因表达的变化。例如，饮食生活方式的改变可能在你的健康中发挥一些作用，就算你有一些遗传的倾向（也可能在后天被改变）。

脂肪酸（Fatty acids）： 身体的重要燃料来源，它们会产生大量的 ATP，身体和大脑可以用它们来代替葡萄糖（供应能量）。

糖异生作用（Gluconeogenesis）： 从食物中的蛋白质中产生葡萄糖；糖异生作用主要发生在肝脏。

葡萄糖（Glucose）： 对于糖代谢者来说，葡萄糖是身体的主要能量来源之一。

糖原（Glycogen）： 由肝脏细胞制成，主要储存在肌肉中，是一种容易被转化为葡萄糖的后备能量来源。

糖酵解（Glycolysis）： 细胞内葡萄糖的燃烧。

HDL 胆固醇（HDL cholesterol）： 高密度脂蛋白，血液中的一种颗粒，负责将动脉中的胆固醇输送到肝脏。

高血糖症（Hyperglycemia）： 由于食用过多碳水化合物或缺乏足够的胰岛素而导致较高的血糖水平。

低血糖症（Hypoglycemia）： 血糖水平太低，会导致发抖、头晕、情绪和行为变化等症状。

甲状腺功能减退（Hypothyroidism）： 甲状腺不能产生足够的甲状腺激素的状况。

胰岛素抵抗（Insulin resistance）： 身体产生胰岛素但不能非常有效地使用胰岛素的状况。

胰岛素敏感性（Insulin sensitivity）： 身体有效利用胰岛素的能力。

生酮适应（Keto-adaptation）： 一种代谢的转变，人体使用脂肪和酮体作为燃料代替葡萄糖。对于那些刚开始使用低碳水、中等蛋白质、高脂肪的生酮饮食的人来说，这个适应过程可能需要几天到几周的时间。

酮症酸中毒（Ketoacidosis）：一种非常严重的危及生命的医学症状，主要发生在1型糖尿病患者和一些2型糖尿病患者中。这类人 β 细胞功能衰退，导致身体的血糖和血酮水平同时超高。"酮症酸中毒"这个词经常与"生酮状态"相混淆，但它们并不是一回事。

酮化（Ketogenesis）：在肝脏中，通过脂肪和蛋白质产生酮体。

生酮饮食（Ketogenic diet）：低碳水、中等蛋白质、高脂肪的饮食，它能够让身体产生酮体，并将酮体作为身体的替代燃料；生酮饮食被用于各种疾病的治疗。

酮体（Ketones）：身体燃烧脂肪时产生能量的副产物。通常由低碳水、中等蛋白质、高脂肪的饮食来实现。

酮症（Ketosis）：在采用低碳水、中等蛋白质、高脂肪饮食的情况下，身体将脂肪作为燃料的代谢状态。

LDL 胆固醇（LDL cholesterol）：低密度脂蛋白，由肝脏制造的一种颗粒，可将胆固醇和脂溶性维生素从肝脏输送到细胞。这个词也被用来指代血液中低密度脂蛋白颗粒携带的胆固醇总量。

瘦素（Leptin）：由脂肪细胞制造的激素，用来调节体内储存脂肪的量。由于在控制饥饿信号中的作用，它通常也被称为"饱腹感激素"。

脂肪生成（Lipogenesis）：在体内产生脂肪的过程。这个过程发生在肝脏、肌肉和脂肪细胞中。

脂肪分解（Lipolysis）：脂肪分解的过程，也是酮体产生的过程。

脂蛋白（Lipoprotein）：血液中的分子，在身体内负责运输胆固醇、甘油三酯和脂溶性物质。

宏量营养素（Macronutrient）：人体正常运转所需的三种主要营养——碳水化合物、蛋白质和脂肪。

中链甘油三酯（Medium-chain triglycerides）：也被称为 MCT，有

助于脂肪的燃烧，可以在短时间内增加酮体的产生。

荟萃分析（Meta-analysis）： 一种学术分析，通过结合许多科学研究的结果，查找数据中的规律，并检查可能与未来研究相关的科学联系。

代谢综合征（Metabolic syndrome）： 一组疾病状况，包括高血压、高血糖、腰部脂肪含量增加和高胆固醇水平，这些因素综合起来可预测心脏病、中风和糖尿病的患病风险。

微量营养素（Micronutrient）： 人体所需的营养元素，虽然用量不多，但能帮助身体获得最佳机能。

线粒体（Mitochondria）： 被称为细胞的发电厂，能产生 ATP 能量分子。这个过程受到阻碍时，会出现各种各样的疾病，通常是神经系统疾病。

单不饱和脂肪（Monounsaturated fat）： 通常被称为"MUFA"（单不饱和脂肪酸），它的碳链中含有一个双键。它和饱和脂肪都属于健康脂肪，单不饱和脂肪存在于牛油果、橄榄油、红肉和乳制品等食物中。

肌病（Myopathy）： 肌肉纤维无法正常发挥功能的肌肉疾病，会导致肌无力。

多不饱和脂肪（Polyunsaturated fat）： 通常被称为"PUFA"（多不饱和脂肪酸），这些脂肪在碳链上有多个双键。因此，它们的化学性质不稳定，极易氧化，这可能导致体内产生自由基和炎症。多不饱和脂肪主要存在于植物油中，如芥花籽油、玉米油和大豆油。

饱和脂肪（Saturated fat）： 碳链中没有双键的脂肪酸，是刚开始尝试生酮饮食时首选的脂肪。

标准美国饮食（Standard American Diet）： 当今美国人的典型饮食，它包含约 50% 的碳水化合物、15% 的蛋白质和 35% 的脂肪。

甘油三酯（Triglyceride）： 脂肪储存的主要形式。肝脏中甘油三酯的分解会引起酮体的产生。

1 型糖尿病（Type 1 diabetes）： 一种由于胰腺中产生胰岛素的 β 细胞自身免疫性破坏，导致血糖水平升高的疾病。

2 型糖尿病（Type 2 diabetes）： 糖尿病最常见的种类，由于严重的胰岛素抵抗，导致高血糖水平和胰岛素能力下降。它通常可以通过摄入低碳水、中等蛋白质、高脂肪的饮食来控制。

3 型糖尿病（Type 3 diabetes）： 研究人员用来指代阿尔茨海默病的另一个别名，患有阿尔茨海默病的人，其胰岛素在大脑中无法起到作用。

氧气利用率（VO2 max）： VO2 max，人体在一分钟内，每千克体重可以消耗的最大氧气量，单位为毫升。

致　　谢

在我的上一本书写完大约一年之后，我开始写第二本书，也就是本书。我有种似曾经历的熟悉感，但这一次的写作过程更加顺畅了，因为我在2013年写的《胆固醇入门全书》给了我很多经验。对于帮助我完成这本书的人，我需要向他们表示最诚挚的谢意，否则那将是我的疏忽。

致我的妻子，克里斯汀，她每天陪在我身边，我走的每一步都离不开她的鼓励和爱心支持：我无法想象没有你的生活是什么样子，就好像我离不开黑巧克力一样。

致本书的共同作者，杰出的埃里克·韦斯特曼博士，他非常无私地奉献了自己的时间，并传授了他在生酮领域的科学研究及临床实战的大量经验。"谢谢你"似乎还不足以表达我的感激。我知道你可能疲于处理我每天发给你的十几封电子邮件，以及连续几个月以来每天给你打电话，但我认为我们的成果是非常特别的，希望你像我一样为它感到骄傲。对于生酮领域来说，这是一个激动人心的时刻，我希望未来能与你合作更多的书籍和项目，帮助更多的人了解生酮。

致"专家解析"栏目中引用的生酮专家们：你们帮本书丰富了许多深入的知识，我极其感激你们对本书的贡献！

致我的出版团队，埃里希（Erich）、米歇尔（Michele）、艾琳（Erin）、霍利（Holly），以及Victory Belt出版社幕后的所有工作人员：感谢你们给我撰写这本书的荣誉。人们在阅读这本书后，身体会变得更健康，生活会变得更加美好。在今后的岁月里，我也很期待为你们写更多的书。

吉米·摩尔

我很感激我的专业协会 [美国减肥医师协会（American Society of Bariatric Physicians）、营养与代谢协会] 提供的教育，也很感激通过接触患者而获得的"实战"培训。如果没有我的病人（他们创建了低碳水互助小组）和我的同事史蒂芬 D. 菲尼（Stephen D. Phinney）和杰夫 S. 沃莱克（Jeff S. Volek），这本书是不可能完成的。最重要的是，感谢我的家人和朋友们的支持。

埃里克·韦斯特曼博士

参考文献

综述类科学研究

Boling, C. L., E. C. Westman, W. S. Yancy Jr. "Carbohydrate-Restricted Diets for Obesity and Related Diseases: An Update." *Current Atherosclerosis Reports* 11.6 (2008): 462-9.

Cahill, G. F., Jr. "Fuel Metabolism in Starvation." *Annual Review of Nutrition* 26 (2006): 1-22.

Feinman, R. D., M. Makowske. "Metabolic Syndrome and Low-Carbohydrate Ketogenic Diets in the Medical School Biochemistry Curriculum." *Metabolic Syndrome and Related Disorders* 1.3 (2003): 189-197.

Liu, Y. M. "Medium-Chain Triglyceride (MCT) Ketogenic Therapy." *Epilepsia* 49.Suppl 8 (2008): 33-6.

Manninen, A. H. "Is a Calorie Really a Calorie? Metabolic Advantage of Low-Carbohydrate Diets." *Journal of the International Society of Sports Nutrition* 1.2 (2004): 21-6.

McClernon, F. J., et al. "The Effects of a Low-Carbohydrate Ketogenic Diet and a Low-Fat Diet on Mood, Hunger, and Other Self-Reported Symptoms." *Obesity* (Silver Spring) 15.1 (2007): 182-7.

Paoli, A., A. Rubini, J. S. Volek, K. A. Grimaldi. "Beyond Weight Loss: A Review of the Therapeutic Uses of Very-Low-Carbohydrate (Ketogenic) Diets." *European Journal of Clinical Nutrition* 67 (2013): 789–796.

Veech, R. L. "The Therapeutic Implications of Ketone Bodies: The Effects of Ketone Bodies in Pathological Conditions: Ketosis, Ketogenic Diet, Redox States, Insulin Resistance, and Mitochondrial Metabolism." *Prostaglandins, Leukotrienes and Essential Fatty Acids* 70.3 (2004): 309-19.

Veech, R. L., et al. "Ketone Bodies, Potential Therapeutic Uses." *IUBMB Life* 51 (2001): 241-7.

Volek, J. S., C. E. Forsythe. "The Case for Not Restricting Saturated Fat on a Low Carbohydrate Diet." *Nutrition & Metabolism* 2 (2005) :21.

Volek, J. S., C. E. Forsythe. "Very-Low-Carbohydrate Diets." In *Essentials of Sports Nutrition and Supplements,* edited by Jose Antonio, Douglas Kalman, Jeffrey R. Stout, Mike Greenwood, Darryn S. Willoughby, and G. Gregory Haff, 581-604. Totowa, NJ: Humana Press, 2008.

Westman, E. C. "A Review of Very Low Carbohydrate Diets for Weight Loss." *Journal of Clinical Outcomes Management* 6.7 (1999): 36-40.

Westman, E. C. "Is Dietary Carbohydrate Essential for Human Nutrition?" *American Journal of Clinical Nutrition* 75.5 (2002): 951-953; author reply 953-954.

Westman, E. C., et al. "Effect of 6-Month Adherence to a Very Low Carbohydrate Diet Program." *American Journal of Medicine* 113.1 (2002): 30-36.

Westman, E. C., et al. "Low-Carbohydrate Nutrition and Metabolism." *American Journal of Clinical Nutrition* 86 (2007): 276-84.

Westman, E. C., J. Mavropoulos, W. S. Yancy Jr., J. S. Volek. "A Review of Low-carbohydrate Ketogenic Diets." *Current Atherosclerosis Reports* 5.6 (2003): 476-483.

Westman, E. C., W. S. Yancy Jr., M. C. Vernon. "Is a Low-Carb, Low-Fat Diet Optimal?" *Archives of Internal Medicine* 165.9 (2005): 1071-1072.

减肥 / 代谢综合征 / 胰岛素抵抗

Al-Sarraj, T., H. Saadi, J. S. Volek, M. L. Fernandez. "Carbohydrate Restriction Favorably Alters Lipoprotein Metabolism in Emirati Subjects Classified with the Metabolic Syndrome." *Nutrition, Metabolism & Cardiovascular Disease* 20 (2010): 720-726.

Al-Sarraj, T., H. Saadi, J. S. Volek, M. L. Fernandez. "Metabolic Syndrome Prevalence, Dietary Intake, and Cardiovascular Risk Profile among Overweight and Obese Adults 18-50 Years Old from the United Arab Emirates." *Metabolic Syndrome and Related Disorders* 8.1 (2010): 39-46.

Bailey, W. A., E. C. Westman, M. L. Marquart, J. R. Guyton. "Low Glycemic Diet for Weight Loss in Hypertriglyceridemic Patients Attending a Lipid Clinic." *Journal of Clinical Lipidology* 4.6 (2010): 508-14.

Foster, G. D., et al. "A Randomized Trial of a Low-Carbohydrate Diet for Obesity." *New England Journal of Medicine* 348.21 (2003): 2082-2090.

LeCheminant, J. D., et al. "Comparison of a Low Carbohydrate and Low Fat Diet for Weight Maintenance in Overweight or Obese Adults Enrolled in a Clinical Weight Management Program." *Nutrition Journal* 6 (2007): 36.

Noakes, M., P. Foster, J. Keogh, P. Clifton. "Very Low Carbohydrate Diets For Weight Loss And Cardiovascular Risk." *Asia Pacific Journal of Clinical Nutrition* 13.Suppl (2004): S64.

Phelan, S., et al. "Three-Year Weight Change in Successful Weight Losers Who Lost Weight on a Low-Carbohydrate Diet." *Obesity* (Silver Spring) 15 (2007): 2470–2477.

Ruano, G., et al. "Physiogenomic Analysis of Weight Loss Induced by Dietary Carbohydrate Restriction." *Nutrition & Metabolism* 3 (2006): 20.

Shai, I., et al. "Weight Loss with a Low-Carbohydrate, Mediterranean, or Low-Fat Diet." *New England Journal of Medicine* 359 (2008): 229-241.

Sharman, M. J., J. S. Volek. "Weight Loss Leads to Reductions in Inflammatory Biomarkers after a Very-Low Carbohydrate Diet and a Low-Fat Diet in Overweight Men." *Clinical Science* 107.4 (2004): 365-369.

Sumithran, P., et al. "Ketosis and Appetite-Mediating Nutrients and Hormones after Weight Loss." *European Journal of Clinical Nutrition* 67.7 (2013): 759-64.

Tay, J., et al. "Metabolic Effects of Weight Loss on a Very-Low-Carbohydrate Diet Compared with an Isocaloric High-Carbohydrate Diet in Abdominally Obese Subjects." *Journal of the American College of Cardiology* 51.1 (2008): 59-67.

Vernon, M. C., et al. "Clinical Experience of a Carbohydrate-Restricted Diet for the Metabolic Syndrome." *Metabolic Syndrome and Related Disorders* 2.3 (2004): 180-6.

Volek, J. S., E. C. Westman. "Very-Low-Carbohydrate Weight-Loss Diets Revisited." *Cleveland Clinic Journal of Medicine* 69.11 (2002): 849, 853, 856-848 passim.

Volek, J. S., et al. "Body Composition and Hormonal Responses to a Carbohydrate-Restricted Diet." *Metabolism* 51.7 (2002): 864-870.

Volek, J. S., et al. "Carbohydrate Restriction Has a More Favorable Impact on the Metabolic Syndrome than a Low Fat Diet." *Lipids* 44.4 (2009): 297-309.

Volek, J. S., et al. "Comparison of Energy-Restricted Very Low-Carbohydrate and Low-Fat

Diets on Weight Loss and Body Composition in Overweight Men and Women." *Nutrition & Metabolism* 1.1 (2004): 13.

Volek, J. S., R. D. Feinman. "Carbohydrate Restriction Improves the Features of Metabolic Syndrome. Metabolic Syndrome May Be Defined by the Response to Carbohydrate Restriction." *Nutrition & Metabolism* 2 (2005): 31.

Westman, E. C. "A Review of Very Low Carbohydrate Diets for Weight Loss." *Journal of Clinical Outcomes Management* 6.7 (1999): 36-40.

Westman, E. C., et al. "Effect of 6-month Adherence to a Very Low Carbohydrate Diet Program." *American Journal of Medicine* 113.1 (2002): 30-36.

Westman, E. C., W. S. Yancy Jr., M. D. Haub, J. S. Volek. "Insulin Resistance from a Low Carbohydrate, High Fat Diet Perspective." *Metabolic Syndrome and Related Disorders* 3.1 (2005): 14-18.

Yancy, W. S., Jr., et al. "Effects of Two Weight-Loss Diets on Health-Related Quality of Life." *Quality of Life Research* 18.3 (2009): 281-289.

Yancy, W. S., Jr., et al. "A Randomized Trial of a Low-Carbohydrate Diet vs Orlistat Plus a Low-Fat Diet for Weight Loss." *Archives of Internal Medicine* 170.2 (2010): 136-145.

胃肠疾病 / 肠易激综合征 / 胃食管反流 / 非酒精性脂肪性肝病

Austin, G. L., et al. "A Very Low Carbohydrate Diet Improves Gastroesophageal Reflux and Its Symptoms." *Digestive Diseases and Sciences* 51.8 (2006): 1307-1312.

Austin, G. L., et al. "A Very-Low-Carbohydrate Diet Improves Symptoms and Quality of Life in Diarrhea-Predominant Irritable Bowel Syndrome." *Clinical Gastroenterology and Hepatology* 7.6 (2009): 706-708.

Tendler, D., et al. "The Effect of a Low-Carbohydrate, Ketogenic Diet on Nonalcoholic Fatty Liver Disease: A Pilot Study." *Digestive Diseases and Sciences* 52.2 (2007): 589-93.

Yancy, W. S., Jr., D. Provenzale, E. C. Westman. "Improvement of Gastroesophageal Reflux Disease after Initiation of a Low-Carbohydrate Diet: Five Brief Case Reports." *Alternative Therapies in Health and Medicine* 7.6 (2001): 116-120.

多囊卵巢综合征

Mavropoulos, J., W. S. Yancy Jr., J. Hepburn, E. C. Westman. "The Effects of a Low-Carbohydrate, Ketogenic Diet on the Polycystic Ovary Syndrome: A Pilot Study." *Nutrition & Metabolism* 2 (2005): 35.

癫痫

Barañano, K. W., A. L. Hartman. "The Ketogenic Diet: Uses in Epilepsy and Other Neurologic Illnesses." *Current Treatment Options in Neurology* 10.6 (2008): 410-9.

Dressler, A., et al. "Type 1 Diabetes and Epilepsy: Efficacy and Safety of the Ketogenic Diet." *Epilepsia* 51.6 (2010): 1086–1089.

Greene, A. E., M. T. Todorova, T. N. Seyfried. "Perspectives on the Metabolic Management of Epilepsy through Dietary Reduction of Glucose and Elevation of Ketone Bodies." *Journal of Neurochemistry* 86.3 (2003): 529–537.

Peterson, S. J., et al. "Changes in Growth and Seizure Reduction in Children on the Ketogenic Diet as a Treatment for Intractable Epilepsy." *Journal of the American Dietetic Association* 105.5 (2005): 718-25.

糖尿病

Accurso, A., et al. "Dietary Carbohydrate Restriction in Type 2 Diabetes Mellitus and Metabolic Syndrome: Time for a Critical Appraisal." *Nutrition & Metabolism* 5 (2008): 9.

Allen, F. M. "Studies Concerning Diabetes." *Journal of the American Medical Association* 63.11 (1914): 939-943.

Boden, G., et al. "Effect of a Low-Carbohydrate Diet on Appetite, Blood Glucose Levels, and Insulin Resistance in Obese Patients with Type 2 Diabetes." *Annals of Internal Medicine* 142.6 (2005): 403-411.

Brand-Miller, J., S. Hayne, P. Petocz, S. Colagiuri. "Low-Glycemic Index Diets in the Management of Diabetes: A Meta-Analysis of Randomized Controlled Trials." *Diabetes Care* 26.8 (2003): 2261-2267.

Dashti, H. M., et al. "Beneficial Effects of Ketogenic Diet in Obese Diabetic Subjects." *Molecular and Cellular Biochemistry* 302.1 (2007): 249-256.

Feinman, R. D., J. S. Volek. "Carbohydrate Restriction as the Default Treatment for Type 2 Diabetes and Metabolic Syndrome." *Scandinavian Cardiovascular Journal* 42.4 (2008): 256-263.

Feinman, R. D., J. S. Volek, E. Westman. "Dietary Carbohydrate Restriction in the Treatment of Diabetes and Metabolic Syndrome." *Clinical Nutrition Insight* 34.12 (2008): 1-5.

Gannon, M. C., F. Q. Nuttall. "Effect of a High-Protein, Low-Carbohydrate Diet on Blood Glucose Control in People with Type 2 Diabetes." *Diabetes* 53.9 (2004): 2375-2382.

Hussain, T. A., et al. "Effect of Low-Calorie Versus Low-Carbohydrate Ketogenic Diet in Type 2 Diabetes." *Nutrition* 28.10 (2012): 1016-21.

Mobbs, C. V., J. Mastaitis, F. Isoda, M. Poplawski. "Treatment of Diabetes and Diabetic Complications with a Ketogenic Diet." *Journal of Child Neurology* 28.8 (2013): 1009-14.

Nielsen, J. V., E. Joensson. "Low-Carbohydrate Diet in Type 2 Diabetes: Stable Improvement of Bodyweight and Glycemic Control During 44 Months Follow-Up." *Nutrition & Metabolism* 5 (2008): 14.

Nielsen, J. V., E. Jonsson, A. Ivarsson. "A Low Carbohydrate Diet in Type 1 Diabetes: Clinical Experience—A Brief Report." *Upsala Journal of Medical Sciences* 110.3 (2005): 267-273.

Nielsen, J. V., E. Jonsson, A. K. Nilsson. "Lasting Improvement of Hyperglycaemia and Bodyweight: Low-Carbohydrate Diet in Type 2 Diabetes. A Brief Report." *Upsala Journal of Medical Sciences* 110.2 (2005): 179-183.

Nielsen, J. V., P. Westerlund, P. Bygren. "A Low-Carbohydrate Diet May Prevent End-Stage Renal Failure in Type 2 Diabetes. A Case Report." *Nutrition & Metabolism* 3 (2006): 23.

Vernon, M. C., et al. "Clinical Experience of a Carbohydrate-Restricted Diet: Effect on Diabetes Mellitus." *Metabolic Syndrome and Related Disorders* 1.3 (2003): 233-238.

Westman, E. C., et al. "The Effect of a Low-Carbohydrate, Ketogenic Diet Versus a Low-Glycemic Index Diet on Glycemic Control in Type 2 Diabetes Mellitus." *Nutrition & Metabolism* 5 (2008): 36.

Westman, E. C., W. S. Yancy Jr., M. Humphreys. "Dietary Treatment of Diabetes Mellitus in yhe Pre-Insulin Era (1914-1922)." *Perspectives in Biology and Medicine* 49.1 (2006): 77-83.

Yancy, W. S., Jr., M. C. Vernon, E. C. Westman. "A Pilot Trial of a Low-Carbohydrate, Ketogenic Diet in Patients with Type 2 Diabetes." *Metabolic Syndrome and Related Disorders* 1.3 (2003): 239-243.

Yancy, W. S., Jr., M. Foy, M. C. Vernon, E. C. Westman. "A Low-Carbohydrate Ketogenic Diet to Treat Type 2 Diabetes." *Nutrition & Metabolism* 2 (2005): 34.

心理健康

Kraft, B. D., E. C. Westman. "Schizophrenia, Gluten, and Low-Carbohydrate, Ketogenic Diets: A Case Report and Review of the Literature." *Nutrition & Metabolism* 6 (2009): 10.

McClernon, F. J., et al. "The Effects of a Low-Carbohydrate Ketogenic Diet and a Low-Fat Diet on Mood, Hunger, and Other Self-Reported Symptoms." *Obesity* (Silver Spring) 15.1 (2007): 182-7.

Pacheco, A., W. S. Easterling, M. W. Pryer. "A Pilot Study of the Ketogenic Diet in Schizophrenia." *American Journal of Psychiatry* 121 (1965): 1110-1111.

Phelps, J. R., S. V. Siemers, R. S. El-Mallakh. "The Ketogenic Diet for Type II Bipolar Disorder." *Neurocase* 19.5 (2013): 423-6.

Yancy, W. S., Jr., et al. "Effects of Two Weight-Loss Diets on Health-Related Quality of Life." *Quality of Life Research* 18.3 (2009): 281-289.

心血管疾病 / 胆固醇

Austin, M. A., J. E. Hokanson, K. L. Edwards. "Hypertriglyceridemia as a Cardiovascular Risk Factor." *American Journal of Cardiology* 81.4A (1998): 7B-12B.

Dashti, H. M., et al. "Ketogenic Diet Modifies the Risk Factors of Heart Disease in Obese Patients." *Nutrition* 19.10 (2003): 901-902.

Dashti, H. M., et al. "Long Term Effects of Ketogenic Diet in Obese Subjects with High Cholesterol Level." *Molecular and Cellular Biochemistry* 286.1-2 (2006): 1-9.

deOgburn, R., et al. "Effects of Increased Dietary Cholesterol with Carbohydrate Restriction on Hepatic Lipid Metabolism in Guinea Pigs." *Comparative Medicine* 62.2 (2012): 109-115.

Feinman, R. D., J. S. Volek. "Low Carbohydrate Diets Improve Atherogenic Dyslipidemia Even in the Absence of Weight Loss." *Nutrition & Metabolism* 3 (2006): 24.

Hickey, J. T., et al. "Clinical Use of a Carbohydrate-Restricted Diet to Treat the Dyslipidemia of the Metabolic Syndrome." *Metabolic Syndrome and Related Disorders* 1.3 (2003): 227-232.

Karam, J., F. Nessim, S. McFarlane, R. Feinman. "Carbohydrate Restriction and Cardiovascular Risk." *Current Cardiovascular Risk Reports* 2.2. (2008): 88-94.

LeCheminant, J. D., et al. "Comparison of a Reduced Carbohydrate and Reduced Fat Diet for LDL, HDL, and VLDL Subclasses during 9 Months of Weight Maintenance Subsequent to Weight Loss." *Lipids in Health and Disease* 9 (2010): 54.

Lofgren, I., et al. "Weight Loss Associated with Reduced Intake of Carbohydrate Reduces the Atherogenicity of LDL in Premenopausal Women." *Metabolism* 54.9 (2005): 1133-1141.

Mutungi, G., et al. "Carbohydrate Restriction and Dietary Cholesterol Modulate the Expression of HMG-CoA Reductase and the LDL Receptor in Mononuclear Cells from Adult Men." *Lipids in Health and Disease* 6 (2007): 34.

Noakes, M., et al. "Comparison of Isocaloric Very Low Carbohydrate/High Saturated Fat and High Carbohydrate/Low Saturated Fat Diets on Body Composition and Cardiovascular Risk." *Nutrition & Metabolism* 3 (2006): 7.

Nordmann, A. J., et al. "Effects of Low-Carbohydrate Vs Low-Fat Diets on Weight Loss and Cardiovascular Risk Factors." *Archives of Internal Medicine* 166.3 (2006): 285-293.

Samaha, F. F., G. D. Foster, A. P. Makris. "Low-Carbohydrate Diets, Obesity, and Metabolic Risk Factors for Cardiovascular Disease." *Current Athersclerosis Reports* 9.6 (2007): 441-447.

Sharman, M. J., A. L. Gomez, W. J. Kraemer, J. S. Volek. "Very Low-Carbohydrate and Low-Fat Diets Affect Fasting Lipids and Postprandial Lipemia Differently in Overweight Men." *Journal of Nutrition* 134.4 (2004): 880-885.

Sharman, M. J., et al. "A Ketogenic Diet Favorably Affects Serum Biomarkers for Cardiovascular Disease in Normal-Weight Men." *Journal of Nutrition* 132.7 (2002): 1879-1885.

Sharman, M. J., et al. "Replacing Dietary Carbohydrate with Protein and Fat Decreases the Concentrations of Small LDL and the Inflammatory Response Induced by Atherogenic Diets in the Guinea Pig." *Journal of Nutritional Biochemistry* 19.11 (2008): 732-738.

Siri-Tarino, P. W., Q. Sun, F. B. Hu, R. M. Krauss. "Meta-Analysis of Prospective Cohort Studies Evaluating the Association of Saturated Fat with Cardiovascular Disease." *American Journal of Clinical Nutrition* 91.3 (2010): 535-46.

Torres-Gonzalez, M., et al. "Carbohydrate Restriction and Dietary Cholesterol Distinctly Affect Plasma Lipids and Lipoprotein Subfractions in Adult Guinea Pigs." *Journal of Nutritional Biochemistry* 19.12 (2008): 856-863.

Volek, J. S., et al. "Comparison of a Very Low-Carbohydrate and Low-Fat Diet on Fasting Lipids, LDL Subclasses, Insulin Resistance, and Postprandial Lipemic Responses in Overweight Women." *Journal of the American College of Nutrition* 23.2 (2004): 177-184.

Volek, J. S., et al. "A Hypocaloric Very Low Carbohydrate Ketogenic Diet Results in a Greater Reduction in the Percent and Absolute Amount of Plasma Triglyceride Saturated Fatty Acids Compared to a Low Fat Diet." Paper presented at the Annual Scientific Meeting of the North American Association for the Study of Obesity, Boston, Massachusetts, October 20-24, 2006.

Volek, J. S., et al. "An Isoenergetic Very Low-Carbohydrate Diet Is Associated with Improved Serum High-Density Lipoprotein Cholesterol (HDL-C), Total Cholesterol to HDL-C Ratio, Triacylglycerols, and Postprandial Lipemic Responses Compared to a Low-Fat Diet in Normal Weight, Normolipidemic Women." *Journal of Nutrition* 133.9 (2003): 2756-2761.

Volek, J. S., M. J. Sharman, C. E. Forsythe. "Modification of Lipoproteins by Very Low-Carbohydrate Diets." *Journal of Nutrition* 135.6 (2005): 1339-42.

Volek, J. S., M. L. Fernandez, R. D. Feinman, S. D. Phinney. "Dietary Carbohydrate Restriction Induces a Unique Metabolic State Positively Affecting Atherogenic Dyslipidemia, Fatty Acid Partitioning, and Metabolic Syndrome." *Progress in Lipid Research* 47.5 (2008): 307-318.

Westman, E. C., et al. "Effect of a Low-Carbohydrate, Ketogenic Diet Program Compared to a Low-Fat Diet on Fasting Lipoprotein Subclasses." *International Journal of Cardiology* 110.2 (2006): 212-216.

Westman, E. C., J. S. Volek. "Postprandial Triglycerides in Response to High Fat: Role of Dietary Carbohydrate." *European Journal of Clinical Investigation* 34.1 (2004): 74; author reply 75.

Westman, E. C., J. S. Volek, R. D. Feinman. "Carbohydrate Restriction Is Effective in Improving Atherogenic Dyslipidemia Even in the Absence of Weight Loss." *American Journal of Clinical Nutrition* 84.6 (2006): 1549; author reply 1550.

Wood, R. J., et al. "Carbohydrate Restriction Alters Lipoprotein Metabolism by Modifying VLDL, LDL, and HDL Subfraction Distribution and Size in Overweight Men." *Journal of Nutrition* 136.2 (2006): 384-389.

Wood, R. J., et al. "Effects of a Carbohydrate-Restricted Diet on Emerging Plasma Markers for Cardiovascular Disease." *Nutrition & Metabolism* 3.1 (2006): 19.

Yancy, W. S., Jr., et al. "A Low-Carbohydrate, Ketogenic Diet Versus a Low-Fat Diet to Treat Obesity and Hyperlipidemia: A Randomized, Controlled Trial." *Annals of Internal Medicine* 140.10 (2004): 769-777.

癌症

Fine, E. J., et al. "Targeting Insulin Inhibition as a Metabolic Therapy in Advanced Cancer: A Pilot Safety and Feasibility Dietary Trial in 10 Patients." *Nutrition* 28.10 (2012): 1028-35.

Mavropoulos, J. C., et al. "The Effects of Varying Dietary Carbohydrate and Fat Content on Survival in a Murine LNCaP Prostate Cancer Xenograft Model." *Cancer Prevention Research* 2 (2009): 557-565.

Schmidt, M., et al. "Effects of a Ketogenic Diet on the Quality of Life in 16 Patients with Advanced Cancer: A Pilot Trial." *Nutrition & Metabolism* 8.1 (2011): 54.

Seyfried, T. N., et al. "Metabolic Management of Brain Cancer." *Biochimica et Biophysica Acta (BBA)—Bioenergetics* 1807.6 (2011): 577–594.

Simone, B. A., et al. "Selectively Starving Cancer Cells through Dietary Manipulation: Methods and Clinical Implications." *Future Oncology* 9.7 (2013): 959-76.

Zhou, W., et al. "The Calorically Restricted Ketogenic Diet, an Effective Alternative Therapy for Malignant Brain Cancer." *Nutrition & Metabolism* 4 (2007): 5.

肾病

Poplawski, M. M., et al. "Reversal of Diabetic Nephropathy by a Ketogenic Diet." *PLOS ONE* 6.4 (2011): e18604.

抗老化

Rosedale, R., E. C. Westman, J. P. Konhilas. "Clinical Experience of a Diet Designed to Reduce Aging." *Journal of Applied Research* 9 (2009): 159-165.

脑部疾病 / 阿尔茨海默病 / 帕金森病 / 肌萎缩侧索硬化

Gasior, M., M. A. Rogawski, A. L. Hartman. "Neuroprotective and Disease-Modifying Effects of the Ketogenic Diet." *Behavioural Pharmacology* 17.5-6, (2006): 431-9.

Henderson, S. T. "Ketone Bodies as a Therapeutic for Alzheimer's Disease." *Neurotherapeutics* 5.3 (2008): 470-80.

Henderson, S. T., et al. "Study of the Ketogenic Agent AC-1202 in Mild to Moderate Alzheimer's Disease: A Randomized, Double-Blind, Placebo-Controlled, Multicenter Trial." *Nutrition & Metabolism* 6 (2009): 31.

Husain, A. M., et al. "Diet Therapy for Narcolepsy." *Neurology* 62 (2004): 2300-2302.

Maalouf, M., J. M. Rho, M. P. Mattson. "The Neuroprotective Properties of Calorie Restriction, the Ketogenic Diet, and Ketone Bodies." *Brain Research Reviews* 59.2 (2009): 293-315.

Stafstrom, C. E., J. M. Rho. "The Ketogenic Diet as a Treatment Paradigm for Diverse Neurological Disorders." *Frontiers in Pharmacology* 3 (2012): 59.

Vanitallie, T. B., et al. "Treatment of Parkinson's Disease with Diet-Induced Hyperketonemia: A Feasibility Study." *Neurology* 64 (2005): 728-30.

Yang, X., B. Cheng. "Neuroprotective and Anti-inflammatory Activities of Ketogenic Diet on MPTP-induced Neurotoxicity." *Journal of Molecular Neuroscience* 42.2 (2010): 145-153.

Zhao, Z., et al. "A Ketogenic Diet as a Potential Novel Therapeutic Intervention in Amyotrophic Lateral Sclerosis." *BMC Neuroscience* 7 (2006): 29.

自闭症

Evangeliou, A., et al. "Application of a Ketogenic Diet in Children with Autistic Behavior: Pilot Study." *Journal of Child Neurology* 18.2 (2003): 113-8.

痤疮

Paoli, A., et al. "Nutrition and Acne: Therapeutic Potential of Ketogenic Diets." *Skin Pharmacology and Physiology* 25.3 (2012): 111-7.

运动表现

Paoli, A., et al. "Ketogenic Diet Does Not Affect Strength Performance in Elite Artistic Gymnasts." *Journal of the International Society of Sports Nutrition* 9 (2012): 34

Phinney, S. D. "Ketogenic Diets and Physical Performance." *Nutrition & Metabolism* 1.1 (2004): 2.

Phinney, S. D., et al. "The Human Metabolic Response to Chronic Ketosis without Caloric Restriction: Preservation of Submaximal Exercise Capability with Reduced Carbohydrate Oxidation." *Metabolism* 32.8 (1983): 769-776.

心 身 健 康

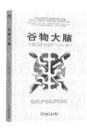

《谷物大脑》

作者：[美] 戴维·珀尔玛特 等 译者：温旻

樊登读书解读，《纽约时报》畅销书榜连续在榜55周，《美国出版周报》畅销书榜连续在榜超40周！
好莱坞和运动界明星都在使用无麸质、低碳水、高脂肪的革命性饮食法！
解开小麦、碳水、糖损害大脑和健康的惊人真相，让你重获健康和苗条身材

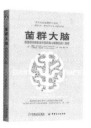

《菌群大脑：肠道微生物影响大脑和身心健康的惊人真相》

作者：[美] 戴维·珀尔马特 等 译者：张雪 魏宁

超级畅销书《谷物大脑》作者重磅新作！
"所有的疾病都始于肠道。"——希腊名医、现代医学之父希波克拉底
解锁21世纪医学关键新发现——肠道微生物是守护人类健康的超级英雄！
它们维护着我们的大脑及整体健康，重要程度等同于心、肺、大脑

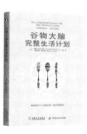

《谷物大脑完整生活计划》

作者：[美] 戴维·珀尔马特 等 译者：闫佳

超级畅销书《谷物大脑》全面实践指南，通往完美健康和理想体重的所有道路，都始于简单的生活方式选择，你的健康命运，全部由你做主

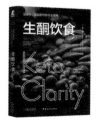

《生酮饮食：低碳水、高脂肪饮食完全指南》

作者：[美] 吉米·摩尔 等 译者：陈晓芮

吃脂肪，让你更瘦、更健康。风靡世界的全新健康饮食方式——生酮饮食。两位生酮饮食先锋，携手22位医学/营养专家，解开减重和健康的秘密

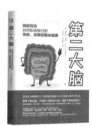

《第二大脑：肠脑互动如何影响我们的情绪、决策和整体健康》

作者：[美] 埃默伦·迈耶 译者：冯任南 李春龙

想要了解自我，从了解你的肠子开始！拥有40年研究经验、脑-肠相互作用研究的世界领导者，深度解读肠脑互动关系，给出兼具科学和智慧洞见的答案

更多>>>

《基因革命：跑步、牛奶、童年经历如何改变我们的基因》 作者：[英] 沙伦·莫勒姆 等 译者：杨涛 吴荆卉
《胆固醇，其实跟你想的不一样！》 作者：[美] 吉米·摩尔 等 译者：周云兰
《森林呼吸：打造舒缓压力和焦虑的家中小森林》 作者：[挪] 约恩·维姆达 译者：吴娟